全国高等卫生职业教育创新型人才培养"十三五"规划教材

供医学美容技术、美容美体艺术、人物形象设计等专业使用

美容应用解剖

主　编　周　羽　于翠萍　盛冠麟

副主编　刘　强　徐艺丹　赵　超

编　者　(以姓氏笔画为序)

于翠萍　长春医学高等专科学校

朱　健　湖北职业技术学院

刘　强　平顶山学院医学院

刘晓庆　山东中医药高等专科学校

李慧超　长春医学高等专科学校

周　羽　江苏医药职业学院

赵　超　沧州医学高等专科学校

徐　静　湖北职业技术学院

徐艺丹　厦门医学院

盛冠麟　鄂州职业大学

华中科技大学出版社
http://www.hustp.com
中国·武汉

内 容 简 介

本书是全国高等卫生职业教育创新型人才培养"十三五"规划教材。

本书的编写以"创新型"人才培养为指导思想,以尽量满足高职高专医学美容技术专业的教学需求和医学美容机构、美容企业工作岗位对医学美容技术专业人才知识、能力、素质的要求为宗旨,以实现高素质技术技能型医学美容技术专业人才培养为目标。全书共分十四章,内容包括绪论、人体系统的基本结构和功能、皮肤的美容解剖、体表脂肪的美容解剖、骨骼肌的美容解剖、骨与软骨的美容解剖、头部的美容解剖、颈部的美容解剖、胸部的美容解剖、腹部的美容解剖等。

本书适合高职高专医学美容技术、美容美体艺术、人物形象设计等专业使用。

图书在版编目(CIP)数据

美容应用解剖/周羽,于翠萍,盛冠麟主编. —武汉:华中科技大学出版社,2018.9(2023.8重印)
全国高等卫生职业教育创新型人才培养"十三五"规划教材. 医学美容技术专业
ISBN 978-7-5680-3237-7

Ⅰ.①美⋯ Ⅱ.①周⋯ ②于⋯ ③盛⋯ Ⅲ.①美容术-人体解剖学-高等职业教育-教材 Ⅳ.①R622

中国版本图书馆 CIP 数据核字(2017)第 188114 号

美容应用解剖   周 羽 于翠萍 盛冠麟 主编
Meirong Yingyong Jiepou

策划编辑:居 颖
责任编辑:罗 伟
封面设计:原色设计
责任校对:曾 婷
责任监印:周治超
出版发行:华中科技大学出版社(中国·武汉)   电话:(027)81321913
         武汉市东湖新技术开发区华工科技园   邮编:430223
录 排:华中科技大学惠友文印中心
印 刷:湖北恒泰印务有限公司
开 本:787mm×1092mm 1/16
印 张:17
字 数:426 千字
版 次:2023 年 8 月第 1 版第 4 次印刷
定 价:78.00 元

全国高等卫生职业教育创新型人才培养"十三五"规划教材（医学美容技术专业）
编委会

前言

QIANYAN

《美容应用解剖》是全国高等卫生职业教育创新型人才培养"十三五"规划教材,主要供高职高专医学美容技术、美容美体艺术、人物形象设计等专业使用,也可作为从事医学美容的医师、护士及从事美容药物、护肤化妆品的研制、生产和销售工作者的参考书。

作为医学、美学和美容的基础课程,"美容应用解剖"是课程体系的重要组成部分。但高职高专医学美容技术专业学制三年,一般采用"2+1"人才培养模式,在校学时较少。因此本教材针对高职高专学生的特点,充分体现高职高专教育特色,在保持知识的系统性基础上,精心设计教材编写内容,删繁就简,突出实用性。本教材创新性特色一:对教材的内容及顺序进行了调整,以系统解剖和美容相关局部解剖两大部分构建框架,改变了以往教材系统解剖为主的特征,更加贴近医学美容技术工作岗位的需求,侧重美容相关的局部解剖知识编排。创新性特色二:基础的解剖知识内容不再与美容技术分割,而是根据美容技术的知识要求编排解剖学理论,让读者初步理解通过改变人体解剖学结构来达到美学要求的医学美容技术原理,与后续的各个医学美容技术课程相融合。引导学生在学习基础课程的同时,对后续的课程产生浓厚的新奇感,能够有兴趣探索新的美容知识。

本教材在编写过程中,各位编者尽心尽力,毫无保留奉献自己的智慧,感谢大家的辛勤付出。教材编写也得到了所有参编单位的大力支持,编写中参阅了许多相关文献,在此,谨向有关参编单位和作者表示诚挚的感谢。

本教材的编写由于时间短、相关的参考资料少,且编者水平有限,疏漏及不足之处在所难免,敬请各位专家、同仁和学生予以指正。

周　羽

前言

目录

MULU

第一篇 总 论

第一章 绪 论

学 习 目 标

掌握：人体解剖学的基本术语。

熟悉：学习解剖学的方法。

了解：人体解剖学的定义、分科及其在医学中的地位。

一、人体解剖学的定义

人体解剖学是研究在正常状态下人体形态结构及其发生和发展规律的科学,属于生物形态学的范畴。它涉及的领域非常广泛,包括医学、人类学、体育、美术和考古等门类。其中对医学尤为重要,是一门重要的医学基础课。

美容解剖学是为改善或塑造人体容貌形体美而研究人体局部表面结构和器官某部分的位置、形态及其相互之间的毗邻、比例和层次关系,并探讨和揭示容貌形体美的规律和标准的科学。美容解剖学是一门运用各种医学手段和美学手段的结合来维护、修复和再塑人体美,以增进人的生命活力美感为目的科学。

二、美容应用解剖的研究范畴

美容应用解剖是人体解剖学的一门分支学科,是从医学美容的角度,学习人体各局部区域的美学特点、体表标志、层次结构及各器官结构的位置、形态特点、毗邻、相互关系及临床应用的一门学科,为基础医学与临床医学之间互通的桥梁课程。通过学习美容应用解剖的相关知识,为学习和掌握其他美容医学基础和医学临床打下必要的形态学基础。

1. 人体的层次结构和毗邻 了解人体层次结构和各结构的毗邻是学习其他美容学科需要的基础,了解不同层次血管、神经和肌肉的位置及毗邻,是研究的主要内容之一(图1-1)。

2. 人体局部器官的形态、位置和比例 例如,研究头部,应先研究眼睑、耳廓、外鼻、口唇等器官,其局部的配布、大小及比例等方面是否协调和统一,以体现局部的美(图1-2,图1-3)。

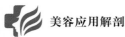

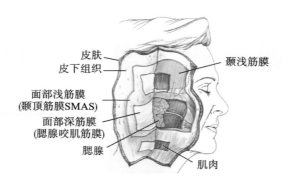

图 1-1　人体面部表面解剖层次示意图

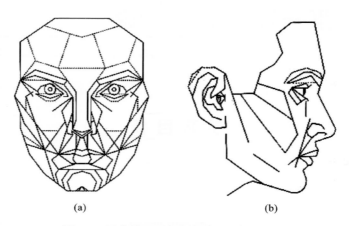

(a)　　　　　　　　　　　　　(b)

图 1-2　马夸特面具与面部黄金比例示意图

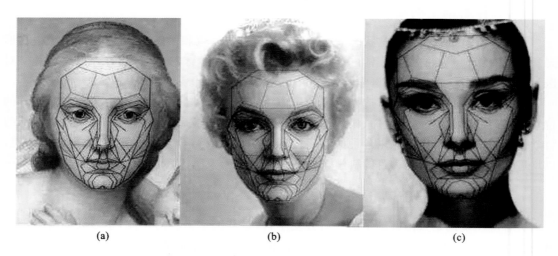

(a)　　　　　　　　　(b)　　　　　　　　　(c)

图 1-3　马夸特面具与人体面部比例关系

3. 探究人体各器官整体和谐、协调和统一的美　单纯某一局部的美是不够的,只有整体的美才是真正的美,才是我们所追求的美。整体美涉及人体各器官整体和谐、协调和统一,也是美容应用解剖研究的主要内容(图 1-4)。

4. 为先天畸形或修复和再塑容貌及形体美提供依据　当某些器官先天畸形或后天缺失,必须对其进行有效修复和重建。选择恰当的代用器官或组织修复重建,达到审美的要求,

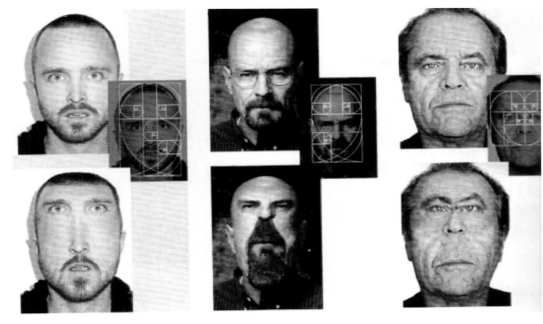

图 1-4 马夸特面具与人体面部比例关系

必须依靠解剖学提供可靠的依据,既要考虑血管和神经的分布、走行和直径,又要精确地预测术后可能获得的形态和功能状况,才能确保美容美体手术完美成功。

5. 从解剖学角度整体研究人体美 过去多侧重研究裸露部位的人体美,如头颈部和手部的形体美,美容解剖学的研究也仅局限于上述两个部位。现代随着人们医学审美需求的不断增长,对美的要求已扩大到非暴露部位,如胸、腹、臀和会阴部等处。同时,由于学科的互相渗透,研究的内容越来越丰富,已经超出了其原有的范围。

三、人体的分部、层次

(一) 人体的分部

在外形上可将人体分为头、颈、躯干和四肢四部分。头可分为面部和颅部;颈可分为颈部和项部;躯干可分为胸部、背部、腹部、盆部和会阴;上肢可分为肩、臂、前臂和手;下肢可分为股、膝、小腿和足(图 1-5)。

(二) 人体的层次

人体可以分层解剖,多数部位的表面软组织层次依次为皮肤、浅筋膜、深筋膜和肌(图 1-6)。

1. 皮肤 皮肤被覆于全身,是人体最大的器官。皮肤的面积在成人为 $1.5\sim2.0\ m^2$,新生儿约为 $0.21\ m^2$,身体各部皮肤的厚度为 $0.5\sim4\ mm$,浅层为表皮,深层为真皮。身体各部皮肤厚薄不一,肢体屈侧皮肤较薄,伸侧较厚,但手、足的皮肤相反。手掌、足底及项、背、肩部皮肤甚厚,眼睑、阴茎、小阴唇的皮肤比较薄。

2. 浅筋膜 浅筋膜位于皮下,又称皮下筋膜或皮下组织,属疏松结缔组织。脂肪丰富,遍布于全身皮肤的深面。其中,头皮、项、背、手掌、足底等部的浅筋膜致密,其他部位的浅筋膜则较疏松并有弹性。儿童、妇女和肥胖者浅筋膜厚,老年、男性和瘦弱者则较薄。同一个体,腹壁、臀部的浅筋膜较厚,眼睑、乳头、乳晕、阴茎等处浅筋膜也比较薄。

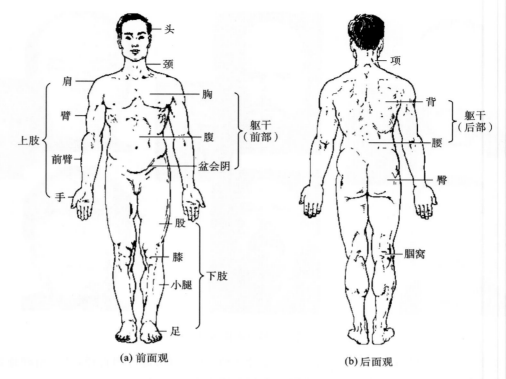

图 1-5 人体解剖分部

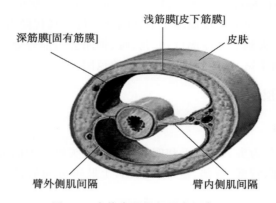

图 1-6 人体表面解剖层次示意图

浅筋膜内有浅动脉、浅静脉、淋巴管及皮神经分布。浅动脉一般细小,浅静脉则较显著,有的相当粗大。浅静脉一般不与动脉伴行,相互吻合较多,最后穿深筋膜注入深静脉。浅淋巴管丰富,但很细小,管壁薄而透明,不易辨认。在头、颈、腋窝和腹股沟等部位的浅筋膜内可见到淋巴管。

3. 深筋膜 深筋膜又称固有筋膜,位于浅筋膜深面并包裹肌肉的一层纤维组织膜。其形成的结构很多,如四肢的深筋膜深入肌群之间,附于骨,构成肌间隔,还可包裹血管和神经形成血管神经鞘。身体各部的深筋膜厚薄强弱有所不同,躯干部较弱,四肢较强,上肢较弱,下肢较强,腕、踝部深筋膜浅层特别增厚,形成支持带和韧带。

4. 肌 包括平滑肌、骨骼肌和心肌。骨骼肌由肌腹和腱两部分构成。肌腹主要由肌纤维构成,具有收缩功能,其外面包有结缔组织的肌外膜。腱主要由平行的胶原纤维束构成,位于肌的两端,肌以腱附着于骨。某些肌或腱在与骨、关节囊、筋膜的接触处,往往有滑膜囊形成。囊壁菲薄,囊内有滑液,有减少摩擦的作用。关节附近的滑膜囊有的与关节腔相通。另外,手足一些邻贴骨面的长腱上,深筋膜与滑膜囊共同形成双层筒状的腱鞘(图1-7,图1-8)。

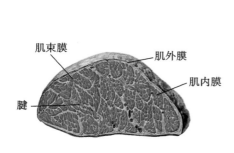

图 1-7　肌横断面

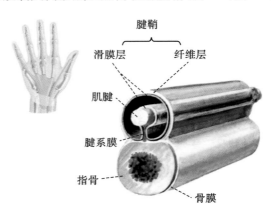

图 1-8　腱鞘模式图

四、人体的细胞、组织、器官和系统

人体结构和功能的基本单位是细胞,构成人体的细胞有200多种,大约有400万亿个细胞。人体内的细胞形态和结构各异,一些形态近似、功能相关的细胞,借助于细胞间质组合在一起构成了组织。人体内有四种基本组织,即上皮组织、结缔组织、肌组织和神经组织。几种不同的组织组合成具有一定形态和功能的结构称为器官,如肾、心、肝、胃、肺等。由若干个功能相关的器官组合起来,共同完成某一方面的连续性生理功能,构成系统。人体有运动系统、消化系统、呼吸系统、泌尿系统、生殖系统、循环系统、内分泌系统、感觉器官和神经系统等。

五、解剖学姿势、方位术语和人体的轴与面

人体各部或各器官的形态结构和位置关系可能因体位、姿势等变化而发生改变。为了能正确地描述人体各部、各器官的位置关系,必须使用国际通用的统一标准和描述术语,以便统一认识,避免混淆与误解。

(一)标准姿势

标准姿势又称解剖学姿势,是身体保持直立,两眼向正前方平视,上肢下垂于躯干的两侧,下肢并拢,手掌和足尖向前。在今后学习各系统、器官的形态和位置时,均应以此姿势为标准(图1-9)。

(二)方位术语

按照上述的标准姿势,又规定了一些表示方位的术语(图1-10)。

1. 上和下　描述部位高低的关系,靠近头者为上,靠近足者为下。

2. 前和后　指距身体前、后面相对远近的关系术语。靠近腹者为前,也称腹侧;靠近背者为后,也称背侧。

3. 内和外　描述空腔器官相互位置关系的术语,在腔内或近内腔者为内,远离内腔者为外。

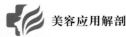

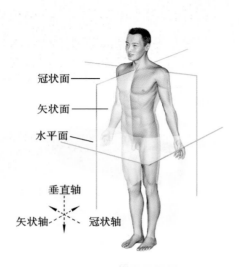

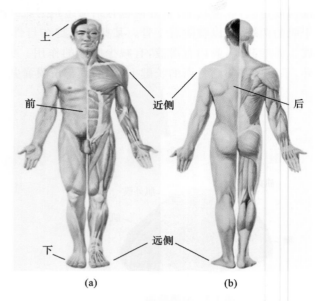

图 1-9 人体的轴与面   图 1-10 人体解剖学姿势及方位术语

4. 内侧和外侧 描述各部位与人体正中矢状面相对距离的位置关系的术语,距正中矢状面近者为内侧;距正中矢状面远者为外侧。在四肢,前臂的内侧和外侧又称尺侧和桡侧;小腿的内侧和外侧又称胫侧和腓侧。

5. 浅和深 描述与皮肤相对距离关系的术语,近皮肤者为浅,远者为深。

6. 近侧和远侧 在四肢,近连接躯干的一端为近侧,远离躯干的一端为远侧。

(三) 人体的轴与面

描述某些器官的形态,尤其是叙述关节运动时常用术语,在标准姿势条件下,设置人体三个互相垂直的轴和互相垂直的面(图 1-9)。

1. 轴

(1) 矢状轴:前后方向的水平轴,并且与身体长轴和冠状轴都互相垂直的水平线。

(2) 冠状轴:左右方向的水平轴,并且与身体长轴和矢状轴呈直角交叉的水平线。

(3) 垂直轴:上下方向与身体长轴平行,并且与水平面相垂直的轴。

2. 切面

(1) 矢状面:指前后方向,将人体分成左、右两部分的纵断面。此切面与水平面垂直。其中将人体分成左、右对称两部分的切面,称为正中矢状面。

(2) 冠状面:指左、右方向,将人体分为前、后两部分的纵切面。此切面与水平面及矢状面垂直。

(3) 水平面:又称横切面,是指与地面平行,与上述两面垂直的断面,将人体分为上、下两部分的平面。

在描述器官的切面时,以其自身的长轴为准,与长轴平行的切面称纵切面,与长轴垂直的切面称横切面。

(于翠萍 李慧超)

第二章 人体系统的基本结构和功能

学习目标

掌握：人体系统的基本结构。

熟悉：人体系统的功能。

了解：人体系统的各自特点。

人体有运动系统、消化系统、呼吸系统、泌尿系统、生殖系统、内分泌系统、循环系统、神经系统、感觉器官九大系统。其中消化系统、呼吸系统、泌尿系统和生殖系统的多数器官均在胸腔、腹腔、盆腔内，俗称内脏。人体内的九大系统通过神经调节、体液调节和自身调节，相互联系，相互协调，相互制约，相互配合。

第一节 运动系统的基本结构和功能

运动系统占人体重的 $60\%\sim70\%$，由三部分组成，分别为骨、骨连结、骨骼肌。在运动中，骨借助骨连结构成支撑人体的骨骼，起到杠杆的作用；骨骼肌附着于骨，通过神经系统的调控，产生收缩和舒张运动，起到动力器官的作用；骨连结通过直接连结和间接连结，起到运动枢纽的作用。运动系统主要起着支持、保护、运动的功能。

一、骨

骨是一种坚硬的器官，每块骨都具有一定的形态、构造和功能。骨有血管、淋巴管和神经分布，不断地进行新陈代谢和生长发育，并具有修复、重建和再生的能力。经常锻炼可促进骨骼的良好发育和生长，长期不用可导致骨质疏松。

成人有 206 块骨（图 2-1）。按部位可分为颅骨 29 块（包括听小骨头 6 块），躯干骨 51 块，上肢骨 64 块和下肢骨 62 块。骨的主要功能是保护重要器官、支持身体及在运动中起杠杆作用。此外骨还参与钙、磷代谢，骨髓有造血功能。

（一）骨的形态和分类

根据所在部位、功能和发生的不同，可将骨分为长骨、短骨、扁骨和不规则骨四种。

1. 长骨 长骨呈长管状，多分布于四肢，如上肢的肱骨和下肢的股骨等。长骨分一体和两端。体又称骨干，内有空腔称骨髓腔，容纳骨髓。两端膨大称为骺，具有光滑的关节面，长骨多起支持和杠杆作用。

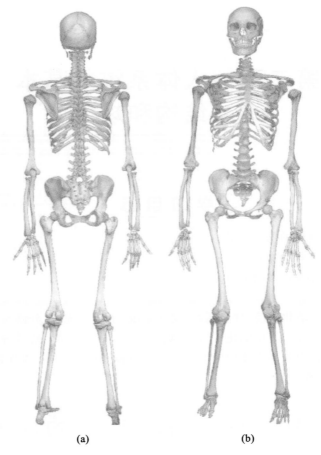

(a)　　　　　　　　(b)

图 2-1　全身骨骼

2. 短骨　短骨形似立方体,分布于承受压力较大而运动较复杂的部位,如腕骨和跗骨。

3. 扁骨　扁骨呈板状,主要构成颅腔、胸腔和盆腔的壁,以保护腔内的器官。

4. 不规则骨　不规则骨形状不规则,主要分布于躯干、颅底和面部,如躯干的椎骨、颅底的颞骨和面部的上颌骨等。

(二) 骨的构造

骨由骨质、骨髓和骨膜构成(图 2-2)。

1. 骨质　骨质由骨组织构成,按结构分为骨密质和骨松质。

(1) 骨密质　质地致密,耐压性强,配布于骨的表面和长骨的骨干。

(2) 骨松质　呈海绵状,主要分布在长骨两端和短骨、扁骨内,由相互交错排列的骨小梁构成。扁骨两面为密质,中间为松质,其中颅盖骨表面的密质分别称外板和

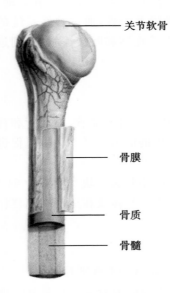

关节软骨

骨膜

骨质

骨髓

图 2-2　骨的构造

内板,两板之间的松质称板障,内有板障静脉通过。

2. 骨髓　骨髓为柔软而富有血管的组织,填充于骨髓腔和骨松质的间隙内,可分为红骨髓和黄骨髓两种。红骨髓呈红色,人体内的红细胞和大部分白细胞由此产生。黄骨髓含有大量的脂肪组织,已不具备造血功能。但当大量失血时,它仍可能转化为红骨髓进行造血。

临床提示:临床上常在髂骨及胸骨等处进行骨髓穿刺获取骨髓,用于骨髓象检查,了解骨髓的造血功能,或获得造血干细胞、基质细胞等。

3. 骨膜　骨膜除关节面的部分外,新鲜骨的表面都覆有骨膜。骨膜由致密结缔组织构成,富含血管、神经和淋巴管,对骨的营养、再生、重建和修复有重要的作用。

骨膜在幼年期功能非常活跃,直接参与骨的生成,到成年时转为静止状态,但是一旦发生骨损坏,如骨折,其可恢复成骨的功能,参与骨折的修复愈合。因此,骨膜剥离太多或损伤过大,则骨折愈合困难。

（三）躯干骨

成人躯干骨由 24 块椎骨、1 块骶骨、1 块尾骨、1 块胸骨和 12 对肋组成。

1. 椎骨　椎骨成年后 5 块骶椎融合成 1 块骶骨,3～4 块尾椎融合为 1 块尾骨,共计 24 块(图 2-3)。

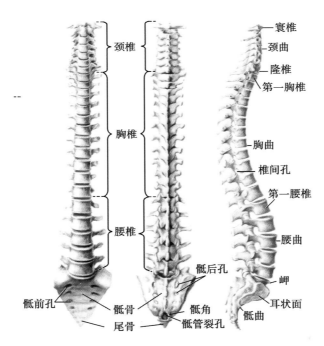

图 2-3　脊柱正面观、后面观、侧面观

椎骨为不规则骨,由椎体和椎弓构成(图 2-4)。

（1）椎体　椎骨前部的短圆柱状结构,承受体重的主要部分。其表面为一层薄的骨密质,内部为骨松质,在垂直暴力作用下易发生压缩性骨折。

（2）椎弓　椎体后方的弓形骨板,它与椎体围成椎孔,各椎骨的椎孔连接起来,构成椎管,管中容纳脊髓。

2. 胸骨　胸骨(图 2-5)属扁骨,位居胸前壁正中,全长可从体表摸到,自上而下分为胸骨柄、胸骨体和剑突三部分。胸骨柄宽短,柄外侧缘上部接第一肋。胸骨体呈长方形,两侧的肋

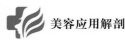
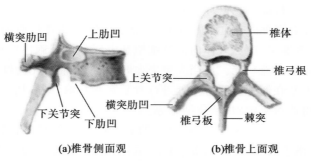

(a)椎骨侧面观　　　　　(b)椎骨上面观

图 2-4　椎骨的一般形态

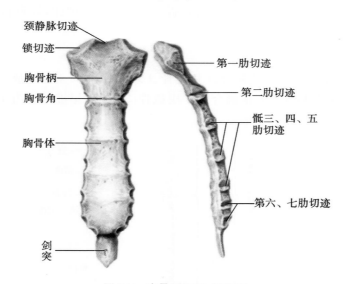

图 2-5　胸骨正面观、侧面观

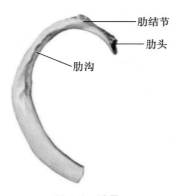

图 2-6　肋骨

切迹与第 2～7 肋相连结;柄、体连接处形成向前突出的横行隆起,称胸骨角,在体表可以触及,两侧平对第 2 肋,是计数肋的骨性标志,胸骨角向后平对第四胸椎体下缘高度。

3. 肋　肋由肋骨(图 2-6)和肋软骨组成,共 12 对。第 1～7 对肋前端与胸骨连接,称真肋;第 8～10 对肋前端分别借肋软骨与上位肋软骨连接,形成肋弓,称假肋;第 11、12 对肋前端游离于腹壁肌层内,称浮肋。肋软骨位于各肋骨(除第 11、12 肋)的前端,由透明软骨构成,终生不骨化。

(四)颅骨

成人颅(图 2-7,图 2-8)由 23 块颅骨组成,另有 3 对听小骨位于颞骨内。

颅骨主要对脑和感觉器官起支持和保护作用。按颅骨的位置将其分为脑颅骨和面颅骨,脑颅骨位于颅的后上方,参与围成颅腔,容纳脑;面颅骨位于颅的前下方,形成面部的轮廓,并构成骨性眶、鼻腔和口腔。

除下颌骨和舌骨外,颅的各骨都借结缔组织牢固地结合成一个整体,彼此间没有活动,颅

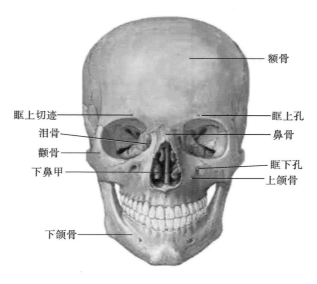

图 2-7　颅骨（前面观）

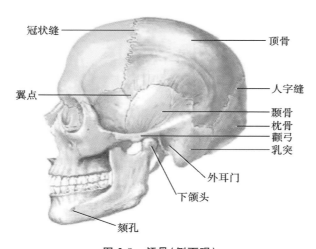

图 2-8　颅骨（侧面观）

的侧面中部有外耳门，向内通外耳道，外耳门的前上方是颧弓，后方向下的突起称乳突，两者在体表可摸到，是重要的骨性标志。颧弓将颅外侧面分为上方的颞窝和下方的颞下窝。

临床提示1：在颞窝的内侧壁，额、顶、颞、蝶四骨会合处构成"H"形的缝，该区域称翼点。翼点处骨质最薄，骨折时容易损伤经过其内面的脑膜中动脉引起颅内出血压迫脑。中医所说的"太阳穴"即位于翼点处（图2-7）。

临床提示2：颅骨的重要的骨性标志为颧弓、翼点、乳突、枕外隆凸、下颌角。

（五）上肢骨

上肢骨包括上肢带骨和自由上肢骨。

1. 上肢带骨　上肢带骨包括锁骨和肩胛骨。

（1）锁骨　横架于胸廓前上方，全长均可触及，是重要的骨性标志。锁骨呈"～"形，上面平滑，下面粗糙。内侧端粗大，称胸骨端，与胸骨柄相关节；外侧端扁平，称肩峰端，与肩胛骨的肩峰相关节(图2-9)。

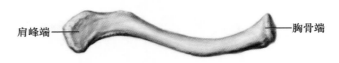

图 2-9　锁骨

(2)肩胛骨(图2-10)　为三角形扁骨,位于胸廓后外侧上份,介于第2~7肋之间,上角平对第二肋骨;下角平对第七肋,易于触及,是计数肋的骨性标志;外侧角肥大,有一朝外侧的浅窝,称关节盂,与肱骨头相关节。

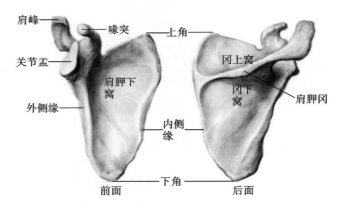

图 2-10　肩胛骨

2. 自由上肢骨　自由上肢骨包括肱骨、尺骨、桡骨和手骨(具体见第十三章)。

(六)下肢骨

下肢骨包括下肢带骨和自由下肢骨(具体见第十四章)。

1. 下肢带骨　下肢带骨即髋骨,为不规则骨。由髂骨、耻骨和坐骨构成。幼年时3块骨借软骨相连,到15岁后软骨逐渐钙化融合为1块骨。其外侧面融合处有一深窝,称髋臼。髋臼的下部有一大孔,称闭孔。

2. 自由下肢骨　自由下肢骨包括股骨、髌骨、胫骨、腓骨和足骨。

3. 胫骨　胫骨是位于小腿内侧的长骨。

4. 腓骨　腓骨居小腿外侧部的长骨,细长,上端称腓骨头,与胫骨相关节。体呈三棱柱形。下端膨大并向下突出形成外踝,在体表可触及,是重要的骨性标志,其内侧面是外踝关节面,与距骨相关节。

5. 足骨　足骨包括跗骨、距骨和趾骨。

临床提示:下肢骨重要的骨性标志为髂嵴、髂结节、髂前上棘、耻骨结节、坐骨结节、股骨大转子、髌骨、腓骨头、胫骨粗隆、内踝、外踝和跟骨结节。

二、骨连结

骨与骨之间借纤维结缔组织、软骨或骨相连,构成骨连结。

(一)关节的基本结构

每个关节都具备关节面、关节囊和关节腔三种基本结构(图2-11)。

1. 关节面 构成关节各骨的邻接面,通常为一凹一凸,凸面称关节头,凹面称关节窝。关节面有关节软骨覆盖,表面光滑,具有弹性,有减少摩擦和缓冲震荡的作用。

2. 关节囊 一种结缔组织囊,附着于关节面周缘的骨面上,能产生滑液,润滑关节腔和营养关节软骨。

3. 关节腔 关节囊滑膜层与关节软骨之间围成的密闭腔隙,内含少量滑液,可减少运动时关节面之间的摩擦。腔内为负压,对维持关节的稳定性起一定的作用。

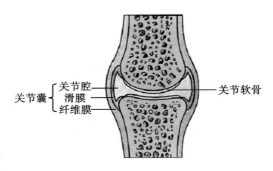

图 2-11 关节的基本结构

（二）关节的辅助结构

某些关节除具备上述基本结构外,还另有一些辅助结构,以增加关节的稳固性和灵活性,如韧带、关节盘和关节唇等。

1. 韧带 由致密结缔组织构成,根据其与关节囊的关系分为囊内韧带和囊外韧带,可加强关节的稳定性和限制关节的运动幅度。

2. 关节盘 垫于关节面之间的纤维软骨板,周缘附着于关节囊。使两骨关节面更加相互适应,增加了关节的稳固性和灵活性。此外关节盘有一定弹性,具有缓冲震荡的作用。

3. 关节唇 附着于关节窝周缘的纤维软骨环,具有加深关节窝、增加接触面积和稳固关节的作用。

（三）躯干骨的连结

躯干骨借骨连结分别构成脊柱和胸廓。

1. 椎骨间的连结 椎骨间的连结包括椎体间的连结和椎弓间的连结。

（1）椎体间的连结

①椎间盘（图 2-12）:连结于相邻两个椎体之间的纤维软骨盘,由中央的髓核和周围的纤维环组成。髓核位于椎间盘的中央稍偏后,是柔软富有弹性的胶状物质;纤维环是围绕髓核的多层纤维软骨环,坚韧而有弹性。椎间盘可承受压力,吸收震荡,减缓冲击,保护脑组织。

临床提示:椎间盘纤维环的后份较薄弱,当脊柱在负重情况下猛烈屈转体位,过度劳损或猝然弯腰时,均可引起纤维环破裂,致髓核脱出,临床上称为椎间盘脱出症。由于椎间盘的纤维环后份最薄,故髓核多向后侧或后外侧脱出,突入椎管或椎间孔,压迫脊髓或脊神经根而出现相应的症状,临床上称为椎间盘突出症。由于腰部椎间盘最厚,活动度大,故腰椎间盘脱出较多见。

②前纵韧带（图 2-13）:紧贴于全部椎体和椎间盘前面的纵行韧带,可限制脊柱过度后伸。

③后纵韧带（图 2-13）:紧贴于全部椎体和椎间盘后面的纵行韧带,可限制脊柱过度前屈。

（2）椎弓间的连结 包括椎弓板之间的连结和各突起之间的连结,有韧带和关节两类,分直接连结和间接连结。

2. 胸廓 胸廓（图 2-14）由 12 块胸椎、12 对肋和 1 块胸骨及它们之间的骨连结构成。成人胸廓呈左右略宽、前后略扁的圆锥形,两侧肋弓在中线相交形成的向下开放的角,称胸骨下角。相邻两肋之间的间隙称肋间隙,共 11 对。

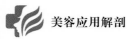

美容应用解剖 ·················· ■ · 14 ·

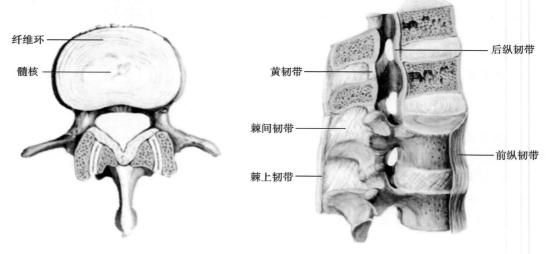

图 2-12　椎间盘 　　　　　　　　　　图 2-13　椎骨间的连结

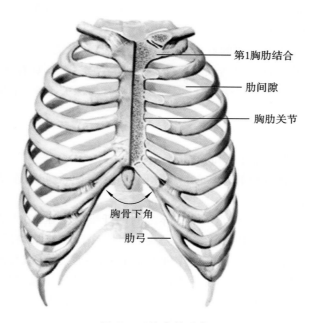

图 2-14　胸廓的形态

　　胸廓除有支持和保护胸、腹腔脏器功能外,还参与呼吸运动。吸气时,在肌肉的作用下,肋的前部抬高,伴以胸骨上升,从而加大了胸廓的前后径;肋上提时,肋体向外扩展,加大胸廓的横径,使胸廓容积增大。呼气时,在重力和肌肉作用下,胸廓做相反的运动,使胸腔容积减小。胸腔容积的改变则促进了肺的呼吸。

　　(四) 颅骨的连结

　　各颅骨之间多借缝、软骨或骨性结合相连结,连结极为牢固。唯下颌骨借颞下颌关节与颞骨相连。颞下颌关节又称下颌关节,由颞骨的下颌窝及关节结节与下颌骨下颌头构成。关节囊松弛,外侧有韧带加强(图 2-15)。

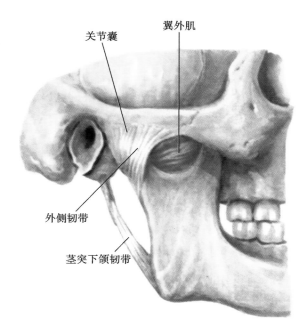

图 2-15　颞下颌关节外侧面观

（五）上肢骨的连结

上肢骨的连结包括上肢带骨的连结和自由上肢骨的连结。

1. 上肢带骨的连结

（1）胸锁关节　由胸骨的锁切迹与锁骨的胸骨端构成，是上肢骨与躯干骨之间的唯一关节，起固定和传导力的作用。关节囊坚韧，并有韧带加强。

（2）肩锁关节　由肩胛骨的肩峰与锁骨的肩峰端构成。在锁骨与肩胛骨喙突之间有一条坚强的喙锁韧带，它不仅能防止肩胛骨的内移，且能限制其下降。

2. 自由上肢骨的连结

（1）肩关节　肩关节（图 2-16）由肱骨的肱骨头和肩胛骨的关节盂构成。肩关节是全身最灵活的关节，可做屈、伸、内收、外展、旋内、旋外及环转运动。

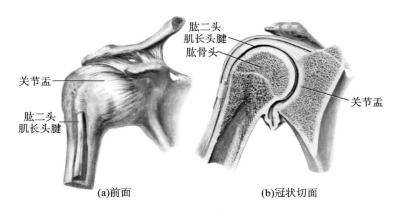

图 2-16　肩关节的结构

（2）肘关节　肘关节（图 2-17）由肱骨下端和桡骨、尺骨上端组成。在幼儿，由于桡骨头

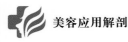

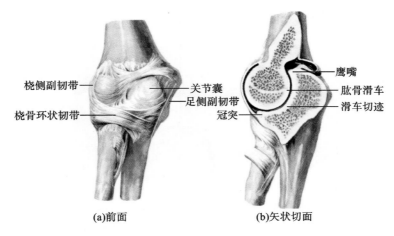

桡侧副韧带　关节囊　鹰嘴　肱骨滑车　足侧副韧带　滑车切迹　桡骨环状韧带　冠突

(a)前面　　　　(b)矢状切面

图 2-17　肘关节的结构

未发育完全,环状韧带松弛,在肘关节伸直位猛力向外上方牵拉幼儿的前臂时,桡骨头可部分从下方脱出,造成桡骨头半脱位。

3. 前臂骨连结　前臂桡骨、尺骨借桡尺近侧关节、桡尺远侧关节和前臂骨间膜相连。联合运动时,以上 3 者可使前臂旋前和旋后。

4. 手骨的连结　手部关节甚多,如桡腕关节、腕骨间关节、腕掌关节等(图 2-18)。

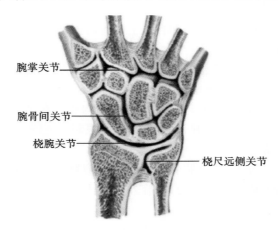

腕掌关节　腕骨间关节　桡腕关节　桡尺远侧关节

图 2-18　手骨的连结

（六）下肢骨的连结

下肢骨的连结包括下肢带骨的连结和自由下肢骨的连结。

1. 下肢带骨的连结

(1) 骶髂关节　由骶骨与髂骨的耳状面构成。骶髂关节结构牢固,活动度极小,以适应下肢支持体重的功能。女性在妊娠后期,在激素的作用下,关节囊及韧带松弛,从而扩大盆腔,利于分娩。

(2) 耻骨联合　由左、右耻骨联合面借耻骨间盘连结而成。女性的耻骨间盘较厚,其内有一矢状裂隙,在分娩时可有轻度分离。

(3) 骨盆　由左、右髋骨与骶骨、尾骨连结而成。骨盆被骶骨岬、弓状线、耻骨梳、耻骨嵴和耻骨联合上缘所围成的界线分为大骨盆和小骨盆。在女性,骨盆还是胎儿娩出的产道。此外,因骨盆介于躯干与自由下肢骨之间,还具有传导重力的作用。

2. 自由下肢骨的连结

(1)髋关节　由髋臼与股骨头构成。髋臼深,周缘附有髋臼唇以增加关节窝的深度。髋关节囊厚而坚韧,股骨颈的前面全部包在囊内,后面仅包裹股骨颈的内侧 2/3。关节囊内有股骨头韧带,内有股骨头的营养血管(图 2-19)。

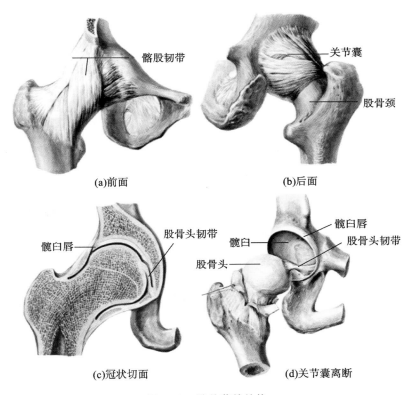

图 2-19　髋关节的结构

(2)膝关节　由股骨下端、胫骨上端和髌骨构成,是人体最大、最复杂的关节。膝关节囊薄而松弛,其前方有股四头肌肌腱形成的髌韧带加强,两侧分别有腓侧副韧带和胫侧副韧带加强。囊内有前、后交叉韧带,将股骨与胫骨牢固相连,前交叉韧带起自胫骨髁间隆起的前方,斜向后外上方,止于股骨外侧髁的内侧面,能防止胫骨向前移位,后交叉韧带起自胫骨髁间隆起的后方,斜向前上内方,止于股骨内侧髁的外侧面,除能防止胫骨向后移位外,还可限制膝关节的过伸、过屈及旋转活动(图 2-20)。

在股骨与胫骨的关节面之间垫有两块半月板。内侧半月板呈"C"形,外侧半月板近似"O"形(图 2-21)。半月板增强关节窝深度,在跳跃和剧烈活动时还可起缓冲作用。

(3)胫、腓骨的连结　胫、腓两骨连结紧密,其上端构成微动的胫腓关节,中部有小腿骨间膜相连,下端借韧带相连,故胫、腓骨之间几乎不能做任何运动。

(4)足骨的连结　类似手骨,包括距小腿关节、跗骨间关节、跗跖关节、跖骨间关节、跖趾关节和足趾间关节(图 2-22)。

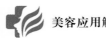

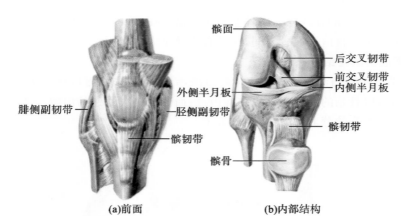

髌面
后交叉韧带
前交叉韧带
内侧半月板
外侧半月板
腓侧副韧带
胫侧副韧带
髌韧带
髌韧带
髌骨

(a)前面   (b)内部结构

图 2-20 膝关节

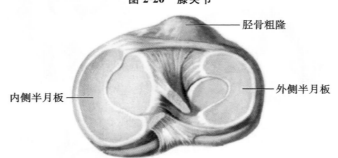

胫骨粗隆
内侧半月板
外侧半月板

图 2-21 膝关节半月板

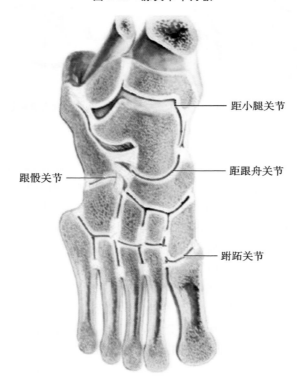

距小腿关节
距跟舟关节
跟骰关节
跗跖关节

图 2-22 足骨的连结

（5）足弓 足弓（图 2-23）是由跗骨和跖骨借关节连结在足底形成的凸向上的弓形结构。足弓能保证人体站立时稳固、行走和跳跃时缓冲震荡，使体内器官特别是脑受到保护，同时也使足底血管、神经免受压迫。如果维持足弓的软组织过度劳损、先天发育不良或骨折、损伤等因素，均可导致足弓塌陷，足底平坦，形成扁平足，从而影响正常功能。

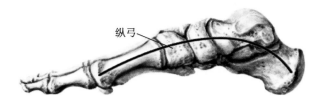

纵弓

图 2-23 足弓

三、肌

骨骼肌是运动系统的动力部分，绝大多数附着于骨骼，少数附着于皮肤，后者又称为皮肌。骨骼肌在人体内分布极为广泛，有 600 多块，约占体重的 40%。每块肌都具有一定的形态、结构、位置和辅助装置，执行一定的功能，有丰富的血管和淋巴管分布，并接受神经的支配，所以每块肌都可视为一个器官。

（一）肌的构造和形态

每块骨骼肌包括肌腹和肌腱两部分。肌腹主要由肌纤维（即肌细胞）组成，色红而柔软。肌腱主要由平行致密的胶原纤维束构成，色白、强韧而无收缩功能，位于肌腹的两端，肌腹借肌腱附着于骨骼上。肌的形态多样，按其外形大致可分为长肌、短肌、扁肌和轮匝肌四种（图 2-24）。

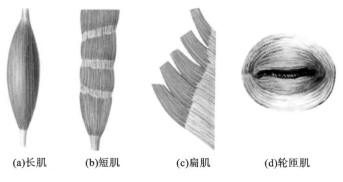

(a)长肌　　(b)短肌　　(c)扁肌　　(d)轮匝肌

图 2-24 肌的形态

（二）肌的起止、配布和作用

肌通常以两端附着在两块或两块以上的骨面上，中间跨过一个或多个关节（图 2-25）。肌收缩时使两骨彼此靠近或分离而产生运动。在运动过程中，骨骼肌相对静止的附着点称为该肌的起点或定点，而相对运动的附着点称为该肌的止点或动点。每一个关节至少配布有两组运动方向完全相反的肌，这些在作用上相互对抗的肌称为拮抗肌。

（三）肌的辅助装置

在肌的周围有辅助装置协助肌的活动，具有保持肌的位置、减少运动时的摩擦和保护等

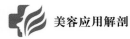

功能,包括筋膜、滑膜囊和腱鞘。

1. 筋膜 筋膜遍布全身,分浅筋膜和深筋膜两种(图2-26)。

(1)浅筋膜 又称皮下筋膜,位于真皮之下,由疏松结缔组织构成,内含脂肪、血管和神经等。临床上的皮下注射正是将药物注入此层。

(2)深筋膜 又称固有筋膜,位于浅筋膜的深面,由致密结缔组织构成,包被体壁、四肢的肌和血管神经等。深筋膜与肌的关系非常密切,在四肢,深筋膜插入肌群之间,并附着于骨,构成肌间隔。深筋膜还包绕血管、神经形成血管神经鞘。在肌数目众多而骨面不够广阔的部位,它可供肌附着作为肌的起点。

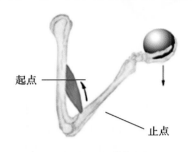

图 2-25 肌的起止

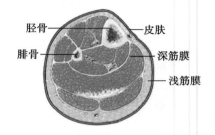

图 2-26 小腿中部横切面(示筋膜)

2. 滑膜囊 滑膜囊为封闭的结缔组织囊,壁薄,内有滑液,多位于腱与骨面相接触处,以减少两者之间的摩擦。

3. 腱鞘 腱鞘是包围在肌腱外面的鞘管,存在于活动性较大的部位(图2-27),如腕、踝、手指和足趾等处。腱鞘可分外层的纤维层和内层的滑膜层两部分。腱鞘滑膜层的脏、壁两层互相移行,之间为腔隙,内含少量滑液,使肌腱能在鞘内自由滑动。

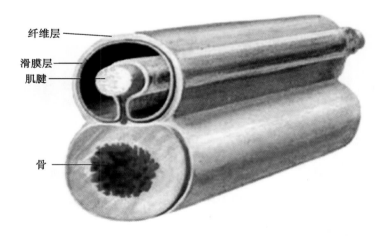

图 2-27 腱鞘示意图

(四)体表的肌性标志

1. 头颈部

(1)咬肌 当牙咬紧时,在下颌角的前上方,颧弓下方可摸到坚硬的条状隆起。

(2)颞肌 当牙咬紧时,在颞窝,于颧弓上方可摸到坚硬的隆起。

(3)胸锁乳突肌 当头向一侧转动时,可明显看到从前下方斜向后上方呈长条状的隆起。

2．躯干部

（1）斜方肌　在项部和背上部，可见斜方肌的外上缘的轮廓。

（2）背阔肌　在背下部可见此肌的轮廓，它的外下缘参与形成腋后壁。

（3）竖脊肌　脊柱两旁的纵行肌性隆起。

（4）胸大肌　胸前壁较膨隆的肌性隆起，其下缘构成腋前壁。

（5）前锯肌　在胸部外侧壁，肌肉发达者可见其肌齿。

（6）腹直肌　腹前正中线两侧的纵行隆起，肌肉发达者可见脐以上有三条横沟，即为腹直肌的腱划。

3．上肢

（1）三角肌　在肩部形成圆隆的外形，其止点在臂外侧中部呈现一小凹。

（2）肱二头肌　当屈肘握拳旋后时，可明显在臂前面见到膨隆的肌腹。在肘窝中央，亦可摸到此肌的肌腱。

（3）肱三头肌　在臂的后面，三角肌后缘的下方可见到肱三头肌长头。

（4）肱桡肌　当握拳用力屈肘时，在肘部可见到肱桡肌的膨隆肌腹。

4．下肢

（1）股四头肌　在大腿屈和内收时，可见股直肌在缝匠肌和阔筋膜张肌所组成的夹角内。股内侧肌和股外侧肌在大腿前面的下部，分别位于股直肌的内、外侧。

（2）臀大肌　在臀部形成圆隆外形。

（3）股二头肌　在腘窝的外上界，可摸到其肌腱止于腓骨头。

（4）半腱肌、半膜肌　在腘窝的内上界，可摸到其肌腱止于胫骨，其中半腱肌肌腱较窄，位置浅表且略靠外，而半膜肌肌腱粗而圆钝，位于半腱肌肌腱的深面的内侧。

（5）小腿三头肌（腓肠肌和比目鱼肌）　在小腿后面，可明显见到该肌膨隆的肌腹及跟腱。

第二节　消化系统的基本结构和功能

消化系统可分为消化管和消化腺两大部分（图 2-28）。消化管又可称为消化道或胃肠道，指自口腔到肛门的连贯性通道，包括口腔、咽、食管、胃、小肠（十二指肠、空肠和回肠）和大肠（盲肠、阑尾、结肠、直肠和肛管），是衬有上皮的肌性管道，具有吸收营养的作用，同时也分泌消化酶和润滑食物的消化液。

临床上一般将消化管分为上消化道（口腔至十二指肠）和下消化道（空肠以下部分）两部分，两者因解剖位置及结构不同，若发生病变，其病因及临床表现也有差异（如上消化道出血与下消化道出血）。

消化腺可分为大消化腺和小消化腺两种。

（1）大消化腺　位于消化管壁外，为一个独立的器官，所分泌的消化液经导管流入消化管腔内，如大唾液腺、肝、胰等。

（2）小消化腺　分布于消化管壁内，位于黏膜层或黏膜下层，如唇腺、颊腺、舌腺、食管腺、胃腺和肠腺等。

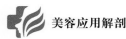

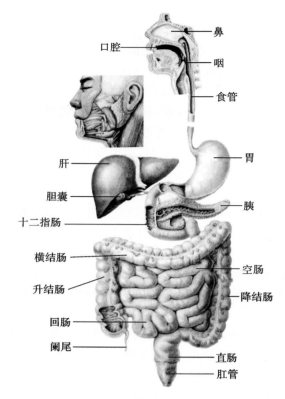

图 2-28 消化系统模式图

消化系统的基本功能是摄取食物,进行物理(牙齿机械性研磨)和化学性(消化酶)消化,经消化管黏膜上皮细胞进行吸收,最后将未被消化的食物残渣经肛门排出。

一、消化管

1. 口腔 口腔为消化管的起始部,前壁为上、下唇,侧壁为颊,上壁为腭,下壁为口腔底。

(1)口唇 口唇分上唇和下唇,其外层为皮肤,中间为口轮匝肌,内层为黏膜。上、下唇之间的间隙称为口裂,口唇的游离缘是皮肤与黏膜的移行部(唇红)。唇红是体表毛细血管最丰富的部位之一,呈红色,当缺氧时则呈绛紫色,临床上称为发绀。在上唇外面中线处有一纵行浅沟称人中,为人类所特有,昏迷患者急救时常在此处行指压或针刺。在上唇的外面两侧与颊部交界处,各有一浅沟,称鼻唇沟。

(2)颊 颊由黏膜、颊肌和皮肤构成。在上颌第 2 磨牙牙冠相对的颊黏膜上有腮腺管乳头,腮腺管开口于其上。

(3)腭 腭(图 2-29)是口腔的顶,分为硬腭和软腭两部分。硬腭位于腭的前 2/3,由骨腭表面覆以黏膜构成。软腭位于腭的后 1/3,主要由肌、肌腱和黏膜构成。软腭的前部呈水平位;后部斜向后下,称腭帆。腭帆后缘游离,中部有一向下突起,称腭垂或悬雍垂。自腭帆两侧向下方分别形成两条黏膜皱襞,前方的称为腭舌弓,后方称腭咽弓。两弓间的三角形凹陷称扁桃体窝,窝内容纳腭扁桃体。腭垂、腭帆游离缘、两侧的腭舌弓及舌根共同围成咽峡,它是口腔和咽之间的狭窄部,也是两者的分界。

(4)牙 牙是人体内最坚硬的器官,具有咀嚼食物和辅助发音等作用,镶嵌于上、下颌骨

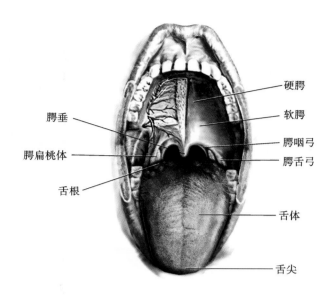

图 2-29 口腔及咽峡

的牙槽内。

①牙的命名及功能:根据牙的形状和功能,乳牙和恒牙可分为切牙、尖牙和磨牙 3 种。

②牙的表达式:临床上对牙的描述,以标准姿势为基准,用"十"记号划分四个区来表示上、下颌及左、右侧牙位,乳牙以罗马数字表示(图 2-30),恒牙以阿拉伯数字表示(图 2-31),举例如下。

a.Ⅱ代表左上颌乳侧切牙。

b.⌐5代表左下颌第二前磨牙。

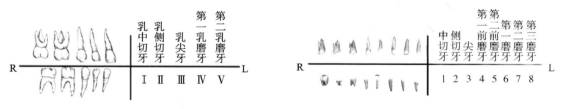

图 2-30 乳牙的名称及符号   图 2-31 恒牙的名称及符号

③牙的形态:牙可分为牙冠、牙根和牙颈 3 部分。牙冠暴露于口腔内(图 2-32)。切牙的牙冠扁平,呈凿状;尖牙的牙冠呈锥形;前磨牙的牙冠较大,呈方圆形,颌面上有 2 个小结节;磨牙的牙冠最大,呈方形,颌面上有 4 个小结节。嵌入牙槽内的部分称牙根。

(5)舌 舌邻近口腔底,其基本结构是骨骼肌和表面覆盖的黏膜。舌具有协助咀嚼和吞咽食物、感受味觉及辅助发音等功能。

舌下面黏膜在舌的正中线上,形成一黏膜皱襞,向下连于口腔底前部,称舌系带(图 2-33)。在舌系带根部的两侧各有一小黏膜隆起称舌下阜,其上有下颌下腺管和舌下腺大管的开口。由舌下阜向口底后外侧延续的黏膜皱襞称舌下襞,其深面藏有舌下腺。

(6)口腔腺 唾液腺位于口腔周围,能分泌并向口腔内排泄唾液,分大、小两类:小唾液腺位于口腔各部黏膜内,属黏液腺,如唇腺、颊腺、腭腺和舌腺等;大唾液腺有 3 对,即腮腺、下颌下腺、舌下腺(图 2-34)。

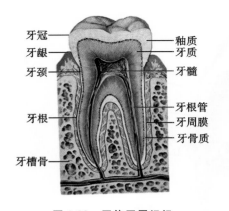

图 2-32 牙体牙周组织

牙冠
牙龈
牙颈
牙根
牙槽骨
釉质
牙质
牙髓
牙根管
牙周膜
牙骨质

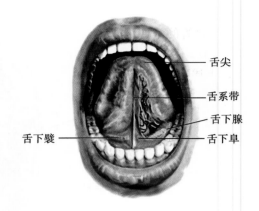

图 2-33 舌下面观

舌尖
舌系带
舌下腺
舌下阜
舌下襞

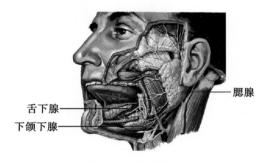

图 2-34 大唾液腺

腮腺
舌下腺
下颌下腺

2. 咽

（1）咽的位置和形态　咽是消化管上端扩大的部分，是消化管与呼吸道的共同通道。咽呈上宽下窄、前后略扁的漏斗形肌性管道，长约 12 cm，其内腔称咽腔。咽上端起于颅底，下端续于食管。咽的两侧壁与颈部大血管和甲状腺侧叶等相毗邻（图 2-35）。

（2）咽的分部与交通　按照咽的前方毗邻，以腭帆游离缘和会厌上缘平面为界，可将咽分为鼻咽、口咽和喉咽三部分。其中，口咽和喉咽两部分是消化管与呼吸道的共同通道。

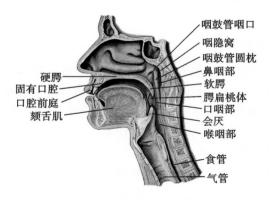

图 2-35 头颈部正中矢状切面

咽鼓管咽口
咽隐窝
咽鼓管圆枕
鼻咽部
软腭
腭扁桃体
口咽部
会厌
喉咽部
食管
气管
硬腭
固有口腔
口腔前庭
颏舌肌

3. 食管

（1）食管的位置和分部　食管是一前后扁平的肌性管状器官，是消化管各部最为狭窄的部分，长约 25 cm。食管上端在第 6 颈椎体下缘平面与咽相延续，下端约平第 11 胸椎体高度与胃的贲门连接。

（2）食管的狭窄 在形态上食管最重要的特点是有 3 个生理性狭窄。第一狭窄为食管的起始处；第二狭窄为食管在左主支气管的后方与其交叉处；第三狭窄为食管通过膈的食管裂孔处。上述狭窄部是食管异物易滞留和食管癌的好发部位(图 2-36)。

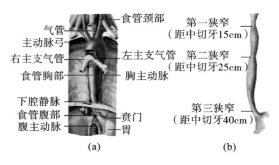

图 2-36 食管前面观及三个狭窄

4. 胃 胃的形态可受体位、体型、年龄、性别和胃的充盈状态等多种因素的影响。胃在完全空虚时略呈管状，高度充盈时可呈球囊形。胃的近端与食管连接处是胃的入口，称贲门。胃的远端接续十二指肠处，是胃的出口，称幽门。由于幽门括约肌的存在，在幽门表面，有一缩窄的环行沟，幽门前静脉常横过幽门前方，这为胃手术提供了确定幽门的标志。

通常将胃分为 4 部(图 2-37)：贲门附近的部分称贲门部，界域不明显；贲门平面以上，向左上方膨出的部分为胃底，临床有时称胃穹窿，内含吞咽时进入的空气，约 50 mL，X 线胃片可见此气泡，放射学中称胃泡；自胃底向下至角切迹处的中间部分，称胃体；胃体与幽门之间的部分，称幽门部。幽门部的大弯侧有一不甚明显的浅沟称中间沟，将幽门部分为右侧的幽门管和左侧的幽门窦。幽门窦通常位于胃的最低部，胃溃疡和胃癌多发生于胃的幽门窦近胃小弯处；幽门管长 2～3 cm。临床上所称的胃窦即幽门窦，或是包括幽门窦在内的幽门部。

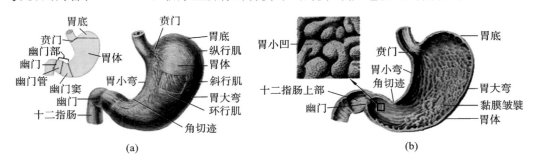

图 2-37 胃的形态和分部

5. 小肠

（1）十二指肠 十二指肠位于胃与空肠之间，因约相当于十二横指的长度而得名，全长约 25 cm。它既接受胃液，又接受胰液和胆汁，所以十二指肠的消化功能十分重要。十二指肠整体上呈"C"字形，包绕胰头，可分上部、降部、水平部和升部 4 部(图 2-38)。

（2）空肠和回肠 空肠和回肠上端起自十二指肠空肠曲，下端接续盲肠。空肠和回肠一起被小肠系膜悬系于腹后壁，合称为系膜小肠，有系膜附着的边缘称系膜缘，其相对缘称对系膜缘或游离缘。

空肠和回肠的形态结构不完全一致，但变化是逐渐发生的，故两者间无明显界限。一般

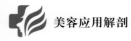

是将系膜小肠的近侧 2/5 称空肠,远侧 3/5 称回肠。肠伤寒的病变发生于集合淋巴滤泡,可并发肠穿孔或肠出血(图 2-39)。

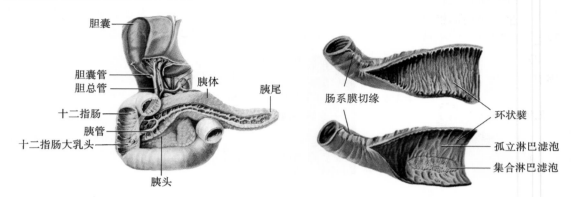

图 2-38 胆道、十二指肠和胰　　　　　图 2-39 空肠和回肠的内面观

6. 大肠　大肠是消化管的下段,全长 1.5 m,全程围绕于空、回肠的周围,可分为盲肠、阑尾、结肠、直肠和肛管 5 部分。大肠的主要功能为吸收水分、维生素和无机盐,并将食物残渣形成粪便,排出体外(图 2-40)。

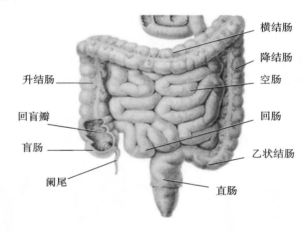

图 2-40 大肠模式图

二、消化腺

消化腺包括唾液腺、胰腺、肝脏、胃腺和肠腺,均可分泌消化液,消化液中含有消化酶。人每天由各种消化腺分泌的消化液总量达 6~8L。消化液主要由消化酶、电解质和水组成。

消化液的主要功能如下:①改变消化道内的 pH 值以适应消化酶活性的需要;②分解复杂的食物成分为结构简单、易于吸收的物质;③稀释食物,使其有利于吸收;④保护消化道黏膜,防止物理性和化学性的损伤。

(一)肝

肝是人体内最大的消化腺。胎儿和新生儿的肝相对较大,其体积可占腹腔容积的一半以上。肝的血供十分丰富,质地柔软而脆弱,易受外力冲击而破裂,并引起腹腔内大出血。

肝的功能极为复杂,它是机体新陈代谢最活跃的器官,不仅参与蛋白质、脂类、糖类和维生素等物质的合成、转化与分解,而且还参与激素、药物等物质的转化和解毒。肝还具有分泌胆汁、吞噬、防御及在胚胎时期造血等重要功能。

肝呈不规则的楔形,可分为上、下两面,前、后、左、右 4 缘。肝膈面有矢状位的镰状韧带附着,借此将肝分为左、右两叶(图 2-41)。肝下面凹凸不平,邻接一些腹腔器官,又称脏面(图2-42)。肝脏面中部有略呈"H"形的 3 条沟。其中横行的沟位于肝脏面正中,有肝左、右管,肝固有动脉左、右支,肝门静脉左、右支和肝的神经、淋巴管等由此出入,故称肝门。

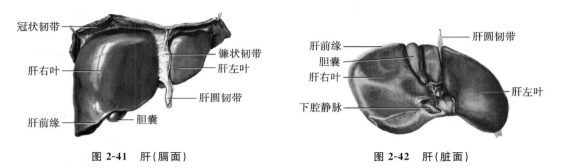

图 2-41　肝(膈面)　　　　　　　　　　　图 2-42　肝(脏面)

(二)肝外胆道

肝外胆道系统是指走出肝门之外的胆道系统而言,包括胆囊和输胆管道(肝左管、肝右管、肝总管和胆总管),这些管道与肝内胆道一起,将肝分泌的胆汁输送到十二指肠腔(图2-43)。

胆囊是储存和浓缩胆汁的囊状器官,外观呈梨形,长 8～12 cm,宽 3～5 cm,容量为 40～60 mL。胆囊位于肝脏面的胆囊窝内,其上面借结缔组织与肝相连,易于分离。

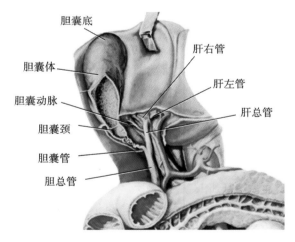

图 2-43　输胆管道

(三)胰

胰是位于腹后壁的一个狭长腺体,质地柔软,呈灰红色,横向位于腹上区和左季肋区,平对第 1～2 腰椎体。胰的上缘约平脐上 10 cm,下缘约相当于脐上 5 cm 处。

胰可分头、体、尾三部分,各部之间无明显界限。头部在腹中线右侧,体、尾部在腹中线左侧。

(四)胰管

胰管位于胰实质内,偏背侧,其走行与胰的长轴一致,从胰尾经胰体走向胰头,沿途接受

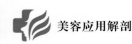

许多小叶间导管,最后于十二指肠降部的壁内与胆总管汇合成肝胰壶腹,开口于十二指肠大乳头。

第三节　呼吸系统的基本结构和功能

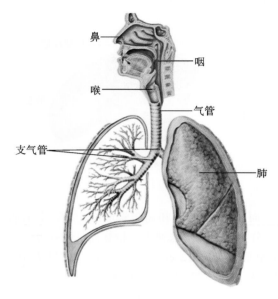

图 2-44　呼吸系统概观

呼吸系统由呼吸道和肺两大部分组成(图2-44)。呼吸道包括鼻、咽、喉、气管和各级支气管;肺由肺实质(支气管树和肺泡)以及肺间质(结缔组织、血管、淋巴管、淋巴结和神经)组成。临床上通常把鼻、咽和喉称上呼吸道,把气管和各级支气管称下呼吸道。其主要功能是进行气体交换,即从外界吸入氧,呼出二氧化碳,同时鼻又是嗅觉器官,喉还有发音功能。

一、呼吸道

(一) 鼻

鼻由外鼻、鼻腔和鼻旁窦三部分组成,它是呼吸道的起始部,也是嗅觉器官,并且辅助发音。

1. 外鼻　位于面部中央,呈三棱锥体形,由骨和软骨作为支架,外覆皮肤和少量皮下组织。外鼻上端位于两眼之间狭窄的部分称鼻根,向下延为鼻背,末端称鼻尖,其两侧呈弧状膨大称鼻翼,从鼻翼向外下方到口角的浅沟称鼻唇沟。

2. 鼻腔　以骨和软骨为基础,内面覆以黏膜和皮肤。鼻腔被鼻中隔分成左、右二腔,各腔向前以鼻孔通外界,向后经鼻后孔通鼻咽。

鼻中隔由筛骨垂直板、犁骨及鼻中隔软骨构成支架,表面覆以黏膜。位置通常偏向一侧。鼻中隔前下部有一易出血区,此区血管丰富而位置表浅,受外伤或干燥空气刺激,血管易破裂而出血。90%左右的鼻出血发生于此区。

鼻腔被鼻阈分为鼻前庭和固有鼻腔两部分。鼻阈是皮肤与鼻黏膜的分界处。鼻前庭为鼻翼和鼻中隔前下份所围成的空腔,内衬以皮肤,生有鼻毛,借以滤过、净化空气。固有鼻腔的外侧壁自上而下有三个鼻甲突向鼻腔,分别称上鼻甲、中鼻甲和下鼻甲(图2-45)。三个鼻甲的下方各有一裂隙,分别称上鼻道、中鼻道和下鼻道。上鼻甲后上方与鼻腔顶之间的凹陷部分称蝶筛隐窝。上、中鼻道及蝶筛隐窝分别有鼻旁窦的开口,下鼻道有鼻泪管开口。

鼻黏膜按生理功能分为嗅区和呼吸区。嗅区位于上鼻甲及其相对应鼻中隔以上的黏膜,活体呈苍白或淡黄色,内含有嗅细胞,具有嗅觉功能。呼吸区位于嗅区以外的鼻黏膜,活体呈淡红色,富含血管、黏液腺,对吸入的空气起加温、湿润及净化作用。

(二) 咽

详见第五章消化系统。

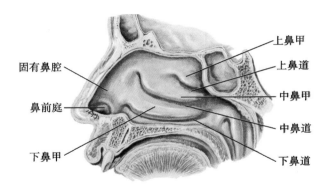

图 2-45 鼻腔外侧壁

（三）喉

喉既是呼吸的管道，又是发音的器官。

1. 喉 喉以软骨为支架，借关节、韧带和喉肌连结而成。喉的软骨包括不成对的甲状软骨、环状软骨、会厌软骨和成对的杓状软骨（图 2-46）。

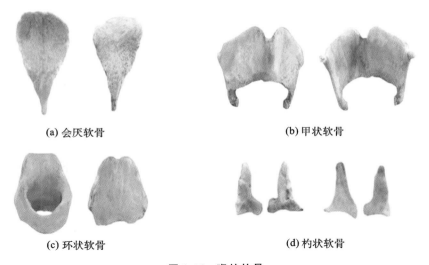

(a) 会厌软骨   (b) 甲状软骨

(c) 环状软骨   (d) 杓状软骨

图 2-46 喉的软骨

2. 喉腔 喉腔是由喉软骨为支架围成的腔隙，内衬黏膜，向上经喉口通喉咽，向下通气管。喉口朝向后上方，由会厌上缘、杓会厌襞和杓间切迹围成。

喉腔侧壁有两对前后走行的黏膜皱襞，上方的一对称前庭襞，两侧前庭襞间的裂隙称前庭裂。下方的一对称声襞，比前庭襞更突向喉腔。声襞内含有声韧带和声带肌，共同构成声带。两侧声襞及两侧杓状软骨间的裂隙称为声门裂，是喉腔最狭窄的部位。发声时，呼出的气流通过声门裂，引起声带振动，产生声音（图 2-47）。

（四）气管和主支气管

1. 气管 位于食管的前方，上接环状软骨，经颈部正中下行入胸腔，在胸骨角平面（平第四胸椎体下缘）分为左、右主支气管，分杈处称气管杈（图 2-48），在气管杈内面有一向上凸并略偏左侧的半月状嵴，称气管隆嵴，是支气管镜检查的定位标志。

气管由 14～17 个呈"C"字形的气管软骨、平滑肌和结缔组织构成，气管内衬黏膜，

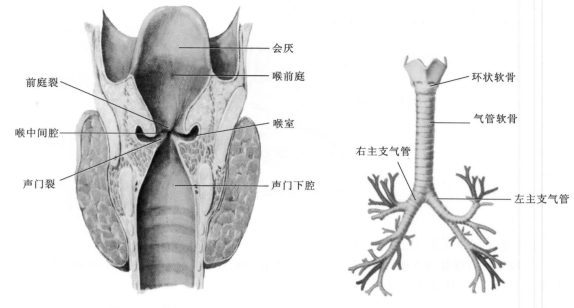

图 2-47 喉额状切面

图 2-48 气管与主支气管

长 10～11 cm。气管软骨后面缺口由纤维组织膜封闭,称膜壁。根据气管的行程和位置,可分为颈部和胸部。临床上常在第 3～5 气管软骨处进行气管切开术。

2. 主支气管 支气管是由气管分出的各级分支,其中第一级分支为左、右主支气管。

二、肺

(一)肺的位置与形态

1. 肺的位置 肺左、右各一,位于胸腔内,在膈肌的上方,纵隔的两侧(图 2-49)。

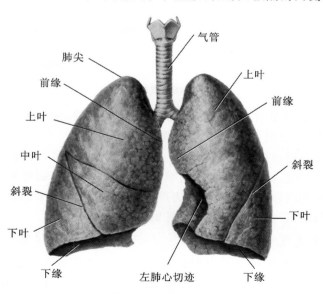

图 2-49 肺的形态

2.肺的形态　肺的表面覆以脏胸膜,光滑湿润,透过胸膜可见多边形的肺小叶轮廓。两肺外形不同,右肺较宽短,左肺较狭长。肺形似半圆锥体形,具有一尖、一底、两面、三缘。

肺的前缘薄锐,右肺的前缘较垂直;左肺的前缘下部有心切迹,切迹下方有舌状突起,称左肺小舌。肺的下缘较锐利,伸向膈与胸壁之间。肺的后缘钝圆。

3.肺的分叶　左肺有一条斜裂,由后上斜向前下方,将左肺分为上叶和下叶。右肺除斜裂外,还有一水平裂,它起自斜裂,水平向前。两裂将右肺分为上叶、中叶和下叶。

(二)肺内支气管与支气管肺段

左、右主支气管在肺门处分为肺叶支气管,进入肺叶。肺叶支气管在各肺叶内再分为肺段支气管,并在肺内反复分支,呈树枝状,称支气管树。每一肺段支气管及其所属的肺组织,称支气管肺段,简称肺段。各肺段呈圆锥形,尖朝向肺门,底朝向肺表面。按照肺段支气管的分支分布,一般将左、右肺各分为8~10个肺段,由于支气管肺段结构和功能的相对独立性,临床常以支气管肺段为单位进行手术切除。

三、胸膜与纵隔

(一)胸膜

胸腔由胸廓与膈围成,上界为胸廓上口,与颈部相连,下界借膈肌与腹腔分隔。胸腔内有中间的纵隔和左右两侧的肺及胸膜腔。

胸膜是衬在胸壁内面、膈上面、纵隔两侧及肺表面的一层薄而光滑的浆膜,可分为脏胸膜与壁胸膜(图2-50)。

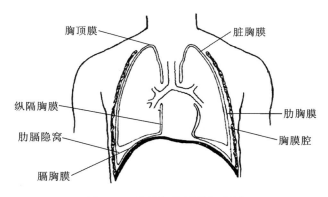

图 2-50　胸膜与胸膜腔示意图

胸膜腔由脏胸膜与壁胸膜在肺根处相互移行形成潜在性的封闭腔隙,左右各一,互不相通,呈负压,有利于吸气。腔内有少量浆液,可减少呼吸时胸膜间的摩擦。

(二)纵隔

1.纵隔的概念和境界　纵隔是左、右纵隔胸膜之间所有器官、结构及结缔组织的总称。纵隔的境界,前界为胸骨,后界为脊柱胸部,两侧为纵隔胸膜,上界为胸廓上口,下界为膈。

2.纵隔的分部及其内容物　纵隔通常以胸骨角平面至第4胸椎体下缘的连线为界,将纵隔分为上纵隔与下纵隔,下纵隔以心包为标志,又分为前纵隔、中纵隔和后纵隔3部(图2-51)。

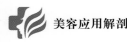

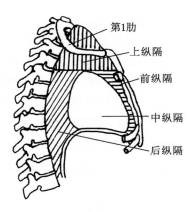

图 2-51　纵隔的分区

第四节　泌尿系统的基本结构和功能

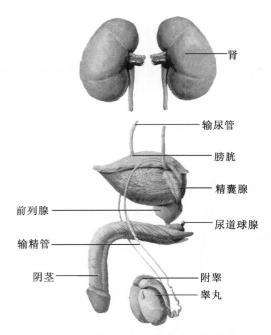

图 2-52　泌尿系统、男性生殖系统概观

泌尿系统由肾、输尿管、膀胱和尿道组成（图 2-52）。

肾的主要功能是产生尿液，机体在新陈代谢过程中所产生的废物（尿素、尿酸等）及多余的水分，通过血液循环运送到肾，在肾内形成尿液，经输尿管输送至膀胱储存。当膀胱内的尿液达到一定量时，在神经系统调节下，尿液经尿道排出体外。

一、肾

肾是机体产生尿液、排泄血液中的代谢产物的重要器官，对维持体内电解质平衡，保持机体内环境的稳定起着重要作用。另外，肾还有内分泌的功能。

肾为成对的实质性器官，呈蚕豆形。肾内侧缘中部凹陷，是肾的血管、淋巴管、神经和肾盂等结构出入的部位，称肾门，肾门向肾内扩大的不规则腔隙称肾窦，其内主要容纳肾血管、神经、肾小盏、肾大盏、肾盂及脂肪组织等（图 2-53）。

肾门约平第 1 腰椎平面，距后正中线约 5 cm。肾门在腹后壁的体表投影一般在竖脊肌的外侧缘与第 12 肋所形成的夹角处，临床上将此区称肾区（脊肋角），某些肾疾病，按压或叩击此区可引起疼痛（图 2-54）。

二、输尿管

1. 输尿管的位置与行程　输尿管为一对细长的肌性管道，属腹膜外位器官。输尿管于

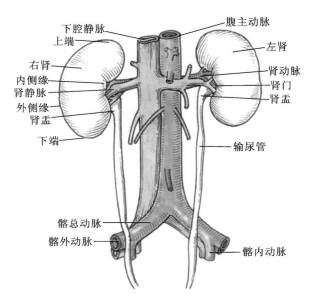

图 2-53 肾与输尿管

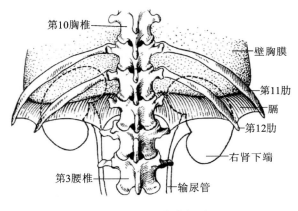

图 2-54 肾的体表投影

平第 2 腰椎体上缘处与肾盂相连,下端终于膀胱,全长 25～30 cm。输尿管全长按走行部位可分为腹段、盆段和壁内段。

2. 输尿管的分部和生理性狭窄 输尿管全长有 3 个生理性狭窄:①上狭窄:位于肾盂与输尿管移行处,即输尿管起始处。②中狭窄:位于小骨盆上口,即输尿管跨越髂血管处。③下狭窄:位于输尿管穿经膀胱壁处,即输尿管壁内段,此处为最窄处,管径约 0.3 cm。肾结石随尿液下行时,容易嵌顿在这些狭窄处。

三、膀胱

膀胱是储存尿液的肌性囊状器官(图 2-55)。正常成人膀胱容量为 350～500 mL,最大容量可达 800 mL,新生儿的膀胱容量约为成人的 1/10,老年人因膀胱肌张力降低而容量增大,女性的膀胱容量小于男性。

1. 膀胱的形态 空虚的膀胱呈三棱锥体形,分为膀胱尖、膀胱体、膀胱底和膀胱颈 4 部

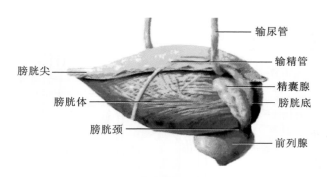

图 2-55 膀胱（侧面观）

分,各部分之间无明显分界线。膀胱尖朝向前上方,与耻骨联合上部后面相对;膀胱底呈三角形,朝向后下方;膀胱尖与膀胱底之间的部分为膀胱;膀胱的最下部称膀胱颈,与前列腺底(男性)或尿生殖膈(女性)相邻,以尿道内口通尿道。

2. 膀胱的位置与毗邻 成人膀胱位于盆腔内,耻骨联合后方,在男性,膀胱上方有腹膜覆盖,后方有精囊、输精管壶腹和直肠,膀胱颈下方邻接前列腺(图 2-56)。在女性,膀胱上方有子宫,后方借膀胱子宫陷窝与子宫毗邻,下方邻接尿生殖膈。空虚时的膀胱,膀胱尖一般不超过耻骨联合上缘。

四、尿道

尿道是尿液排出体外的通道。男性尿道除有排尿功能外,还具有排精功能;女性尿道长约 5 cm,直径约 0.6 cm,较男性尿道短而直,仅有排尿的功能(图 2-57)。女性尿道形态特点是短、宽、直,故易引起逆行性尿路感染。

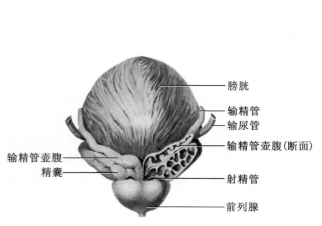

图 2-56 男性膀胱及周围结构（后面观）

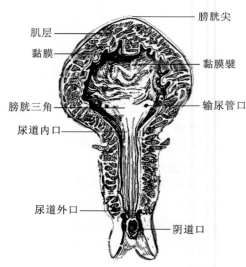

图 2-57 女性尿道

第五节　生殖系统的基本结构和功能

生殖系统分为男性生殖器和女性生殖器。其主要功能是繁殖后代和激发第二性征的出现。男、女性生殖器均包括内生殖器和外生殖器两部分。内生殖器位于体内,包括生殖腺、生殖管道和附属腺体;外生殖器露于体表,主要为性的交接器官。

一、男性生殖器

男性生殖系统包括内生殖器和外生殖器。男性内生殖器包括生殖腺(睾丸)、生殖管道(附睾、输精管、射精管、男性尿道)和附属腺体(精囊腺、前列腺及尿道球腺);外生殖器包括阴茎和阴囊。

(一) 男性内生殖器

1. 睾丸　睾丸是男性生殖腺,能产生男性生殖细胞和分泌男性激素。

睾丸位于阴囊内,左右各一。睾丸实质分为约 250 个锥形小叶,每个小叶内有 1～4 条弯曲细长的精曲小管,精曲小管在近睾丸纵隔处变为短而直的精直小管。精直小管进入睾丸纵隔相互吻合形成睾丸网(图 2-58)。

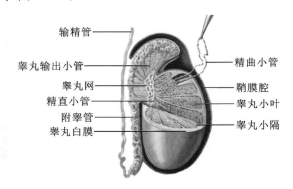

图 2-58　睾丸及附睾结构

2. 附睾　位于睾丸的后外侧,呈新月形,从上到下分为头、体、尾三部。附睾头部膨大,主要由睾丸输出小管组成,附睾体部和尾部由附睾管组成。睾丸输出小管是与睾丸网连接的8～12 根弯曲小管,附睾管为一条长 4～6 m 并极度盘曲的管道,末端与输精管相连。

附睾为储存精子和营养精子的器官,精子在附睾内停留 8～17 天,接受附睾提供的营养并经历一系列成熟变化,才能获得运动能力,达到功能上的成熟。

3. 输精管和射精管　输精管起自附睾尾,是附睾管的直接延续,长 40～50 cm,管径约3 mm,管壁较厚,肌层发达,活体触摸时呈圆索状,开口于尿道的前列腺部(图 2-59)。

4. 前列腺　男性附属腺体中最大的一个,形如栗子,由腺组织、平滑肌和结缔组织构成。中年以后腺组织逐渐萎缩退化,老年人若腺内结缔组织增生,则形成老年性前列腺肥大。

前列腺位于盆腔内,膀胱与尿生殖膈之间,其前方为耻骨联合,后方为直肠壶腹。前列腺内有尿道和射精管穿过。前列腺的排泄管开口于尿道的前列腺部,其分泌物呈乳白色,是精液的主要成分。

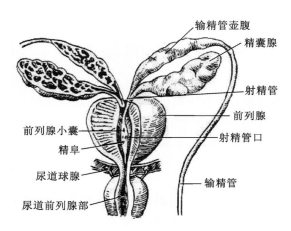

图 2-59 精囊腺、输精管与射精管

（二）男性外生殖器

1. 阴囊 阴囊为一囊袋状结构,位于会阴间正中,阴茎的后下方（图 2-60）。阴囊的皮肤薄而柔软,色素沉着明显,皱襞多,含有大量皮脂腺和汗腺;肉膜为阴囊的浅筋膜,内含有平滑肌纤维,可随外界温度的变化而舒缩,调节阴囊内的温度,以利于精子的生存和发育。阴囊分为左右两腔,分别容纳两侧睾丸、附睾及部分精索。

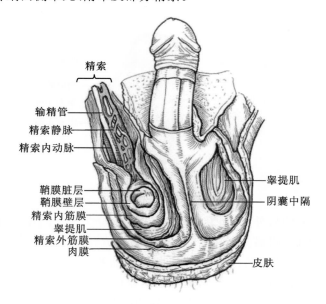

图 2-60 阴囊层次结构

2. 阴茎 阴茎悬垂于耻骨联合的前下方,可分为阴茎头、阴茎体和阴茎根 3 部分。后端为阴茎根,固定在耻骨弓及尿生殖膈下面,埋藏于阴囊和会阴部皮肤的深面;阴茎前端膨大称阴茎头,其尖端有呈矢状位的尿道外口。头与根之间部分为阴茎体,呈圆柱状。

（三）男性尿道

男性尿道起自膀胱的尿道内口,终止于阴茎头的尿道外口,兼有排尿和排精功能,长 16~22 cm。按其行程可分为前列腺部、膜部和海绵体部三部分（图 2-61）。

男性尿道全长具有 3 处狭窄、3 处扩大和 2 处弯曲。3 处狭窄分别位于尿道内口、尿道膜部和尿道外口,以尿道外口最窄,膜部次之。3 处扩大分别位于尿道前列腺部、尿道球部和尿道舟状窝。2 处弯曲分别是耻骨下弯和耻骨前弯。耻骨下弯是恒定的,位于耻骨联合后下方,由尿道前列腺部、膜部和海绵体部的起始段构成;耻骨前弯位于耻骨联合前下方,由尿道海绵体部构成。

二、女性生殖器

女性内生殖器由生殖腺(卵巢)、生殖管道(输卵管、子宫、阴道)和附属腺体(前庭大腺)组成(图2-62)。外生殖器即女外阴。此外,女性乳房也与生殖功能关系密切。

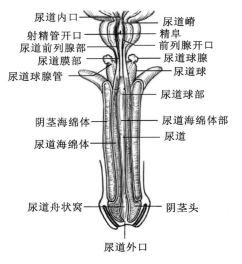

图 2-61 男性尿道

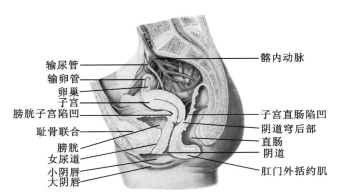

图 2-62 女性盆腔正中矢状切面

(一)女性内生殖器

1. 卵巢 卵巢左右各一,位于盆腔侧壁,子宫的两侧,髂内动脉和髂外动脉夹角处的卵巢窝内。成年女子的卵巢大小约为 4 cm×3 cm×1 cm,其大小和形态随年龄增长而变化。幼女卵巢较小,表面光滑;性成熟期卵巢体积最大,以后由于多次排卵,其表面形成瘢痕而凹凸不平;35～40 岁开始缩小;50 岁左右逐渐萎缩,月经随之停止。卵巢分泌的激素主要有雌激素、孕酮和少量雄激素。

2. 输卵管 输卵管为一对输送卵子的肌性弯曲管道,长 10～14 cm,由卵巢上端连至子宫底的两侧,包于子宫阔韧带上缘内(图 2-63)。其外侧端游离,以输卵管腹腔口开口于腹腔膜;内侧端以输卵管子宫口开口于子宫腔。临床上常将卵巢和输卵管称为子宫附件。

3. 子宫 子宫为一肌性中空器官,是孕育胎儿的场所。成年未孕的子宫呈倒置梨形,可分为三部分。两侧输卵管子宫口连线以上的圆凸部分称子宫底;下端呈细圆柱状的部分为子宫颈,子宫颈下 1/3 伸入阴道内,称子宫颈阴道部,上 2/3 位于阴道的上方,称子宫颈阴道上部,子宫颈为炎症和肿瘤的好发部位;子宫底与子宫颈之间的部分为子宫体。子宫体与子宫颈相移行处较为狭窄的部位称子宫峡,未妊娠时不明显,长约 1 cm;妊娠时,此部随子宫增大而逐渐延长,临产前可达 7～11 cm,产科常经此处行剖宫产术(图 2-63)。

子宫内腔未妊娠时较为窄小,可分为上、下两部分。上部位于子宫体内,称子宫腔,为前后略扁的倒置三角形腔隙;下部位于子宫颈内,称子宫颈管,呈梭形。子宫腔两侧角有输卵管子宫口与输卵管相通,下角通子宫颈管。子宫颈管上口通子宫腔,下口以子宫口与阴道相通。未产妇的子宫口为圆形,边缘光滑整齐,而分娩以后呈横裂状。

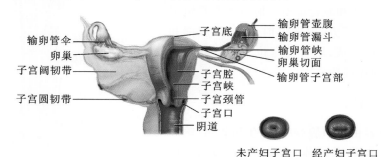

图 2-63　女性内生殖器

4. 阴道　阴道为前后略扁的肌性管道,位于膀胱和尿道的后方,直肠的前方,上部较宽阔,包绕子宫颈阴道部,在两者之间形成环形的凹陷,称阴道穹,可分为前、后部和左、右侧部。以阴道后穹最深,它与直肠子宫陷凹之间仅隔以阴道后壁和腹膜,当该陷凹积液时,可经此部进行穿刺或引流。阴道下部较窄,以阴道口开口于阴道前庭。阴道口周缘有环行或半月形黏膜皱襞称处女膜,破裂后留有处女膜痕。

阴道前壁较短,与膀胱和尿道相邻;后壁较长,与直肠相邻。若邻近部位损伤波及阴道,可致尿道阴道瘘或直肠阴道瘘。临床上可行肛门指检隔直肠前壁触摸和了解子宫颈和子宫口的情况。

5. 前庭大腺　前庭大腺,位于阴道口两侧,与前庭球的后内侧端相接或部分位于其深面,形如豌豆,其导管开口于阴道前庭,分泌物有润滑阴道的作用(图 2-64)。其导管可因炎症而阻塞,形成前庭大腺囊肿。

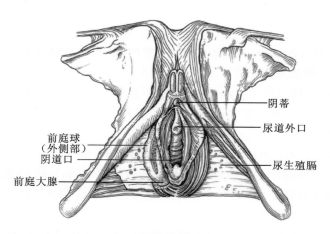

图 2-64　阴蒂、前庭球和前庭大腺

(二)女性外生殖器

具体内容详见第十一章。

（三）女性乳房

具体内容详见第九章。

第六节　循环系统的基本结构和功能

循环系统由流动血液的心血管系统和流动淋巴液的淋巴系统组成。

心血管系统由心、动脉、静脉、毛细血管构成。心由心房和心室组成,从心室发出将血液泵离心的血管为动脉,将血液从外周导回心房的血管为静脉,毛细血管连接动静脉的末梢。左心室发出,结束于右心房为大循环,又称体循环。右心室发出,结束于左心房为小循环,又称肺循环。通过心血管系统的规律活动,将消化吸收的营养物质、肺交换的氧气等其他物质输送到组织器官,并且将代谢产物带到排泄器官排出。

淋巴系统由淋巴管道、淋巴器官、淋巴组织组成,起到免疫防御、协助静脉进行体液回流等作用。

一、心血管系统的组成

心血管系统由心、动脉、毛细血管和静脉组成(图 2-65)。

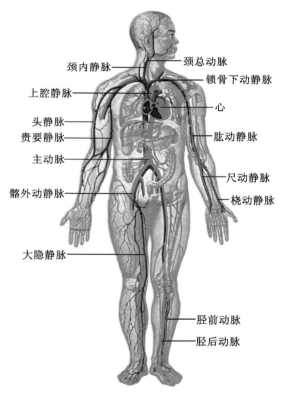

图 2-65　心和全身的血管

1. 心　中空的肌性器官,借房间隔和室间隔分为左、右两个半心。每侧半心又分为上方的心房和下方的心室,形成左、右心房和左、右心室 4 个腔。同侧房、室之间借房室口相通。心房接纳静脉,心室发出动脉。在房室口和动脉出口处均有瓣膜,顺血流开放,逆血流关闭,

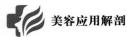
使血液朝一个方向流动。在神经和体液的调节下,心有节律地收缩和舒张,像泵一样将血液从静脉吸入,由动脉射出,推动血液循环。

2. 动脉 由心室发出导血离心的血管,在行程中不断分支为大、中、小动脉,最后移行为毛细血管。动脉管壁较厚,管腔呈圆形,具有一定的弹性,可随心的舒缩而搏动。动脉壁的结构特点与其功能密切相关。大动脉管壁弹性纤维较多,弹力较大,心室射血时管壁扩张,心室舒张时管壁回缩,推动血液向前流动。中、小动脉特别是小动脉管壁平滑肌比较发达,可在神经体液调节下改变管腔大小,影响局部的血流量,借以维持和调节血压。

3. 毛细血管 连于小动、静脉之间呈网状的微细血管,管径 6~9 μm。毛细血管除软骨、角膜、毛发、牙釉质和指甲外,遍布于全身各部。毛细血管的管壁薄,面积广,有选择的通透性,血流慢,是进行物质交换的场所。毛细血管的开放和关闭与组织器官的功能状态有关。

4. 静脉 导血回心房的血管。静脉起于毛细血管的静脉端,在回心过程中不断接受属支、逐级汇合,由细变粗,最后注入心房。静脉与伴行动脉比较,静脉管壁薄、弹性小、管腔大而不规则、血流缓慢、血容量大。

二、血液循环途径

血液由心室射出,经动脉、毛细血管、静脉返回心房,这种周而复始的循环流动称血液循环。血液循环可分为相互连续的两部分,即体循环和肺循环(图 2-66)。

1. 体循环(大循环) 当心室收缩时,血液由左心室射入主动脉,再经主动脉的各级分支到达全身毛细血管,血液在此与周围的组织、细胞进行物质交换后,再经各级静脉,最后经上、下腔静脉及冠状窦返回右心房。其特点是流程长、流经范围广,主要功能为将含氧高和营养物质丰富的血液营养全身各处组织,并将代谢产物运回心。

2. 肺循环(小循环) 血液由右心室射出,经肺动脉干及其各级分支到达肺泡毛细血管网,血液与肺泡内的气体交换,再经肺静脉进入左心房。肺循环的特点是血液流程短,只通过肺,其主要功能是使静脉血转变成氧饱和的动脉血,并排出二氧化碳。

三、心

(一)心的位置、外形和毗邻

心是血液循环的动力器官,位于胸腔前下部,中纵隔内,其外裹心包,约 2/3 在身体正中矢状切面的左侧,1/3 在右侧(图 2-67)。

心的外形近似前后略扁倒置的圆锥体,大小似本人拳头(图 2-68)。

(二)心腔

1. 右心房 位于心的右上部(图 2-69),可分为前方的固有心房和后方的腔静脉窦两部分。两部以表面的界沟和内面的界嵴相分界。固有心房左前方突出部分称右心耳,在两者内面有多数并列的梳状隆起称梳状肌。右心房有 3 个入口和 1 个出口:上方有上腔静脉口;下方有下腔静脉口;在下腔静脉口与右房室口之间有冠状窦口,它们分别引流人体上半身、下半身和心壁的血液流入右心房;出口为右房室口,位于右心房前下方,通向右心室。房间隔较薄,其下部有一浅窝称卵圆窝,是胎儿卵圆孔闭锁后的遗迹。

2. 右心室 位于右心房的左前下方,构成胸肋面的大部分,室腔略呈锥体形,室腔底有右房室口和肺动脉口,两口之间的室壁上有一弓形的肌隆起称室上嵴,将室腔分为流入道(窦

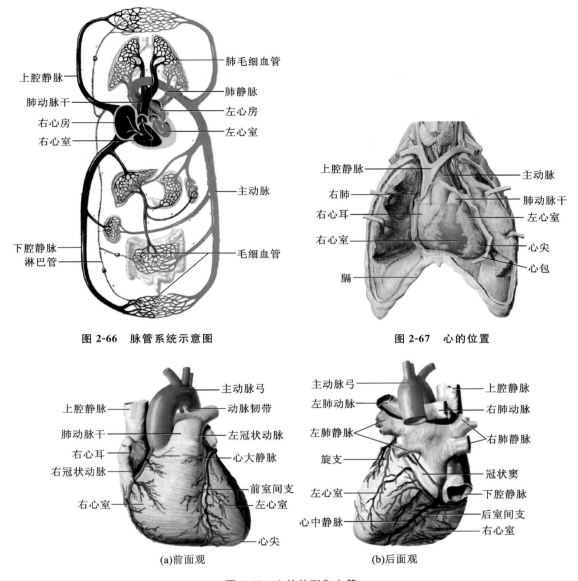

图 2-66 脉管系统示意图

图 2-67 心的位置

(a)前面观

(b)后面观

图 2-68 心的外形和血管

部)和流出道(漏斗部)两部分(图 2-70)。

3. 左心房 最靠后的一个腔,构成心底的大部(图 2-71)。前部向右前突出的部分称左心耳,内有与右心耳相似的隆起,因其在二尖瓣邻近,为心外科常用的手术入路之一。左心房的后部较大,壁光滑,有 5 个口。后方两侧分别有左肺上、下静脉口和右肺上、下静脉口,出口为左房室口,通向左心室(图 2-72)。

4. 左心室 室腔近似圆锥形,构成心尖及心的左缘,室壁厚 9~12 mm,约为右心室的 3 倍。左心室腔以二尖瓣前瓣为界可分为流入道(窦部)和流出道(主动脉前庭)两部分(图 2-71、图 2-72)。

两侧的心房和心室的收缩和舒张是同步的。心室收缩时,二尖瓣和三尖瓣关闭,主动脉瓣和肺动脉瓣开放,血液射入动脉,当心室舒张时,二尖瓣和三尖瓣开放,主动脉瓣和肺动脉瓣关闭,血液由心房射入心室。

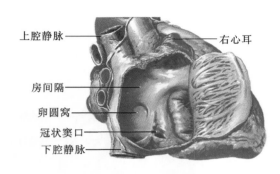

图 2-69　右心房的腔面

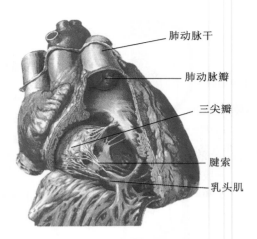

图 2-70　右心室的腔面

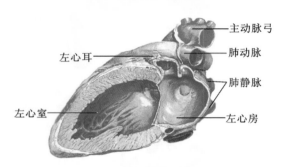

图 2-71　左心房和左心室

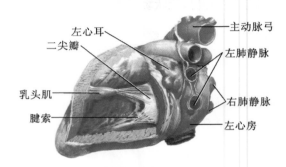

图 2-72　左心房(后面)和左心室

（三）心传导系统

心传导系统由特殊分化的心肌细胞构成,其主要功能是产生和传导冲动,控制心的节律性活动。心传导系统包括窦房结、房室结、房室束及其分支(图 2-73)。

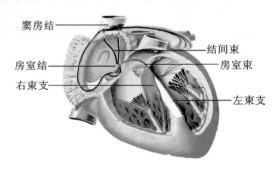

图 2-73　心传导系统

1. 窦房结　心的正常起搏点,位于上腔静脉与右心房交界处界沟上部的心外膜深面,呈长椭圆形,从心表面不易辨认。窦房结动脉一般沿其长轴贯穿其中央。

2. 房室结　呈扁椭圆形,位于冠状窦口与右房室口之间的心内膜深面,房室结的前下方为房室束。房室结的主要功能是将窦房结传来的冲动传向心室,保证心房收缩后,心室再开始收缩。

3.房室束 又称 His 束,起于房室结前端,穿右纤维三角前行,沿室间隔膜部后下缘至室间隔肌部上缘分为左、右束支。

4.左、右束支

(1)右束支:细长,沿室间隔右侧心内膜深面下行,经节制索至右心室前乳头肌根部,分散形成浦肯野纤维,分布于右心室乳头肌和心肌细胞。

(2)左束支:呈扁带状,沿室间隔左侧心内膜深面下行,分前、后两支分别到前、后乳头肌根部,分散交织成浦肯野纤维,分布于左室乳头肌和心肌细胞。

一般情况下,窦房结自身兴奋的频率最高。这种兴奋依次至心房肌、房室结、房室束及左右束支和心室肌,引起心肌的收缩。

(四)心的血管

心的动脉供应主要是左、右冠状动脉,均来源于升主动脉;心壁的静脉绝大部分汇入冠状窦流入右心房;冠状窦是位于冠状沟后部的静脉窦(图 2-74)。

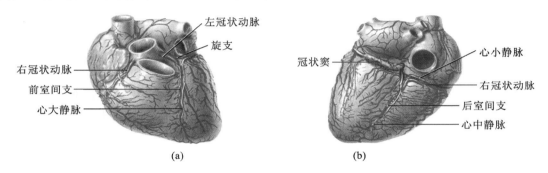

(a)   (b)

图 2-74　心的血管

(五)心包

心包是包裹心和出入心大血管根部的锥体形纤维浆膜囊(图 2-75),包括外层的纤维心包和内层的浆膜心包两部分。

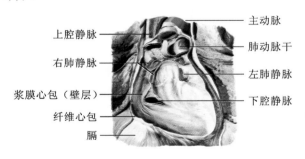

图 2-75　心包

心包的主要功能:一是可减少心脏跳动时的摩擦;二是防止心过度扩张,以保持血容量的相对恒定,同时作为一种屏障,可有效防止邻近部位的感染波及心。

(六)心的体表投影

一般采用下列 4 点及其连线表示心在胸前壁的体表投影(图 2-76)。

(1)左上点在左侧第 2 肋软骨下缘,距胸骨左缘 1～2 cm。

(2)右上点在右侧第 3 肋软骨上缘,距胸骨右缘约 1 cm。

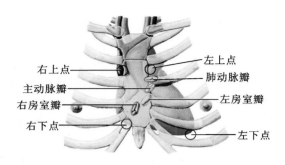

右上点 —— — 左上点
主动脉瓣 —— — 肺动脉瓣
右房室瓣 —— — 左房室瓣
右下点 —— — 左下点

图 2-76 心的体表投影模式图

（3）左下点在左侧第 5 肋间隙，左锁骨中线内侧 1～2 cm（距正中线 7～9 cm）。

（4）右下点在右侧第 6 胸肋关节处。

左、右上点连线为心上界；左、右下点连线为心下界；右上、下点连线为心右界，略向右凸；左上、下点连线为心左界，略向左凸。了解心在胸前壁的投影，对叩诊时判断心界是否扩大有实用意义。

四、动脉

从心脏输送血液至全身各器官的血管，称动脉，包括肺循环的动脉和体循环的动脉。

（一）肺循环（小循环）的动脉

肺动脉干是一短而粗的动脉干，起自右心室，在升主动脉的右侧向左后上斜行，至主动脉弓的下方分为左、右肺动脉。左肺动脉较短，水平向左，经食管、胸主动脉前方至左肺门，分上、下两支进入左肺上、下叶。右肺动脉较长，水平向右，经升主动脉、上腔静脉之后方达右肺门，分 3 支进入右肺上、中、下叶。在肺动脉干分叉处稍左侧与主动脉弓下缘之间有一结缔组织，称动脉韧带（或动脉导管索），是胚胎时期动脉导管闭锁后的遗迹，若出生后 6 个月尚未闭锁，则称动脉导管未闭，是常见先天性心脏病的一种。

（二）体循环（大循环）的动脉

主动脉是体循环的动脉主干。由左心室发出，先斜向右上，再弯向左后，沿脊柱左前方下行，穿膈主动脉裂孔入腹腔，至第 4 腰椎下缘处分为左、右髂总动脉。依其行程分为升主动脉、主动脉弓和降主动脉（图 2-77，图 2-78）。

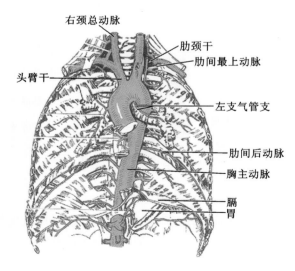

右颈总动脉
肋颈干
肋间最上动脉
头臂干
左支气管支
肋间后动脉
胸主动脉
膈
胃

图 2-77 主动脉弓和胸主动脉

1. 颈总动脉　颈总动脉是颈部的动脉干，成对，右侧起自头臂干，左侧起自主动脉弓。两侧均在胸锁关节的后方，沿食管、气管和喉的外侧上行，至甲状软骨上缘分为颈内动脉和颈

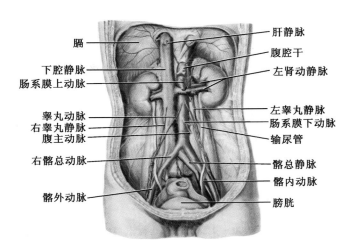

图 2-78 腹主动脉和下腔静脉

外动脉。颈总动脉与颈内静脉、迷走神经一起被包裹在颈动脉鞘内(图 2-79)。

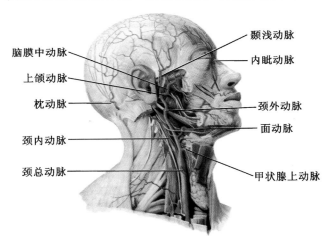

图 2-79 颈动脉及其分支

当头面部大出血时,在胸锁乳突肌前缘,相当于环状软骨平面,可将颈总动脉向后压向第 6 颈椎横突前结节(颈动脉结节),进行急救止血(图 2-80)。

在颈总动脉分叉处有两个重要结构。颈动脉窦是颈总动脉末端和颈内动脉起始处的膨大部分,壁内有压力感受器,当血压升高时,可反射性引起心跳变慢,血管扩张,血压下降。颈动脉小球是一个扁椭圆形小体,借结缔组织连于颈总动脉分叉处的后方,为化学感受器,可感受血液中二氧化碳分压、氧分压和氢离子浓度变化。当血中氧分压降低或二氧化碳分压增高时,反射性地促使呼吸加深加快。

(1)颈外动脉 起自颈总动脉,初居颈内动脉的前内侧,后经其前方绕至其前外侧,上行穿腮腺实质达下颌颈高度分为颞浅动脉和上颌动脉两个终支,其主要分支有甲状腺上动脉、舌动脉、面动脉。面动脉在舌动脉稍上方发出,向前经下颌下腺的深面,至咬肌前缘绕过下颌骨下缘至面部,经口角和鼻翼的外侧,向上至眼内眦,改称为内眦动脉。面动脉分布于面部软组织,下颌下腺和腭扁桃体等。在下颌底咬肌前缘处,可摸到面动脉的搏动,面部出血时,可

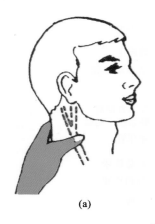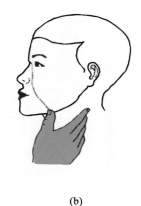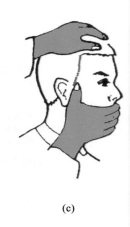

(a)　　　　　　　　(b)　　　　　　　　(c)

图 2-80　头面部体表止血点模式图

在该处压迫止血。

（2）颈内动脉　由颈总动脉发出后,垂直上升到颅底,再经颈动脉管入颅腔,分支分布于脑和视器。

2. 锁骨下动脉　左侧锁骨下动脉起于主动脉弓,右侧锁骨下动脉起自头臂干。锁骨下动脉从胸锁关节后方斜向外至颈根部,呈弓状经胸膜顶前方,穿斜角肌间隙,至第 1 肋外缘延续为腋动脉（图 2-81）。

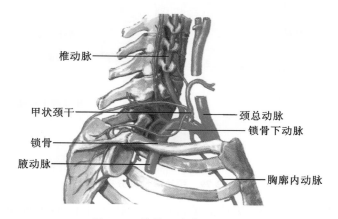

图 2-81　锁骨下动脉及其分支

锁骨下动脉主要分支有椎动脉、胸廓内动脉、甲状颈干、腋动脉、肱动脉（在肘窝的内上方,可触到肱动脉的搏动,为测量血压时听诊的部位,当前臂和手部大出血时,可在臂中部将动脉压向肱骨以暂时止血）、桡动脉和尺动脉（图 2-82）。

3. 胸主动脉　胸部动脉干,发出壁支和脏支（图 2-83）。壁支包括肋间后动脉和肋下动脉。脏支主要有支气管支、食管支和心包支,分布于气管、食管和心包。

4. 腹主动脉　腹部的动脉主干,其右侧邻下腔静脉,前方有肝左叶、胰、十二指肠水平部和小肠系膜根越过（图 2-84,图 2-85）。

5. 髂总动脉　左、右各一,在第 4 腰椎体下缘由腹主动脉发出,沿腰大肌内侧走向外下方,至骶髂关节前分为髂内动脉和髂外动脉（图 2-86）。

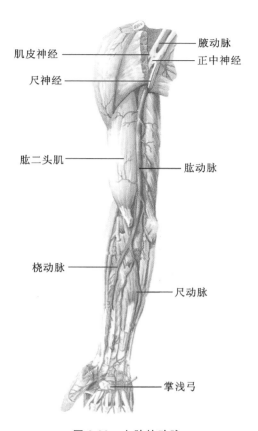

肌皮神经
尺神经
肱二头肌
桡动脉

腋动脉
正中神经
肱动脉
尺动脉
掌浅弓

图 2-82 上肢的动脉

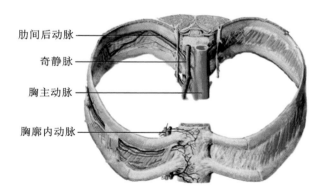

肋间后动脉
奇静脉
胸主动脉
胸廓内动脉

图 2-83 胸部的动脉

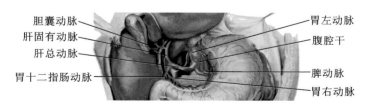

胆囊动脉
肝固有动脉
肝总动脉
胃十二指肠动脉

胃左动脉
腹腔干
脾动脉
胃右动脉

图 2-84 腹腔干及其分支(胃前面)

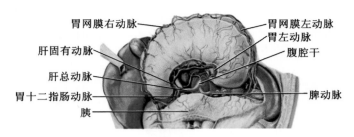

胃网膜右动脉　　　　　　　　胃网膜左动脉
　　　　　　　　　　　　　　胃左动脉
肝固有动脉　　　　　　　　　　腹腔干
肝总动脉
胃十二指肠动脉　　　　　　　　脾动脉
胰

图 2-85　腹腔干及其分支（胃前面）

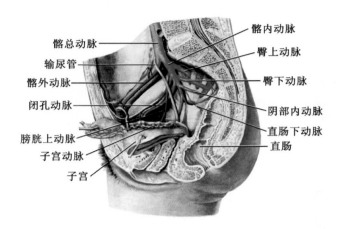

髂总动脉　　　　　　　　髂内动脉
输尿管　　　　　　　　　臀上动脉
髂外动脉　　　　　　　　臀下动脉
闭孔动脉　　　　　　　　阴部内动脉
膀胱上动脉　　　　　　　直肠下动脉
子宫动脉　　　　　　　　直肠
子宫

图 2-86　盆腔的动脉（女性）

五、静脉

静脉是运输血液回心的血管，起自毛细血管的静脉端，终于心房，包括肺循环的静脉和体循环的静脉。

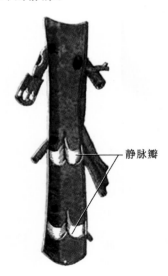

静脉瓣

图 2-87　静脉瓣

（一）肺循环（小循环）的静脉

肺静脉左、右各一对，分别为左上、左下肺静脉和右上、右下肺静脉。这些静脉均起自肺门，向内行注入左心房后部。肺静脉将含氧量高的动脉血输送到心。

（二）体循环（大循环）的静脉

静脉是心血管系统中运送血液回心的血管，起始端连于毛细血管，末端止于心房。体循环的静脉主要包括上腔静脉系统、下腔静脉系统（含门静脉）和心静脉系统。

静脉瓣由内皮返折重叠成类似半月形小袋，朝向心，可防止血液逆流，其瓣膜成对，在重力影响较大的下肢静脉中瓣膜较多（图 2-87）。

1. 上腔静脉系统　由收集头颈、上肢、胸壁及部分胸腔脏器的属支静脉组成，其主干是上腔静脉。上腔静脉（图 2-88）由左、右头臂静脉在右侧第 1 胸肋结合处后方汇合而成，在升主动脉的右侧垂直下降，注入右心房。其入心房前尚有奇静脉注入。

2. 下腔静脉系统 由下腔静脉及其各级属支构成,主干为下腔静脉,收集下肢、盆部和腹部的血液。大隐静脉(图 2-89)是全身最长的浅静脉,起自足背静脉弓内侧,经内踝前方,伴隐神经上升,经膝关节后内方,大腿前内侧,于耻骨结节下外方 3～4 cm 处,穿隐静脉裂孔注入股静脉。

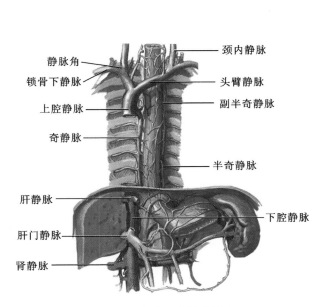

图 2-88 上腔静脉及其属支

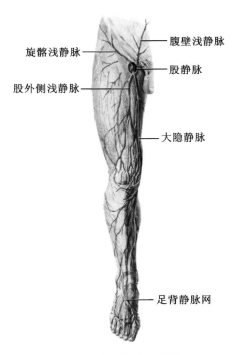

图 2-89 大隐静脉及其属支

六、淋巴系统

淋巴系统由淋巴管道、淋巴器官和淋巴组织构成,淋巴系统内流动着的无色透明的液体,即为淋巴(图 2-90)。

当血液流经毛细血管脉端时,部分液体物质渗入组织间隙,形成组织液。组织液与细胞进行物质交换后,大部分经毛细血管静脉端入血液,小部分含水分及大分子物质的组织液则进入毛细淋巴管成为淋巴。淋巴沿各级淋巴管和淋巴结向心流动,并经诸多淋巴结的过滤,最后汇入静脉。

淋巴系统不仅能协助静脉进行体液回流,而且淋巴器官和淋巴组织具有产生淋巴细胞、过滤淋巴液和参与免疫反应等功能。

（一）淋巴管道

淋巴管道分为毛细淋巴管、淋巴管、淋巴干和淋巴导管。

1. 毛细淋巴管 毛细淋巴管是淋巴管道的起始段。它以膨大的盲端起于组织间隙,彼此吻合成网。其通透性大于毛细血管,一些大分子物质如蛋白质、癌细胞、细菌、异物等较易进入毛细淋巴管。

2. 淋巴管 淋巴管由毛细淋巴管汇合而成。管壁结构似小静脉,但管径较细,管壁较薄。由于瓣膜多,使充盈的淋巴管外观呈串珠状。淋巴管在向心行程中要经过一个或多个淋

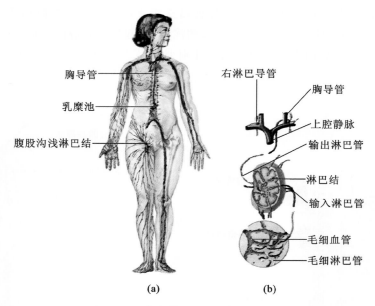

图 2-90　全身浅、深淋巴管和淋巴结

巴结。淋巴管分浅、深两种,浅淋巴管位于皮下,多与浅静脉伴行,深淋巴管多与深部血管神经束伴行。两者之间有广泛交通。

3. 淋巴干　全身各部的浅、深淋巴管通过一系列的淋巴结后,其最后一群淋巴结的输出管汇合成较大的淋巴干(图 2-91)。

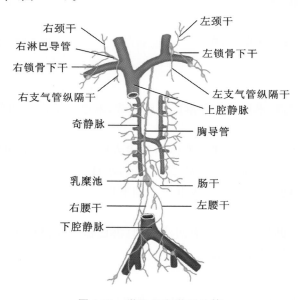

图 2-91　淋巴干和淋巴导管

4. 淋巴导管　全身淋巴干最后汇合成 2 条淋巴导管,即胸导管(左淋巴导管)和右淋巴导管,分别注入左、右静脉角。胸导管是全身最大的淋巴导管,收集两下肢、腹盆部、左胸部、左上肢和左头颈部的淋巴,即人体 3/4 的淋巴回流。

（二）淋巴结

淋巴结是淋巴管向心行程中的必经器官，为大小不等的圆形或椭圆形小体，直径为2～20 mm，质软、色灰红。淋巴回流要数次经过淋巴结，因此上一淋巴结的输出管又可成为下一淋巴结的输入管。

淋巴结常聚集成群，有浅、深之分。四肢淋巴结多位于关节的屈侧，内脏的淋巴结多位于器官通道附近或血管的周围。当局部感染时，毒素、细菌或癌细胞等可沿淋巴管侵入相应的局部淋巴结而引起肿大。若局部淋巴结不能阻截或消除它们时，病变则沿淋巴液继续蔓延。所以了解局部淋巴结的位置、收纳范围及流注方向，对诊断和治疗某些疾病有重要意义。

（三）胸腺

位于胸骨柄后方，上纵隔前部，贴近心包上方，大血管的前面，有的人胸腺可向上突入颈根部。胸腺一般分为不对称的左、右两叶，有明显年龄变化，新生儿和幼儿的胸腺相对较大，重10～15 g；性成熟后最大，重达25～40 g，此后逐渐萎缩、退化，成人胸腺常被结缔组织所取代。

胸腺与机体建立完善的免疫功能密切相关。骨髓产生的淋巴干细胞不具有免疫功能，这些细胞经血循环入胸腺，在胸腺复杂的微环境中，淋巴干细胞被培育、增殖、转化成具有免疫活性的T淋巴细胞，然后再经血液转入淋巴结和脾，在这些部位增殖并参与机体的免疫反应。此外，增殖分化的T淋巴细胞还在胸腺内被选择和被淘汰。

（四）脾

脾是人体最大的淋巴器官，位于左季肋区，正常脾在肋弓下面不能触及。活体脾呈暗红色，扁椭圆形，质软较脆，受暴力打击易破裂。

脾分为内、外两面，上、下两缘和前、后两端。内面凹陷为脏面，其近中央处有脾门，是血管、神经等出入之处；外面隆凸为膈面；上缘前部有2～3处脾切迹，是临床上触诊脾的重要标志（图2-92）。

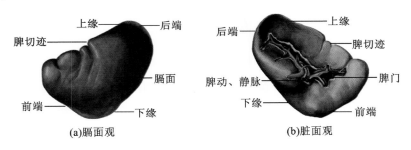

(a)膈面观   (b)脏面观

图 2-92　脾

第七节　感觉器官的基本结构和功能

感觉器官由特殊感受器及其辅助装置组成。感受器是感觉神经末梢上的特殊装置，广泛分布于人体各部的组织、器官内，能感受机体内、外环境的刺激，并转换成神经冲动，经感觉神经传入脑或脊髓，建立起机体与界环境之间的联系。

感受器的种类繁多，形态和功能各异。按感受器特化的程度可分为一般感受器（如痛觉、

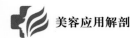

温度觉、触压觉等)和特殊感受器(如视觉、听觉、嗅觉和味觉等)。

一、视器

视器即眼,由眼球和眼副器两部分组成,大部分位于眶内。眼球的功能是接受光的刺激,将感受的光波刺激转变为神经冲动,经过视觉传导通路到达大脑视觉中枢,产生视觉。眼副器位于眼球的周围或附近,包括眼睑、结膜、泪器、眼球外肌及眶脂体和眶筋膜等,对眼球起支持、保护和运动作用。

(一)眼球

为眼的主要部分,近似球形,位于眶内,后方借视神经连于间脑。眼球前面的正中点称前极,后面的正中点称后极,前后极的连线称眼轴。通过瞳孔的中央到视网膜黄斑中央凹的连线称视轴。视轴与眼轴成锐角交叉。眼球由周围的眼球壁和眼球内容物构成(图 2-93)。

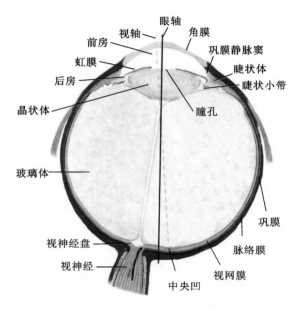

图 2-93　眼球水平切面(右侧)

1. 眼球壁　由外向内依次由外膜、中膜和内膜三层组成(图 2-94,图 2-95)。

(1)角膜　占外膜的前 1/6,无色透明,曲度较大,有屈光作用,角膜内无血管但有丰富的感觉神经末梢,故角膜的感觉十分敏锐因而其病变时疼痛剧烈。

(2)巩膜　占外膜的后 5/6,呈乳白色,不透明,前缘接角膜,后部与视神经膜鞘相连。巩膜与角膜交界处深部有一环形小管称巩膜静脉窦,是房水流出的通道。

(3)虹膜　位于中膜最前部,呈冠状位的圆盘状。中央有一圆孔称瞳孔,是光线进入眼球的通路,其孔径大小随光线强弱和物体距离远近不同而改变。在活体,通过角膜可看见虹膜和瞳孔。在弱光下或看远方物体时瞳孔开大,在强光下或看近距离物体时,瞳孔缩小,以此调节进入眼球光线的多少。

(4)视网膜　衬于中膜的内面,其中贴在虹膜和睫状体内面的部分无感光作用,称视网膜盲部;贴在脉络膜内面的部分具有感光功能,称视网膜视部。眼球后极偏内侧视神经的起始处,可见一白色圆盘形隆起称视神经盘(又称视神经乳头),此处无感光细胞,不能感光,故

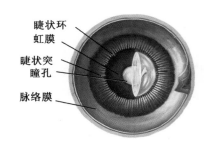

图 2-94 眼球前半部后面观

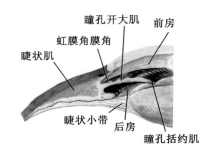

图 2-95 虹膜角膜角

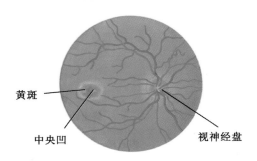

图 2-96 右眼眼底

又称盲点,视网膜中央动、静脉由此穿行。在视神经盘的颞侧稍下方约 3.5 mm 处有一黄色小区,称黄斑,其中央凹陷处称中央凹,是感光、辨色最敏锐的部位(图 2-96)。

2. 眼球内容物 包括房水、晶状体和玻璃体。这些结构和角膜一样都无色透明而无血管分布,具有折光作用,它们和角膜合称为折光装置,能使所视物体在视网膜上清晰成像。

(二) 眼副器

眼副器包括眼睑、结膜、泪器、眼外肌、眶脂体和眶筋膜等结构,对眼球起保护、运动和支持作用。

1. 眼睑 相关内容详见第七章。

2. 结膜 结膜是一层薄而透明的富有血管的光滑黏膜。可分为两部:覆盖在眼睑内面的部分称睑结膜;被覆在巩膜前面的部分称球结膜。上、下睑结膜与球结膜互相移行,其反折处分别构成结膜上穹和结膜下穹。当眼睑闭合时,全部结膜连同它们围成的腔隙称结膜囊,通过睑裂与外界相通。使用滴眼液治疗时即注入于此。沙眼和结膜炎是结膜的常见疾病。

3. 泪器 由泪腺和泪道组成(图 2-97)。泪腺位于眶上壁外侧部的泪腺窝内,有 10~20 条排泄小管开口于结膜上穹的外侧部。泪腺不断地分泌泪液,借眨眼涂抹于眼球的表面,多余的流经泪点入泪小管。泪道包括泪点、泪小管、泪囊和鼻泪管。泪点是位于上、下睑缘内侧的小突起,其顶部各有一小孔,称泪点;泪小管起自泪点,分为上、下泪小管,两者汇合后开口于泪囊;泪囊位于眼眶内侧壁的泪囊窝内,为一膜性囊;鼻泪管位于骨性鼻泪管内,上连泪囊,下端开口于下鼻道的外侧壁。当炎症等引起的鼻泪管及泪囊不畅通时,可引起溢泪症。

4. 眼球外肌 眼球外肌包括 6 条运动眼球的肌和 1 条提上睑的肌。上睑提肌起自视神经管上壁,向前止于上睑,作用为上提上睑,开大睑裂;上直肌在眼球的上方,使眼球前极转向上内方;下直肌在眼球的下侧,使瞳孔转向下内侧;内直肌在眼球的内侧使眼球前极转向内侧;外直肌在眼球的外侧,使眼球前极转向外侧;上斜肌使眼球前极转向下外方;下斜肌使眼球前极转向上外方(图 2-98)。

二、前庭蜗器

前庭蜗器又称耳,包括感受头部位置的位觉器和感受声波刺激的听觉器两部分,所以又

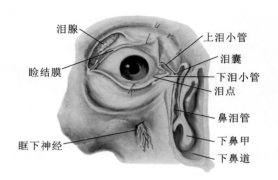

图 2-97　泪器

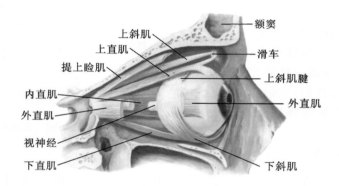

图 2-98　眼球外肌

称位听器,包括外耳、中耳和内耳三部分(图 2-99)。外耳和中耳是传导声波的通道,内耳才是听觉感受器(听器)和位置觉感受器(平衡器)的所在。听器感受声波刺激,平衡器感受头部位置变动、重力变化和运动速度等刺激。

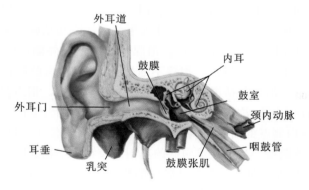

图 2-99　耳全貌模式图

（一）外耳

外耳包括耳廓、外耳道和鼓膜三部分,具有收集和传导声波的作用。

1. 耳廓　相关内容详见第七章。

2. 外耳道　外耳道是自外耳门至鼓膜的弯曲管道。其外侧 1/3 以软骨为基础,为软骨部,朝向内后上;内侧 2/3 位于颞骨内,为骨部,朝向内前下,两部交界处较狭窄。外耳道的皮肤较薄,皮下组织稀少,与软骨膜和骨膜附着甚紧,故炎性肿胀时常疼痛剧烈。外耳道的皮肤除含有毛囊、皮脂腺外,还含有耵聍腺,能分泌耵聍,有保护作用。

3. 鼓膜 鼓膜位于外耳道底与鼓室之间,为椭圆形半透明薄膜。鼓膜在外耳道底呈倾斜位。其外侧面向前、下、外倾斜。鼓膜的边缘附着于颞骨上,其中心向内凹陷,为锤骨柄末端附着处,称鼓膜脐。在活体检查鼓膜时,可见鼓膜脐的前下方有三角形反光区称光锥。当鼓膜内陷时,此光锥可变形或消失。

(二) 中耳

中耳主要位于颞骨岩部内,介于外耳道与内耳之间,包括鼓室、咽鼓管、乳突窦和乳突小房。

1. 鼓室 颞骨岩部内的一个不规则含气小腔,位于鼓膜与内耳之间,向前经咽鼓管通咽,向后借乳突窦通乳突小房,鼓室内有听小骨、肌、血管和神经等。

听小骨位于鼓室内,由外侧向内侧依次为锤骨、砧骨和镫骨。三块听小骨连同其间的关节构成听小骨链,并连于鼓膜和前庭窗之间(图 2-100)。当声波振动鼓膜时,三个听小骨的连续运动使镫骨底在前庭窗上来回摆动,将声波的振动传入内耳。

2. 咽鼓管 连通鼻咽与鼓室的管道(图 2-101)。近鼓室的 1/3 为鼓部,近鼻咽的 2/3 为软骨部。其内面均覆以黏膜。平时此管在咽部的开口处于闭合状态,当吞咽或呵欠时则开放,空气经咽鼓管进入鼓室,以保持鼓膜内、外压力的平衡,利于鼓膜的振动。幼儿咽鼓管短而平直,管腔较大,故咽部感染易沿此管侵入鼓室,引起中耳炎。

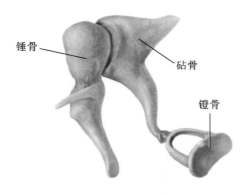

图 2-100 听小骨

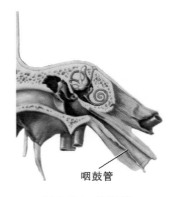

图 2-101 咽鼓管

(三) 内耳

内耳位于颞骨岩部内,介于鼓室与内耳道之间。它由构造复杂的弯曲管道组成,故又称迷路,是位觉感受器、听觉感受器的所在部位。迷路分为骨迷路和膜迷路。膜迷路套在骨迷路内,两者之间有一定间隙,间隙内充满外淋巴,膜迷路内含有内淋巴,内、外淋巴互不相通。

1. 骨迷路 骨迷路是骨密质构成的管道,由后外向前内分别为骨半规管、前庭和耳蜗三部分(图 2-102)。它们互相通连,沿颞骨岩部长轴排列。

2. 膜迷路 膜迷路是套在骨迷路内的膜性管和囊(图 2-103),与骨迷路形态相似而略小,分为互相通连的椭圆囊、球囊、膜半规管和蜗管。

声音的传导主要通过声波,声波传入内耳的途径有两种,分别为空气传导和骨传导。

(1) 空气传导 声波经外耳道传至鼓膜,引起中耳的听小骨链运动,将鼓膜的振动传至

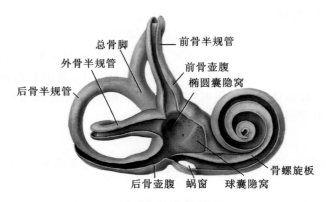

图 2-102 骨迷路

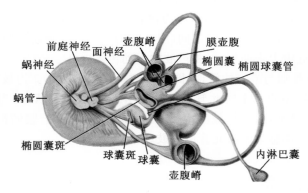

图 2-103 膜迷路

前庭窗,引起前庭阶的外淋巴振动,使前庭膜振动,引起蜗管内淋巴振动,蜗管内淋巴的振动影响螺旋膜,刺激螺旋器感受听觉,自此发出神经冲动,经蜗神经传入大脑听觉中枢,产生听觉。由于前庭阶外淋巴的波动,鼓阶外淋巴也产生波动,传至封闭蜗窗的第二鼓膜亦随之振动。假若第二鼓膜固定不动,镫骨运动时,内、外淋巴只有压力的改变而不产生波动,此时螺旋器将不产生正常的听觉冲动。在鼓膜和听小骨缺损时,声波可经蜗窗的第二鼓膜传入,产生部分听觉。

(2)骨传导　声波经颅骨传入内耳的途径称骨传导,主要是指声波引起的振动经颅骨(包括骨迷路)传入,使耳蜗的内淋巴液产生波动,刺激基底膜上的螺旋器产生神经冲动。临床工作中,可将击响的音叉的柄直接压置于颅面(如将音叉柄底放在耳后乳突部)以检查骨传导的情况。骨传导的效能与正常空气传导相比,是微不足道的。但是空气传导被严重破坏时,骨传导对保存部分听力有一定意义。

外耳和中耳的疾患引起的耳聋为传导性耳聋,此时空气传导途径受阻,但骨传导可有部分的代偿,所以不会产生完全性耳聋。由于内耳的听觉感受器、蜗神经及大脑听觉中枢病变引起的耳聋为神经性耳聋,即使空气传导和骨传导的途径正常,也不能产生听觉故为完全性耳聋。

第八节 神经系统的基本结构和功能

神经系统是以神经元为基础形成的庞大、完整而复杂的结构体系,其功能上不仅具有生存的基本反射活动,还产生了复杂的思维能力。

神经系统通过神经元与全身各组织、器官建立了广泛地联系,得以感知体内、外各种刺激,并做出相应的反应,控制和调节各器官、系统的功能活动,主导机体各部分相互制约、相互协调一致,成为一个完整的对立统一体。在神经系统的主导协调下,人体不但能自我更新,适应生长发育和新陈代谢,也能适应环境的变化。

一、神经系统的区分

神经系统按其位置,分为中枢神经系统和周围神经系统(图 2-104)。中枢神经系统位于人体中轴部位的颅腔和椎管内,包括脑和脊髓;周围神经系统与中枢相连并分布至全身各组织器官,包括 12 对脑神经和 31 对脊神经。根据周围神经的分布对象不同,将其区分为躯体神经和内脏神经。躯体神经分布于体表、骨、关节和骨骼肌;内脏神经分布于内脏、心血管系统和腺体。躯体神经和内脏神经中均含有感觉(神经)纤维和运动(神经)纤维。感觉纤维又称传入纤维,末端起自全身各部位的感受器,将其接受的感觉刺激转变为神经冲动并传入中枢神经系统,形成各种感觉;运动纤维又称传出纤维,将中枢神经产生的兴奋传向全身各部位的效应器,支配其运动。内脏神经中的传出纤维支配内脏及血管平滑肌、心肌运动和各种腺体分泌,因其不受主观意识控制,故又称其为自主神经或植物神经。

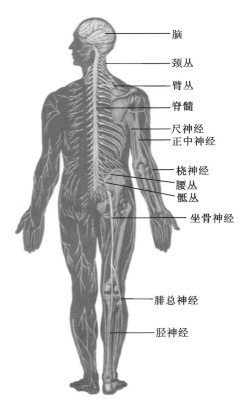

脑
颈丛
臂丛
脊髓
尺神经
正中神经
桡神经
腰丛
骶丛
坐骨神经
腓总神经
胫神经

图 2-104 神经系统的分布

二、神经系统的组成

神经系统主要由神经组织构成,神经组织包括神经元和神经胶质。神经元即神经细胞,是神经系统结构和功能的基本单位,神经冲动就是依循神经元来传导的,有些神经元还具有内分泌功能;神经胶质即胶质细胞,具有支持、营养、保护和绝缘等功能,对神经元的兴奋传导主要起辅助性作用。

(一)神经元

神经元是多突起的细胞,可分为胞体和突起两部分(图 2-105)。胞体内有一大而圆的细胞核,突起有树突和轴突之分。一个神经元至少有一个树突,末端连接着感受器,其基本功能是将刺激转变为神经冲动,并向胞体传导冲动。一个神经元只有一个轴突,一般细而长,分支

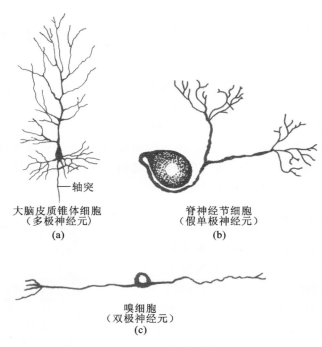

图 2-105　神经元的形态与分类

少,轴突末端连接着效应器,其基本功能是从胞体向外周传导冲动,从而支配效应器产生运动。根据神经元的功能,将神经元分为感觉(传入)神经元、运动(传出)神经元和联络(中间)神经元。

神经元与神经元之间,或神经元与效应细胞及感受器之间的信息传递是通过突触来完成的。典型的突触是化学性突触(图 2-106),它由前一个神经元轴突末端形成的膨大(突触前成分)与后一神经元或效应器某一局部区域(突触后成分)构成,二者间有 15~30 nm 突触间隙。信息传递时,通过突触前成分释放某种化学物质(神经递质),与突触后成分细胞膜上固有的特定受体相结合,从而引发后者的兴奋来完成。

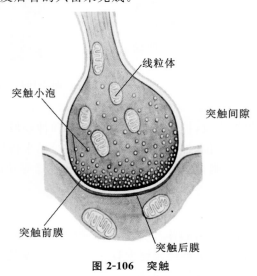

图 2-106　突触

（二）神经胶质

神经胶质亦即神经胶质细胞，数量多，形态多样。有些胶质细胞分布在中枢神经系统，有些胶质细胞分布在周围神经系统，形成周围有髓神经纤维的髓鞘。

三、神经系统的活动方式

（一）反射

神经系统功能活动的基本方式是反射，反射即人体通过神经系统对体内、外各种刺激做出的应答式反应。神经系统对人体各种功能的调节及对环境的适应，主要是通过反射活动来实现。

（二）反射弧

反射弧是由神经元链构成的兴奋的传导路径，最简单的反射弧由感受器、传入神经、低级中枢（联络神经）、传出神经和效应器等五个部分构成（图 2-107）。

1. 感受器 感觉神经末端与其周围组织共同特化形成的装置，能接受内、外环境的刺激，并能将刺激转变为神经冲动。

2. 传入神经 周围神经中的感觉神经纤维，胞体一般位于脑、脊神经节内，周围突伸向感受器，中枢突进入中枢神经系统。传入神经将感受器形成的神经冲动传向中枢神经系统内。

3. 低级中枢 位于脑和脊髓内，由联络神经元胞体聚集形成神经核团。它一方面接受传入神经的冲动，另一方面与传出神经相联系。低级中枢还可以与高级中枢相联系，以构成复杂的反射弧。

4. 传出神经 周围神经中的运动神经纤维，胞体位于脑、脊髓的运动神经核内，发出纤维经周围神经达效应器，其基本功能是将中枢产生的运动信息传出至效应器。

5. 效应器 运动神经末端与肌细胞或腺细胞共同特化形成的装置，其基本功能是将运动信息转换成为肌细胞收缩或腺细胞分泌的运动效应。

四、中枢神经系统

中枢神经系统包括脊髓和脑，脑可以分为延髓、脑桥、中脑、小脑、间脑和端脑六大部分，其中延髓、脑桥和中脑合称为脑干。中枢神经系统各部均由灰质和白质构成。

（一）脊髓

脊髓通过 31 对脊神经与全身各处的感受器和效应器发生联系，并通过上下行纤维束与脑的高级中枢保持广泛的联系，完成各种感觉和运动信息的传导。

脊髓位于椎管内，呈前后稍扁的圆柱形，全长 42~45 cm。上端在枕骨大孔处续于延髓，下端在成人平第 1 腰椎体下缘（新生儿下端平对第 3 腰椎体），末端变细为脊髓圆锥，自此向下延伸为无神经组织的终丝（图 2-108）。

脊髓由前后 2 条纵沟分为左、右两半，前面的纵沟较深，称前正中裂；后面的纵沟较浅，称后正中沟。脊髓侧面还有两对较浅的沟，即左、右前外侧沟和左、右后外侧沟，分别有脊神经前根和后根的根丝附着。脊神经前根含运动性神经纤维；脊神经后根含感觉性神经纤维。

每一对脊神经前、后根的根丝相连的一段脊髓称为一个脊髓节段。脊神经共 31 对，将脊髓分为 31 个节段：8 个颈节，12 个胸节、5 个腰节、5 个骶节、1 个尾节（图 2-109，图 2-110）。

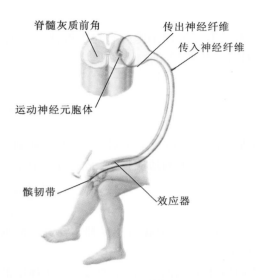

图 2-107 反射弧

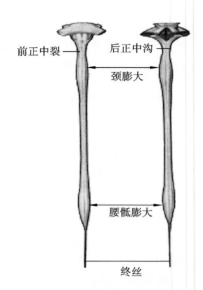

图 2-108 脊髓的外形

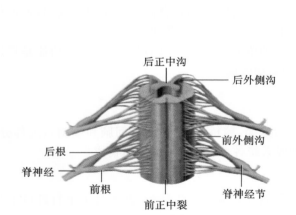

图 2-109 脊髓节段

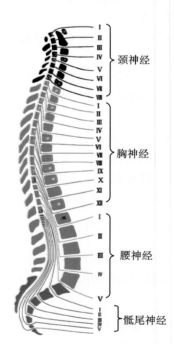

图 2-110 脊髓节段与椎骨的对应关系

临床上腰椎穿刺常在第 3、4 或第 4、5 腰椎棘突间进行,避免脊髓损伤。

（二）脑

脑位于颅腔内,由胚胎时期神经管的前端发育形成。在我国成人脑的重量,男性平均为 1375 g,女性平均为 1305 g。一般将脑分为端脑、间脑、中脑、脑桥、延髓和小脑 6 个部分(图 2-111,图 2-112)。随着脑的发育,神经管的内腔在脑的不同部位扩大形成相互连通的脑室系统。

1. 脑干　脑干是介于脊髓和间脑之间的一个较小的部分,由下而上包括延髓、脑桥和中

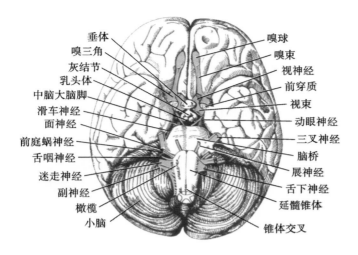

图 2-111 脑的底面观

垂体
嗅三角
灰结节
乳头体
中脑大脑脚
滑车神经
面神经
前庭蜗神经
舌咽神经
迷走神经
副神经
橄榄
小脑

嗅球
嗅束
视神经
前穿质
视束
动眼神经
三叉神经
脑桥
展神经
舌下神经
延髓锥体
锥体交叉

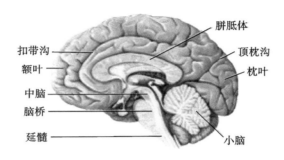

图 2-112 脑的正中矢状面

胼胝体
扣带沟
额叶
中脑
脑桥
延髓
顶枕沟
枕叶
小脑

脑 3 部分。延髓和脑桥前靠斜坡管,背面经小脑脚与小脑相连,它们之间的腔室为第四脑室,其向上连通中脑的大脑导水管,向下与延髓和脊髓中央管相续(图 2-113,图 2-114)。

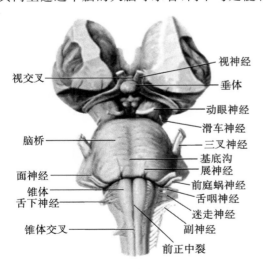

图 2-113 脑干腹侧面

视交叉
脑桥
面神经
锥体
舌下神经
锥体交叉
视神经
垂体
动眼神经
滑车神经
三叉神经
基底沟
展神经
前庭蜗神经
舌咽神经
迷走神经
副神经
前正中裂

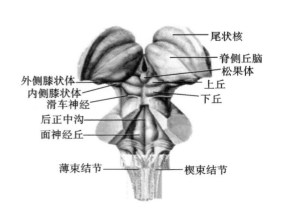

图 2-114 脑干背侧面

外侧膝状体
内侧膝状体
后正中沟
面神经丘
薄束结节
尾状核
脊侧丘脑
松果体
上丘
下丘
滑车神经
楔束结节

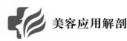

2. 小脑 小脑位居颅后窝,端脑枕叶的下方,二者间有小脑幕相隔。小脑中部较狭窄称小脑蚓,两侧膨大称小脑半球,上面平坦,下面呈半球形隆起,近枕骨大孔外上方,小脑蚓两侧的半球较膨出称小脑扁桃体(图 2-115,图 2-116)。当颅脑外伤或颅内肿瘤等导致颅内高压时,小脑扁桃体可嵌入枕骨大孔,形成小脑扁桃体疝,压迫延髓,危及生命。小脑前方借 3 对小脑脚连于脑干的背面。小脑上脚主要由小脑的传出纤维组成,两上脚之间有薄片状的上髓帆;小脑中脚的纤维起自对侧的脑桥核;小脑下脚主要由起于脊髓和下橄榄核的纤维组成。

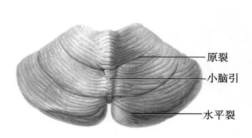

图 2-115　小脑上面

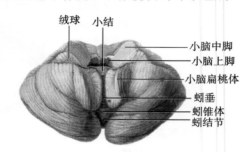

图 2-116　小脑下面

3. 间脑 间脑是仅次于端脑的中枢高级部位,位于中脑和端脑之间,可分为背侧丘脑、上丘脑、下丘脑、后丘脑和底丘脑 5 个部分。

4. 端脑 端脑又称大脑,是脑的高级部位,包括左、右大脑半球(图 2-117)。人类大脑半球高度发育,遮盖间脑和中脑,左、右大脑半球借胼胝体相连。大脑半球的结构包括大脑皮质、髓质、基底核和侧脑室。

大脑半球在颅内发育时,其表面积增长较快,形成许多隆起的脑回和深陷的脑沟。大脑纵裂分隔左、右大脑半球,纵裂的底为胼胝体。大脑横裂分隔大脑与小脑,每侧大脑半球有 3 个面,即上外侧面、内侧面和下面。

大脑皮质是覆盖在大脑半球表面的灰质,也是神经系统的高级中枢。大脑皮质是脑的最重要的部分,是高级神经活动的物质基础。其不同区域有不同的相关功能,将这些具有一定功能的脑皮质区称为中枢(图 2-118)。

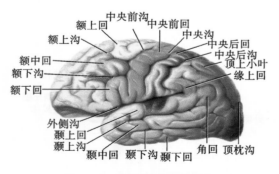

图 2-117　大脑半球上外侧面

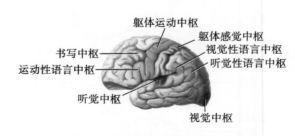

图 2-118　大脑皮质的功能定位

五、周围神经系统

周围神经系统主要包括脊神经、脑神经和内脏神经。脊神经与脊髓相连,脑神经与脑相连,主要分布于头、颈部;内脏神经分布于内脏、心血管和腺体。

（一）脊神经

脊神经由脊髓发出，共 31 对，每对脊神经皆由与脊髓相连的前根和后根合成，前、后根在椎管内合成脊神经并穿出椎间孔(图 2-119)。

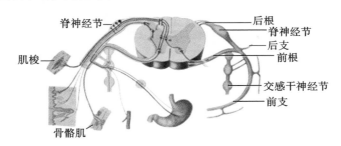

脊神经节
肌梭
骨骼肌

后根
脊神经节
后支
前根
交感干神经节
前支

图 2-119 脊神经的组成

脊神经都是混合性神经，按照其分布范围和功能不同，可将脊神经所含的神经纤维分为躯体感觉纤维、内脏感觉纤维、躯体运动纤维和内脏运动纤维。

（二）脑神经

脑神经与脑相连，共 12 对，排列顺序通常用罗马数字表示：Ⅰ 嗅神经、Ⅱ 视神经、Ⅲ 动眼神经、Ⅳ 滑车神经、Ⅴ 三叉神经、Ⅵ 展神经、Ⅶ 面神经、Ⅷ 前庭蜗神经、Ⅸ 舌咽神经、Ⅹ 迷走神经、Ⅺ 副神经、Ⅻ 舌下神经(图 2-120)。

脑神经含有躯体感觉、内脏感觉、躯体运动、内脏运动 4 种纤维成分，根据脑神经所含神经纤维的性质不同，将脑神经分为感觉性神经，包括第 Ⅰ、Ⅱ、Ⅷ 对脑神经；运动性神经，包括第 Ⅲ、Ⅳ、Ⅵ、Ⅺ、Ⅻ 对脑神经；混合性神经，包括第 Ⅴ、Ⅶ、Ⅸ、Ⅹ 对脑神经。

其中三叉神经是最为粗大的混合性脑神经，其躯体运动神经纤维起自脑桥的三叉神经运动核，组成三叉神经运动根，入下颌神经，支配咀嚼肌。躯体感觉神经纤维胞体位于三叉神经压迹处的三叉神经节，其中枢突组成粗大的三叉神经感觉根，由脑桥基底部与小脑中脚交界处入脑，止于三叉神经脑桥核和脊束核；其周围突组成三叉神经 3 大分支，眼神经、上颌神经、下颌神经(图 2-121，图 2-122)。

（三）内脏神经

内脏神经是脊神经和脑神经中分布至内脏器官、心血管系统及全身腺体中的纤维，包括内脏运动神经和内脏感觉神经。内脏感觉神经一般随内脏运动神经走行，将内脏的感觉冲动传导至中枢，以完成各种内脏反射或引起大脑的内脏感觉。

1. 内脏运动神经 内脏运动神经，一般不受意识支配，分为交感神经和副交感神经。内脏运动神经支配全身的平滑肌、腺体和心肌，且在一定程度上，不受意识控制，需要两级神经元才能完成，分为交感神经和副交感神经两种纤维成分。多数内脏器官同时有两种纤维分布，躯体运动神经则只有一种躯体运动纤维。

2. 内脏感觉神经 内脏感觉神经的特点如下：①内脏感觉神经纤维数目少、细小、痛阈高，一般不引起主观感觉；②内脏对切割等刺激不敏感，但对牵拉、膨胀、冷热、缺血等刺激敏感；③内脏感觉传入途径较分散，内脏感觉模糊，内脏疼痛分散，定位不准确。

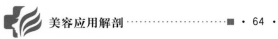

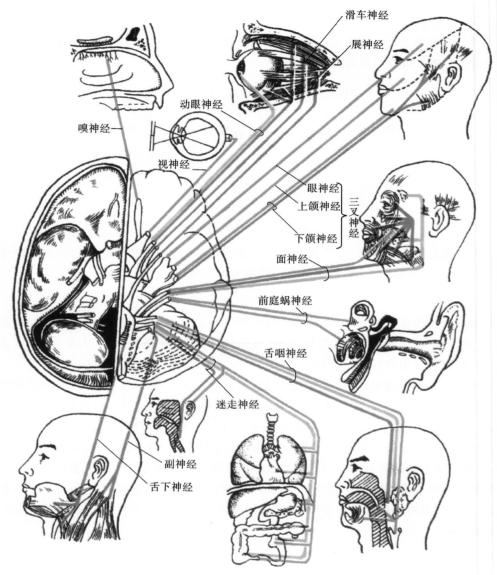

图 2-120　脑神经概观

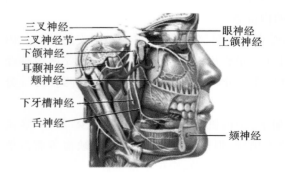

图 2-121　三叉神经分支

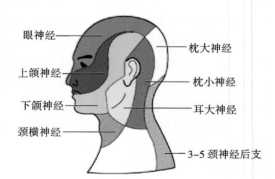

图 2-122　三叉神经皮支分布区

六、脑和脊髓的被膜、脑脊液循环与脑屏障

（一）脑和脊髓的被膜

脑和脊髓的表面都包有 3 层被膜，由外向内依次如下：①硬膜：较厚，由坚韧的结缔组织构成。②蛛网膜：是一层透明的薄膜，紧贴于硬膜内面。③软膜：较薄，富有血管，紧贴于脑和脊髓表面。3 层被膜在脑部和脊髓部的结构有一定的差异（图 2-123）。

1. 硬脊膜 位于椎管内，上端附着于枕骨大孔边缘，并与硬脑膜相续，下端在第 2 骶椎平面才逐渐变细，包裹终丝，随其附着于尾骨背面。硬脊膜与椎管壁之间有狭窄的腔隙，称硬膜外隙，不与颅内硬膜外隙相通，内有疏松结缔组织、脂肪组织、淋巴管、椎内静脉丛等。临床可在此隙行硬膜外麻醉，以阻滞脊神经根的传导。

2. 脊髓蛛网膜 紧贴硬脊膜内面，上端延续至颅内，下端达第 2 骶椎。蛛网膜与其深面的软脊膜之间的较为宽阔的间隙，称蛛网膜下隙，其下部更为扩大，称终池。蛛网膜下隙及终池内充满脑脊液，保护脊髓，减轻震荡。临床上在第 3、4 或 4、5 腰椎间行椎管穿刺，即将针穿入终池内，抽取脑脊液，避免损伤脊髓。

3. 软脊膜 紧贴脊髓表面，向上延续至脑，向下包裹终丝表面，浸于脑脊液中。

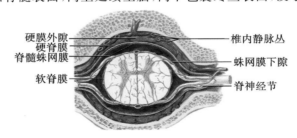

图 2-123 脊髓的三层被膜与间隙

（二）脑脊液循环和脑屏障

1. 脑脊液的产生与循环 脑脊液（CSF）是无色透明的液体，充满脑室系统、脊髓中央管及蛛网膜下腔内，对中枢神经系统有缓冲、保护、营养、运输代谢产物的作用（图 2-124）。正常

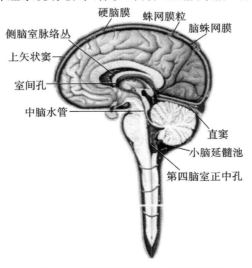

图 2-124 脑室系统与脑脊液循环图解

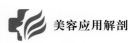
脑脊液有相对恒定的生化成分和细胞数,中枢神经系统的某些病变,可使脑脊液的成分发生相应变化。临床上通过脑脊液检查,有助于明确诊断。

脑脊液总量约 150 mL,产生于脑室脉络丛,最后又回流入静脉,处于不断循环之中,保持总体上的动态平衡,并维持正常的颅内压。脑脊液的循环过程发生障碍,可引起脑积水或颅内压增高,压迫脑组织产生移位,甚至形成脑疝危及生命。

2. 脑屏障　研究发现,在中枢神经系统神经元与血液和脑脊液之间存在一种屏障,这种屏障结构能够选择性阻止染料、蛋白质和某些大分子药物进入脑组织,以保证中枢神经系统内环境的稳定,确保脑的整合、调节及控制功能的有效发挥。

第九节　内分泌系统的基本结构和功能

内分泌系统与神经系统相辅相成,共同维持机体内环境的平衡与稳定,调节机体的生长发育和各种代谢活动。该系统由身体不同部位的内分泌腺和内分泌组织组成。内分泌腺与一般腺体在结构上最显著的不同是没有排泄管,因而又称无管腺。其分泌的物质称激素,直接进入血液被运送至全身,作用于特定的靶器官。内分泌组织以细胞团为单位分散存在于人体的器官或组织内,如消化道、呼吸道、神经组织、胰岛、睾丸间质细胞、卵巢内的卵泡和黄体等。人体内的内分泌腺或内分泌组织包括垂体、甲状腺、甲状旁腺、肾上腺、胰岛、松果体、胸腺和性腺等(图 2-125)。

内分泌腺的体积和重量较小,但其分泌的激素对人体的新陈代谢、生长发育、生殖等的调节作用很大。

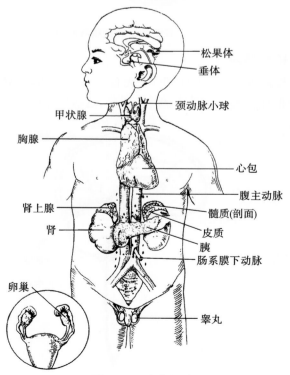

图 2-125　内分泌腺

一、甲状腺

甲状腺(图 2-126)位于颈前部,呈"H"字形,分为左、右两个侧叶,中间以甲状腺峡相连。甲状腺侧叶位于喉下部和气管上部的两侧面,上至甲状软骨中点,下达第 6 气管软骨环,后方平对第 5~7 颈椎高度。甲状腺峡多位于第 2~4 气管软骨环前方,少数人甲状腺峡缺如。约有半数人自甲状腺峡向上伸出一锥状叶,长者可达舌骨平面,多偏于左侧。

甲状腺分泌甲状腺素,调节机体基础代谢并影响生长和发育等。

二、甲状旁腺

甲状旁腺(图 2-127)为棕黄色两对扁椭圆形小体,形状及大小略似黄豆。上甲状旁腺位置比较恒定,一般位于纤维囊和甲状腺鞘之间的间隙中,在甲状腺侧叶后缘上、中 1/3 交界处;下甲状旁腺的位置变异较大,多位于甲状腺侧叶后缘近下端的甲状腺下动脉附近。

甲状旁腺的功能是调节钙、磷代谢,维持血钙平衡。若甲状腺手术不慎误将甲状旁腺切除,则可引起血钙降低、手足抽搐,肢体出现对称性疼痛与痉挛;若甲状旁腺功能亢进,则可产生骨质疏松并易发生骨折。

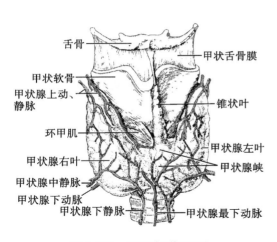

图 2-126 甲状腺(前面观)

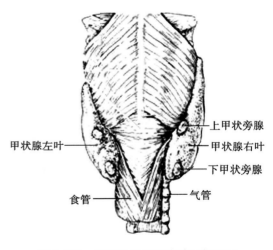

图 2-127 甲状腺和甲状旁腺(后面观)

三、肾上腺

肾上腺(图 2-128)位于腹膜后间隙内脊柱的两侧,左、右肾上腺的上内方,与肾共同被包裹在肾筋膜内。左肾上腺近似半月形;右肾上腺呈三角形。肾上腺实质分为皮质和髓质两部分。

肾上腺皮质可分泌调节体内水盐代谢的盐皮质激素、调节碳水化合物代谢的糖皮质激素、影响性行为和副性特征的性激素。肾上腺髓质可分泌肾上腺素和去甲肾上腺素,肾上腺髓质激素能使心跳加快,心收缩力加强,小动脉收缩以维持血压和调节内脏平滑肌的活动等。

四、垂体

垂体是机体内最重要的内分泌腺,可分泌多种激素,调控其他多种内分泌腺。垂体借垂体柄与下丘脑相连。垂体位于蝶鞍的垂体窝内,卵圆形。垂体可分为腺垂体和神经垂体两部

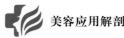
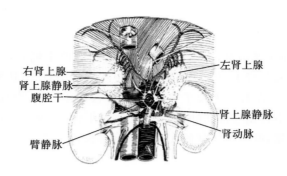

图 2-128 肾上腺

分（图 2-129）。腺垂体包括远侧部、结节部和中间部；神经垂体由神经部和漏斗部组成。

远侧部和结节部合称为垂体前叶，能分泌生长激素、促甲状腺激素、促肾上腺皮质激素和促性腺激素，后三种激素分别促进甲状腺、肾上腺皮质和性腺的分泌活动。生长激素具有促进骨和软组织生长的功能，在骨骼发育成熟后期可引起肢端肥大症。垂体后叶包括中间部和神经部。神经垂体能贮存和释放加压素（抗利尿素）及催产素。加压素作用于肾，增加对水的重吸收，减少水分由尿排除；催产素有促进子宫收缩和乳腺泌乳的功能。

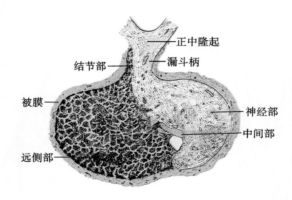

图 2-129 垂体分部

五、松果体

松果体属神经内分泌系统。为一灰红色卵圆形小体。位于胼胝体压部和上丘之间，上丘脑缰连合的后上方，以柄附于第三脑室顶的后部，柄向前分为上、下两板，两板之间为第三脑室的松果体隐窝，上板内有缰连合，下板有后连合。

松果体可合成和分泌褪黑素，从而使两栖类动物的皮色变浅；哺乳类动物松果体内的褪黑素和 5-羟色胺含量具有显著的昼夜节律改变，它们参与调节生殖系统的发育及动情周期、月经周期的节律。在儿童时期，松果体病变引起其功能不足时，可出现性早熟或生殖器官过度发育；若分泌功能过盛，可导致青春期延迟。成年后可部分钙化形成钙斑，在 X 线片上常可见到，可作为颅片定位的一个标志。

六、胰岛

胰岛是胰腺的内分泌部分，为许多大小不等、形状不定的细胞群，其周围为薄膜包裹，散在于胰腺实质内,以胰尾为最多,胰体胰头部较少,成人胰岛总数为 180 万～200 万个。胰岛分泌的激素有胰岛素和胰高血糖素,主要调节血糖浓度,胰岛素分泌不足可引起糖尿病。

小结

人体是一个结构复杂、功能多样的整体,各种功能由结构不同的系统、器官、组织通过互相协调、互相配合来完成。在学习时,既要注重系统器官相对于整体的重要地位,又不能完全孤立地认识局部、忽略整体的存在。

（赵　超　周　羽）

第二篇　各　论

第三章　皮肤的美容解剖

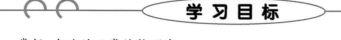

学习目标

掌握：皮肤的正常结构形态。
熟悉：皮肤的生理功能。
了解：健康皮肤审美。

第一节　皮肤的正常结构与相关美容功能

皮肤广泛覆盖于人体表面，直接与外界环境接触，其面积可达 1.2～2 m²，重量占体重的 14%～16%，是人体最大的器官。皮肤具有免疫防护、分泌排泄、体温调节、感受刺激等多种功能。全面了解人体皮肤正常解剖特点及功能对于掌握各项皮肤美容技术至关重要。

皮肤由表皮、真皮借助皮下组织与深部组织相连。皮肤附属器官由表皮衍生而来，包括毛囊、指或趾甲、皮脂腺和汗腺。

一、表皮的正常结构与相关美容功能

表皮位于皮肤浅层，由外胚层分化而来，由角化的复层扁平上皮构成。依据人体的分布部位厚薄存在差异。手掌和足底表皮较厚，一般为 0.8～1.5 mm，其他部位厚 0.7～1.2 mm。表皮细胞为角质形成细胞和非角质形成细胞，其中前者为表皮主要组成细胞，后者散在分布于角质形成细胞之间。表皮为人体重要的保护屏障，能抵御外界致病因素的侵袭，对皮肤的损伤修复起重要作用，同时反映人体皮肤的健康状态（图 3-1）。

（一）角质形成细胞和表皮的分层

表皮细胞分为两大类，即角质形成细胞和非角质形成细胞。其中前者为构成表皮结构的主要细胞，约占表皮细胞的 80%，后者散在分布于角质形成细胞之间，因其形态呈树枝状突

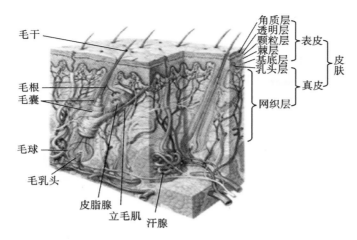

图 3-1 皮肤结构模式图

起,也称为树枝状细胞。根据角质形成细胞的分化和特点将表皮结构由外到内依次分为 5 层,即角质层、透明层、颗粒层、棘层、基底层(图 3-2)。

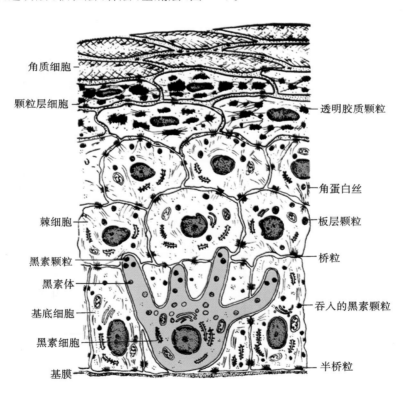

图 3-2 表皮超微结构模式图

1. 角质层 为表皮的最外层,由多层扁平角质细胞和角质层脂质组成。角质层细胞角化、干硬,扁平无核,无生物活性。通过上下重叠,镶嵌排列组成紧密的板层结构达 40～50 层,形成皮肤最外层重要的天然保护屏障,能够抵御致病微生物的入侵,防止体液丢失,抵抗外界摩擦,对酸、碱、紫外线等理化因素的刺激有一定的耐受力。角质层脂质充填于角质层细胞间隙形成连续的膜状物,其细胞桥粒连接逐渐消失。机体通过新陈代谢可使新生角质细胞由基底层向角质层逐渐分化、移动，替代原有角质细胞使其脱落成为皮屑，从而维持表皮相对稳定的厚度。

2. 透明层　角质层前期，位于颗粒层上方。仅分布于掌、跖等角质层较厚的表皮，由2～3层扁平细胞组成，无胞核，细胞界限不清，排列紧密，有较强折光性，可有效防止水、电解质及小分子化学物质通过。

3. 颗粒层　即颗粒细胞层，位于棘层之上，由2～4层扁平的梭形细胞组成。细胞质中含有大量大小不等、形状不规则、强嗜碱性的透明角质颗粒。其间含有较多与细胞膜融合的角质小体，将邻近细胞黏合形成多层膜状结构，为阻止小分子物质透过表皮的主要屏障结构。

4. 棘层　即棘细胞层，位于基底层之上，由4～10层多边形体积较大棘细胞组成。棘细胞内含角质小体和角蛋白丝，细胞间还有外被多糖，具有黏合作用，并含有糖结合物、糖皮质激素、肾上腺素及其他内分泌受体和表皮生长因子受体等，可参与表皮损伤后的修复。

5. 基底层　即基底细胞层，为表皮的最底层，附着于基底膜上，由单层立方上皮细胞组成，与基底膜带垂直排列成栅栏状，与下方的真皮层呈锯齿状嵌合。表皮层与真皮之间存在基底膜带，具有半渗透膜作用，能进行营养物质交换。电镜下，可见相邻基底细胞间、基底细胞与棘细胞间靠桥粒连接，与基底膜带以半桥粒连接。基底细胞是未分裂的幼稚细胞，有活跃的分裂能力，新生的细胞向皮肤表层移动过程中逐渐分化，形成表皮各层细胞，因此基底层又称为生发层。正常表皮基底层细胞的分裂周期为13～19天；分裂后形成的细胞逐渐向上推移分化，由基底层移行至颗粒层需14～42天，由颗粒层移行至角质层表面脱落约需14天。故分裂后的细胞从基底层移行至角质层并脱落至少需要28天，此通常称为角质形成细胞的通过时间，又称更替时间（图3-3）。因此，基底层细胞是人体表皮新陈代谢的补充和表皮组织修复再生的来源，在表皮的更新和创伤修复中起到重要作用。

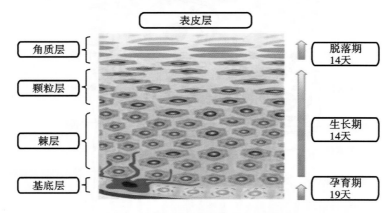

图 3-3　皮肤角质层更替时间示意图

（二）非角质形成细胞

1. 黑色素细胞　生成黑色素的细胞，分散于表皮基底细胞之间。在人体各个部位分布数量有明显差别，集中于乳晕、腋窝、生殖器及会阴部等处。细胞为有多个较长并分支突起的细胞，突起伸向邻近的基底细胞和棘细胞。借助树枝状突起可与30～36个角质形成细胞接触，向它们输送黑色素颗粒，形成表皮黑素单位。细胞的主要特征是胞质中含有多个长圆形的黑素体。黑素体有界膜包被，内含酪氨酸酶，能将酪氨酸转化为黑色素。当黑素体充满色素后称为黑色素颗粒。黑色素颗粒迁移到细胞突起末端，然后输送到邻近的基底细胞内，因而基底细胞内常含有许多黑色素颗粒。黑色素为棕黑色物质,是决定皮肤颜色的重要因素。由于细胞中黑色素颗粒的大小和含量的差别,并由于黑色素细胞合成色素的速度不同,决定了不同种族和不同个体皮肤颜色的差异。黑色素能吸收和散射紫外线,保护表皮深层细胞不受辐射损伤(图 3-4)。

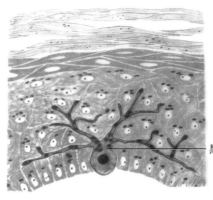

黑色素细胞

图 3-4 皮肤黑色素细胞示意图

2. 朗格汉斯细胞 一种来源于骨髓和脾的免疫活性细胞,占表皮细胞的 3%～5%,分散于表皮棘细胞之间及毛囊上皮内,亦见于口腔、扁桃体、咽部、食管、阴道、直肠的黏膜以及真皮、淋巴结、胸腺等处,朗格汉斯细胞具有吞噬及吞饮作用和抗原呈递及同种异基因刺激作用;在接触性变态反应中可将半抗原呈递给 T 淋巴细胞使之活化;细胞能分泌 IL-1;参与同种异体皮肤移植时的排斥反应。

3. 梅克尔细胞 一种具有短指状突起的细胞,分散于基底细胞之间,多见于掌跖、指趾、口腔、生殖器等皮肤或黏膜,亦可见于毛囊上皮。多数梅克尔细胞的基底部与脱去髓鞘的神经轴索末梢接触,后者的末梢扩大成半月板状,并与梅克尔细胞下的基底面融合,形成梅克尔细胞-轴索复合体。梅克尔细胞的来源尚无定论,一般认为是外胚层的神经嵴细胞,推测梅克尔细胞是一种压力或触觉感受细胞。

二、真皮的正常结构与相关美容功能

真皮来源于中胚叶,由纤维、基质、细胞构成的结缔组织组成,与表皮牢固相连,真皮深部与皮下组织连接。身体各部位真皮的厚薄不等,一般厚1～2 mm。真皮分为乳头层和网织层两层。接近于表皮之真皮乳头称为乳头层,又称真皮浅层;其下称为网织层,又称真皮深层,两者无严格界限。

(一)乳头层

紧邻表皮的薄层结缔组织。胶原纤维和弹性纤维细密,含细胞较多。此层的结缔组织向表皮底部突出,形成许多嵴状或乳头状的凸起,称真皮乳头,使表皮与真皮的连接面扩大,有利于两者牢固连接,并便于表皮从真皮的血管获得营养。乳头层毛细血管丰富,有许多游离神经末梢,在手指等触觉灵敏的部位常有触觉小体。

(二)网织层

在乳头层下方,较厚,是真皮的主要组成部分,与乳头层无清楚的分界。网织层由致密结缔组织组成,粗大的胶原纤维束交织成密网,并有许多弹性纤维,使皮肤有较大的韧性和弹

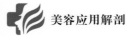

性。此层内有许多血管、淋巴管和神经，毛囊、皮脂腺和汗腺也多存在于此层内，并常见环层小体。有的婴儿骶部皮肤真皮中有较多的黑色素细胞，使局部皮肤显灰蓝色，称胎斑。

真皮结缔组织间可见成纤维细胞、肥大细胞、巨噬细胞、淋巴细胞和其他白细胞，以及朗格汉斯细胞、真皮树突细胞及噬黑素细胞等。

三、皮下组织、皮肤附属器的正常结构与相关美容功能

(一)皮下组织

真皮下方为皮下组织，与真皮无明显界限，其下方与肌膜等组织相连。皮下组织由疏松结缔组织及脂肪小叶组成，又称皮下脂肪层。其厚薄因身体不同部位及营养状况而异。此层内还有汗腺、毛囊、血管、淋巴管及神经等。

(二)皮肤附属器

由表皮衍生而来，包括毛发、毛囊、皮脂腺、小汗腺、顶泌汗腺及指(趾)甲等(图 3-5)。

(1) 毛发　由角化的上皮细胞构成，分为长毛、短毛及毳毛。长毛如头发、胡须、阴毛及腋毛等。短毛如眉毛、睫毛、鼻毛及外耳道的短毛。毳毛细软、色淡、无髓，分布于面、颈、躯干及四肢。指(趾)末节伸侧、掌跖、乳头、唇红部、龟头及阴蒂等处无毛。

毛发露出皮肤表面的部分为毛干，在毛囊内的部分称毛根。毛根下端略膨大，为毛球。毛球底面凹入，容纳毛乳头。毛乳头由结缔组织、神经末梢及毛细血管组成，为毛球提供营养。毛球下层靠近毛乳头处的细胞称为毛基质，是毛发及毛囊的生长区，相当于表皮的基底层，并有黑色素细胞。毛发的横断面可分三层：中心为髓质(毛发末端无髓质)，由 2～3 层部分角化的多角形细胞组成，内含黑色素颗粒和气泡；其外为皮质，是几层梭形已角化的上皮细胞，无细胞核，胞质中有黑色素颗粒；最外一层称毛小皮，是一层排列呈叠瓦状的角化扁平上皮细胞。毛囊由表皮下陷而成。毛囊壁由内毛根鞘、外毛根鞘及最外层的结缔组织鞘组成。外毛根鞘由数层细胞构成，相当于表皮的棘层和基底层。结缔组织鞘的内层为玻璃样膜，相当于加厚的基底膜，中层为较致密的结缔组织，最外层为疏松结缔组织，与周围的结缔组织连接(图 3-6)。

人的头皮部约有 10 万根头发。人的头发和其他部位毛发并非同时或按季节生长或脱落，而是在不同时期分散地脱落和再生。正常人每日可脱落 70～100 根头发，同时也有等量的头发再生。不同部位的毛发长短不同，这是由于它们的生长期、退行期及休止期的时间长短不同。头发的生长期为 3～4 年；退行期为数周，这时头发停止生长；休止期 3～4 个月，旧发脱落后至再生新发。头发每日生长 0.27～0.4 mm，3～4 年中可生长至 50～60 cm，然后脱落再重新生发。眉毛和睫毛的生长期仅约 2 个月，故较短。毛发生长受多种因素影响，男性青春期后，胡须、躯干、腋部及耻部毛发增长，这与睾丸产生的雄激素有明显的关系。女性在生殖器成熟前即可出现阴毛，可能与肾上腺皮质产生的雄激素有关。毛发与皮肤成一定的倾斜角度。在毛囊的稍下段有立毛肌，属平滑肌，受交感神经支配。立毛肌下附着在毛囊下部，上端附着在真皮乳头层，神经紧张及寒冷时可引起立毛肌的收缩，即所谓起"鸡皮疙瘩"。

(2) 皮脂腺　分布广泛，存在于掌、跖和指(趾)屈侧以外的全身皮肤，头、面及胸背上部等处皮脂腺较多，故称皮脂溢出部位。皮脂腺常开口于毛囊上部，位于立毛肌和毛囊的夹角之间，故立毛肌收缩可促进皮脂的排泄。乳晕、口腔黏膜、唇红部、小阴唇、包皮内侧等处的皮脂腺单独开口于皮肤。皮脂腺由一个或几个囊状的腺泡和一个共同的导管构成。腺泡无腺

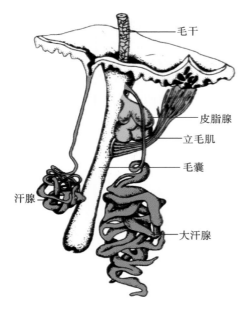

图 3-5 皮肤附属结构示意图

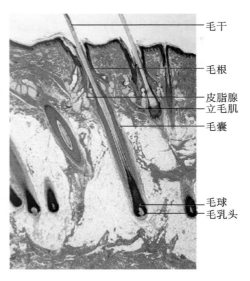

图 3-6 毛发结构示意图

腔,外层为扁平或立方形细胞,周围有基膜和结缔组织包裹。腺细胞由外向内逐渐增大,胞质内脂滴逐渐增多,最终破裂而释放出皮脂,由导管排出,故皮脂腺为全浆腺。皮脂腺导管由复层鳞状上皮构成。

(3) 小汗腺 又称外泌汗腺,有分泌汗液和调节体温的作用,除唇红区、包皮内侧、龟头、小阴唇及阴蒂外,小汗腺遍布全身,有 160 万～400 万个,以足跖(600 个/cm²)、腋下、额部较多,背部(64 个/cm²)较少。每个小汗腺可分为分泌部和导管部。分泌部存在于真皮深层及皮下组织,由单层分泌细胞排列成管状,盘绕如球形,管腔直径 20 μm。其外有不连续的一层梭形肌上皮细胞,最外为基底膜。小汗腺的分泌细胞有两种,即亮细胞和暗细胞。亮细胞稍大,基底部较宽,顶部较窄,占腺腔面积较少,胞质中较多的糖原颗粒,为分泌汗液的主要细胞。汗液含较多的钠离子、氯离子、水及少量糖原。暗细胞略小,其顶部稍宽而占腺腔的大部分面积,在 HE 染色切片中胞质嗜碱性,可分泌涎黏蛋白,回吸收钠、氯等电解质。小汗腺受交感神经系统支配。肌上皮细胞对汗腺分泌部起支持作用,其收缩对排汗作用甚微。导管部也称汗管,由两层小立方形细胞组成,其基底膜不明显,无肌上皮细胞,管腔直径约 15 μm。汗管于最深部和分泌部盘绕在一起,然后通过真皮向上,自表皮突下端进入表皮,在表皮中呈螺旋状上升,开口于皮肤表面。表皮内的汗管细胞的角化过程比表皮角质形成细胞早,在颗粒层水平处即已完全角化。

(4) 顶泌汗腺 又名大汗腺,是较大的管状腺。其分泌部分布在皮下脂肪层中,腺腔直径约为小汗腺腺腔的 10 倍。顶泌汗腺的分泌部由一层立方或柱状分泌细胞组成,其外有肌上皮细胞及基底膜。其导管部分的组织结构与小汗腺的相似,但通常开口于毛囊的皮脂腺入口上方,少数直接开口于表皮。顶泌汗腺主要分布于腋窝、乳晕、脐窝、肛门及外阴等处。外耳道的耵聍腺、眼睑的 Moll 腺和乳腺属变异的顶泌汗腺。顶泌汗腺的分泌活动主要受性激素影响,于青春期分泌旺盛。一般认为顶泌汗腺的分泌方式属顶浆分泌,但也可能有顶浆分泌、局浆分泌和全浆分泌三种方式。新鲜的顶泌汗腺分泌物为无臭味的乳状液。排出后被某些细菌如类白喉杆菌分解,产生有臭味的物质(如短链脂肪酸及氨)。

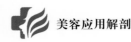

（5）甲　由多层紧密的角化细胞构成,外露部分称为甲板,伸入近端皮肤中的部分称为甲根。覆盖甲板周围的皮肤称为甲襞。甲板之下的皮肤称为甲床。甲根之下和周围的上皮称为甲母质,是甲的生长区。甲板近端可见新月状淡色区,称为甲半月,这是甲母质细胞层较厚所致(图3-7)。指甲生长速度约为每日0.1 mm,趾甲生长速度为指甲的1/2～1/3。疾病、营养状况、环境及生活习惯等的改变可使当时所产生的指(趾)甲发生凹沟或不平。

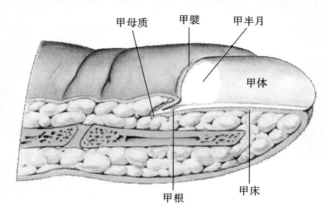

图 3-7　甲结构示意图

第二节　皮肤的生理功能与美容

一、皮肤的生理功能

（一）屏障作用

人体正常皮肤有两方面的屏障作用。一方面保护机体内各种器官和组织免受外界环境中的机械性刺激,如对摩擦、牵拉、冲撞等有一定的防护能力。保护机体免受物理性刺激,如具有对光吸收能力,对低电流有一定阻抗能力。角质层对化学性刺激有一定防护能力。对生物损伤有防护作用。另一方面防止组织内的各种营养物质、电解质和水分丧失。

（二）感觉作用

（1）瘙痒　对痛点施加轻微持续性刺激时经脊髓前侧索上传到大脑皮质而感到发痒;接受痒的纤维分布在表皮和真皮的交界处,痒点与纤维多的地方相一致。引起痒感的化学物质有组胺、氨基酸、多肽、乙酰胆碱、蛋白分解酶等,机械性刺激也可使皮肤发痒。上述物质可以单独起作用,也可以是几种物质同时起作用。

（2）触觉和压觉　由 Meissner 小体(无毛部)和 Merkel 细胞(有毛部)感受触觉和压觉,由有髓神经纤维传导。

（3）运动感觉　由 Pacini 小体感受运动感觉,如变形、振动的感觉。

（4）温觉和冷觉　温点和冷点点状存在于皮肤和黏膜,冷点多于温点,皮肤温度低于20℃或高于40℃时即有温觉感。

（5）疼痛　疼痛常见的有两种,即刺痛和烧灼痛。刺痛由 Aδ 神经纤维引起,烧灼痛由无髓的 C 纤维引起。

（三）调节体温作用

皮肤是散发热量的一个重要组成部分,皮肤体温调节方式主要有:

（1）辐射可以散发热量的 60％。

（2）对流散热,散热多少和外界温度变化有关,外界温度升高时,对流散热增强。

（3）蒸发散热和皮肤上水分蒸发有关系。

（4）传导散热,大约可以散发热量的 9％。

（四）吸收作用

皮肤有吸收外界物质的能力,称为经皮吸收,主要通过三个途径吸收外界物质即角质层、毛囊皮脂腺和汗管口,皮肤吸收作用对维护身体健康是不可缺少的,并且是现代皮肤科外用药物治疗皮肤病的理论基础。

（五）分泌和排泄作用

分泌和排泄作用包括皮脂分泌、小汗腺发汗和大汗腺发汗。小汗腺发汗又分为显性失汗和非显性失汗,前者是由于温热、精神刺激引起的发汗,后者是意识不到的水分蒸发,一天为 600～700 mL。大汗腺受肾上腺素能及胆碱能神经支配,情绪激动时分泌含有大量蛋白质和脂质的乳白色、黏稠的分泌物。

（六）黑色素的生成和代谢作用

黑色素是由黑色素细胞产生的,成熟的黑色素细胞主要分布于表皮的基底层内。全身皮肤内约有 400 万个黑色素细胞,黑色素细胞属于表皮树枝状细胞体系,其胞质内有黑素体,它是形成黑色素的主要结构。黑色素可以分为:①优黑素,是丙氨酸及酪氨酸氧化作用后的产物,主要分布于动物皮肤处。②脱黑素,是一种光感性色素。③异黑素是邻苯二酚被氧化作用后的产物。黑色素代谢受交感神经和内分泌的影响,如下丘脑产生一种促黑色素细胞激素抑制因子(MIF),有拮抗促黑色素细胞激素的作用,使黑色素减少。脑垂体中叶分泌促黑色素细胞激素(MSH),使黑色素增多。其他性腺和甲状腺可使黑色素增多,肾上腺可使黑色素减少。

（七）上皮角化作用

角化是表皮细胞最重要的功能之一。角质细胞是由基底细胞逐渐移行到角质层时形成的,由圆锥形细胞演变成扁平形细胞,没有细胞核,这个演变所需的时间为生长周期,需 3～4 周,各层细胞转换时间是不同的,故又称为表皮换新率。角质细胞的胞质呈网眼状,其中含有大量的角蛋白。角蛋白可以分为:①硬角蛋白主要存在于毛发、指(趾)甲处。②软角蛋白主要存在于皮肤角质层内。用 X 射线衍射仪检查,根据角蛋白的空间结构形式,可将其分为 α 角蛋白及 β 角蛋白。

影响角化的因素有环磷腺苷、环鸟腺苷、前列腺素、表皮生长因子、表皮抑素、维生素 A 等,都可以影响角化细胞的增殖与分化。

二、皮肤分类与美容

（一）皮肤分类

皮肤分类一直较杂乱,缺乏统一客观的标准,皮肤美容学界也一直没有拟定建立在皮肤科和化妆品学基础上的护肤指南,界定中国人皮肤分类标准已成为急待解决的问题。中国医师协会皮肤科医师分会于 2008 年 5 月制订的护肤指南确定如下分类。

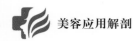

1. 中性皮肤 中性皮肤的角质层含水量在20％左右,皮脂分泌适中,pH值为4.5～6.6。

2. 干性皮肤 干性皮肤的角质层含水量＜10％,皮脂分泌少,pH＞6.5。

3. 油性皮肤 油性皮肤皮脂分泌旺盛,其含水量＜20％,水油不平衡,pH＜4.5。

4. 混合性皮肤 混合性皮肤兼有油性皮肤和干性皮肤的特点,即面中部为油性皮肤,而双面颊和双颞部为干性皮肤。

5. 敏感性皮肤 与正常人的皮肤相比有较高的敏感性,易受到外部因素的影响而产生刺痛、烧灼、紧绷、瘙痒等感觉,可伴有或不伴有临床体征。

除上述主要分类及判定标准以外,需对面部皮肤色素、敏感、皱纹及光反应进行分类。

1. 皮肤色素 中国人大多为黄种人,容易出现深浅不一的色素沉着(图3-8)。根据色素斑点占面部皮肤的比例分为四级。

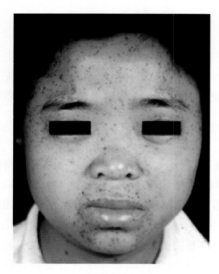

图3-8 皮肤病理性色素沉着

(1)无色素沉着(P0):面部肤色均匀,无明显色素沉着斑。

(2)轻度色素沉着(P1):色素沉着少于面部1/4,呈浅褐色。炎症及外伤后不易留色素沉着。

(3)中度色素沉着(P2):色素沉着大于面部1/4,小于1/3,呈浅褐色到深褐色。炎症及外伤后可留色素沉着,消失较慢。

(4)重度色素沉着(P3):色素沉着大于面部1/3,呈深褐色,炎症及外伤后易留色素沉着,且不易消失。

2. 皮肤敏感 皮肤遇外界刺激,容易出现红斑、丘疹、毛细血管扩张伴瘙痒、刺痛、灼热、紧绷等,对普通化妆品耐受差。根据皮肤对外界刺激及乳酸刺激试验分为四级(乳酸刺激试验方法:10％乳酸水溶液在室温下用棉签抹在鼻唇沟和面颊部,用4分法分别在2.5 min和5.0 min时评判刺痛程度。无红斑为0分,轻度红斑为1分,中度红斑为2分,重度红斑为3分)。

(1)不敏感(S0) 皮肤对外界刺激无反应。乳酸刺激试验0分。

(2)轻度敏感(S1) 皮肤对外界刺激敏感,可耐受,短期自愈。乳酸刺激试验1分。

(3)中度敏感(S2) 皮肤对外界刺激敏感,不易耐受,短期不自愈,但很少发生湿疹等变态反应性疾病。乳酸刺激实验2分。

(4)高度敏感(S3) 皮肤对外界刺激反应明显,容易发生接触性皮炎、湿疹等变态反应性疾病。乳酸刺激试验3分以上。

3. 皮肤皱纹 面部皮肤皱纹按产生的原理分为动力性皱纹和静止性皱纹两类。动力性皱纹指面部表情肌附着部位由于表情肌收缩引起,如额纹、鱼尾纹、下睑皱纹、眉间垂直纹、鼻根横纹、口周垂直纹等。静止性皱纹又称重力性皱纹,为皮下组织与肌肉萎缩,并加上重力作用所致,主要分布于眶周、颧弓、下颌区和颈部(图3-9)。

(1)无皱纹(W0) 没有皱纹,皮肤弹性和紧致度正常。

(2)轻度皱纹(W1) 静止无皱纹,面部运动时有少许线条皱纹。皮肤弹性和紧致度略有减低。

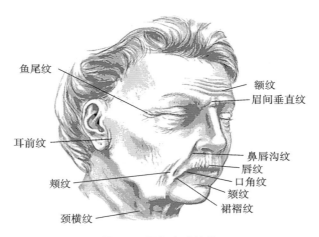

图 3-9　面部皮肤皱纹

（3）中度皱纹（W2）　静止有浅细皱纹，面部运动有明显线条皱纹。皮肤松弛，弹性下降。

（4）明显皱纹（W3）　静止可见深在明显粗大皱纹。皮肤明显松弛，缺乏弹性。

4. 皮肤日光反应　根据初夏上午 11 点日晒 1 h 后，皮肤出现晒红或晒黑反应分类（图 3-10，表 3-1）。

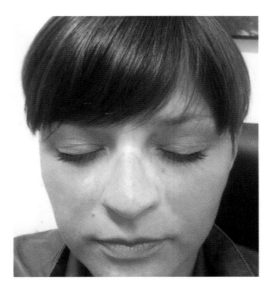

图 3-10　面部日光性皮炎

（1）日光反应弱（SR0）　皮肤日晒后既不易晒红也不易黑。

（2）易晒红（SR1）　皮肤日晒后容易出现红斑，不易晒黑，基础肤色偏浅。

（3）易晒红和晒黑（SR2）　皮肤日晒后既容易出现红斑，又会晒黑，基础肤色偏浅褐色。

（4）易晒黑（SR3）　皮肤日晒后容易晒黑，不易出现红斑，基础肤色偏深。

表 3-1　日光反应性皮肤分型

皮肤类型	日晒红斑	日晒黑化	未曝光区皮肤
I	极易发生	从不发生	白色

续表

皮肤类型	日晒红斑	日晒黑化	未曝光区皮肤
Ⅱ	容易发生	轻微晒黑	白色
Ⅲ	有时发生	有些晒黑	白色
Ⅳ	很少发生	中度晒黑	白色
Ⅴ	罕见发生	呈深棕色	棕色
Ⅵ	从不发生	呈黑色	黑色

（二）不同类型的皮肤美容护理

（1）色素型皮肤　使用美白产品，加强防晒，必要时使用祛斑药物减轻色素。

（2）敏感型皮肤　使用不含香料和色素、温和、安全的医学护肤品，加强保湿，恢复皮肤屏障功能。

（3）皱纹型皮肤　加用抗皱霜及眼霜，若皱纹较明显，可使用祛皱方法如化学剥脱、填充、激光等。

（4）日光型反应　如皮肤容易晒红，加强对 UVB 的防护，使用 SPF 值 30 以上的防晒品。如果皮肤容易晒黑，加强对 UVA 的防护，使用 PA 值＋＋～＋＋＋的防晒品。使用光敏性药物（四环素、磺胺类、喹诺酮类抗生素，维 A 酸和雌激素等）时，应尤其注意防晒，使用遮阳伞，穿长袖棉衣裤，戴宽檐帽、太阳镜等可起到辅助防晒效果。

三、健康皮肤的审美要素

健康的皮肤不但是人体审美形式和内容高度统一的载体，而且是人体形式美的外在表现。一般认为正常的或健康的皮肤就是美的，每个民族都把本民族皮肤特征当成具有普遍性的标准。虽然因为文化和地域的差异，人们对于皮肤的审美也存在明显差异，但是健康的皮肤均具有以下共同的审美要素。

（一）肤色

皮肤的色泽是视觉审美的第一要素，是视觉美的重要特征。皮肤色泽的变化可以引起视觉审美心理的强烈变化。正如画家马蒂斯所说：线条是诉诸心灵的，色彩是诉诸感觉的。在人类感觉系统中视觉是第一位的，健康的肤色正是人体健康的外在表现。皮肤色泽的决定因素有以下两个方面。

1. 皮肤的解剖生理特点

（1）皮肤的厚度，如角质层、颗粒层的厚度。表皮薄则易显示出真皮内血液的颜色，颗粒层厚则透光性差，肤色发黄。

（2）皮肤内血管分布情况，如深浅和疏密程度。

（3）血液中氧化血红蛋白、还原血红蛋白的含量，毛细血管中的氧化血红蛋白为红色，静脉内的还原血红蛋白呈蓝色。

2. 皮肤内色素的含量

（1）皮肤和皮下脂肪内胡萝卜素含量：胡萝卜素为黄色，黄种人中胡萝卜素的含量明显较西方人多。

（2）皮肤中黑色素含量：决定肤色深浅的主要因素是皮肤中黑色素含量。

（二）光泽

健康皮肤的良好光泽能体现生命的活力。皮肤的内部结构和功能都处在最佳状态时,不仅展示积极的精神状态,同时也传递着健康皮肤的生命质感,相反,暗淡、灰暗的皮肤则反映不良情绪、精神、心理以及病理等的影响。

（三）滋润

滋润是皮肤代谢功能良好的标志,它展示出皮肤的细嫩、柔嫩、光滑和富有弹性的特征,是人体生理功能、新陈代谢等处于最佳状态的标志之一。性激素内分泌功能的正常是维持皮肤滋润的前提,因此皮肤的滋润与否可以反映人体内分泌系统的功能。

（四）细腻

皮肤角质层的代谢出现障碍,皮肤便会失去光泽显得粗糙。皮肤毛孔舒畅,血液、淋巴液等组织液循环良好可以维持细胞活跃和良好的新陈代谢。因此,无论是从视觉还是触觉的角度来讲,细腻而光洁的皮肤都是皮肤美学特点的重要表征。

（五）弹性

具有弹性的皮肤坚韧、柔嫩、富有张力,它表明皮肤的含水量适中、血液循环良好、新陈代谢旺盛。一旦皮肤的结构发生改变,如长期使用某些化妆品或糖皮质激素可引起皮肤萎缩,皮肤变薄,胶原纤维和弹性纤维减少,并可出现毛囊萎缩,使皮肤的弹性下降,影响人体皮肤的审美。

（六）体味

体味是指人体反映出来的种种气息。体味主要是由皮肤的汗腺、皮脂腺的分泌物所产生,有的也可由呼吸道、消化道、尿道、阴道等的分泌物和排泄物所产生,人的体味是这些气息的总和。体味往往因人而异,不同的体味传递着不同的人体信息。因此,在生活中人们常常利用体味的原理在自己的身上或环境中喷洒香水,以适应社交需要。

（七）结构与功能

人体皮肤结构、功能的协调与完美不仅是自然界生物进化的杰作,同时是人体健康美的外在表现。因此,健康皮肤具备以下三个基本要素。

1. 肤色正常 肤色红润。

2. 皮肤正常无病变 适度的润泽(皮脂分泌或代谢功能正常),肤质紧致、柔软、无皱纹而富有弹性(皮肤的含水量及脂肪的含量适中),不敏感,无痤疮、酒渣鼻之类的皮肤病,体味正常(体味是人体健康状态的信息反映)。

3. 皮肤具有生命活力 红润、光泽,有生机勃勃之感(血液循环良好,新陈代谢旺盛)。

第三节 美容技术与皮肤

一、皮肤与移植技术

自身皮肤移植技术是治疗创伤、烧伤及其他因素所致皮肤缺损的常用方法。植皮术包括皮肤组织单独移植的游离植皮和皮肤及皮下组织同时移植的带蒂皮瓣或皮管的移植。移植皮肤能否成活主要取决于移植的皮肤与受皮组织是否建立有效的血液循环(图 3-11)。

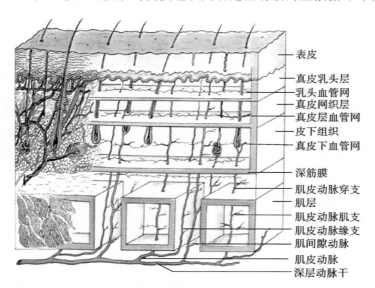

图 3-11　皮瓣和肌皮瓣动脉分布示意图

表皮
真皮乳头层
乳头血管网
真皮网织层
真皮层血管网
皮下组织
真皮下血管网
深筋膜
肌皮动脉穿支
肌层
肌皮动脉肌支
肌皮动脉缘支
肌间隙动脉
肌皮动脉
深层动脉干

1. 皮片移植术　将人体的皮肤由一处切下其部分厚度或全层厚度,完全与身体(供皮区)分离,移植到另一处(受皮区),重新建立血液循环并继续保持活力以达到整形修复的目的。因此,对皮片的切取、供皮区的选择、移植的方法、血运如何重建、如何保证术后皮片的成活、能否达到修复目的等均需考虑。

皮片移植依据厚度不同分为薄(表层皮片)、中(断层或中厚皮片)、厚(全层或全厚皮片)三类(图 3-12),其中以中厚皮片较常采用。表层皮片植皮常用于大面积皮肤缺损、有感染的肉芽创面,如创伤、皮肤撕脱或表浅肿瘤切除后所遗留的创面,广泛感染造成的皮肤坏死或三度烧伤后的肉芽创面。中厚皮片植皮常用于修复面部或关节处等功能部位的新鲜创面皮肤缺损,或切除瘢痕或肿瘤后所遗留的创面,以及健康的肉芽创面,如面颈部瘢痕切除术后创面、四肢关节及肌腱损伤创面。全厚皮片植皮常用于面部器官皮肤的缺损,或修复手掌、脚底等新鲜无菌创面,眼睑外翻、鼻翼缺损等美容整形手术创面。

2. 皮瓣移植术　皮瓣也称带蒂移植皮肤,是具有血液供应的皮肤及其附着的皮下脂肪组织所形成的组织块。在皮瓣形成与转移过程中,必须有一部分与本体(供皮瓣区)相连,此相连的部分称为蒂部,被转移的部分称为瓣,又称皮瓣。皮瓣的血供与营养早期完全依赖蒂部供应,故又名带蒂皮瓣(图 3-13)。皮瓣在移植处愈合后 3 周左右可逐渐建立起新的血供,存活后可以切断蒂部完成移植区域的覆盖。有部分皮瓣在移植过程中也可以不断蒂,比如局部旋转皮瓣或推进皮瓣等。皮瓣在美容整形术中,能覆盖深大创面,保护深部组织,是美容整形的一种理想材料。

皮瓣根据功能形态可分为扁平皮瓣和管状皮瓣,按取材和修复部位缺损远近可分为邻近皮瓣和带蒂皮瓣,按血供类型可分为随意皮瓣和轴型皮瓣(动脉性皮瓣)。因此,皮瓣移植是整形外科最基本也是最常用的操作技术之一,有着以下广泛的应用。

(1)修复存在于肌腱、骨、关节、大血管、神经干等组织裸露的新鲜创面或陈旧性创伤。

(2)广泛应用于各种器官再造、重建,鼻、唇、眼睑、耳、阴茎、手指的再造皆以皮瓣为基础。如鼻部缺损的修复,大部应用邻近的额部皮瓣,修复后的厚度和色泽与缺损区相近,效果

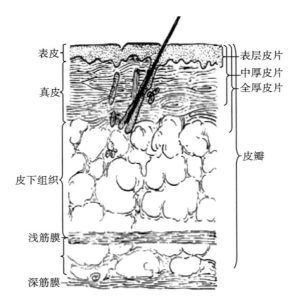

图 3-12 皮肤组织与皮片分类示意图

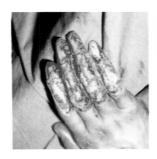 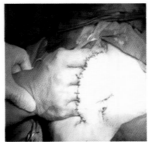 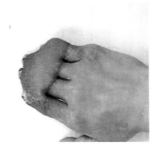

图 3-13 右手指背创面腹部带蒂皮瓣移植

较好(图 3-14)。

（3）修复人体洞穿性缺损，如面颊部、鼻梁、上腭等处的洞穿性缺损，阴道膀胱瘘或直肠瘘的修复。

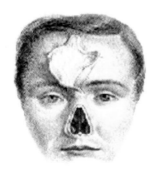 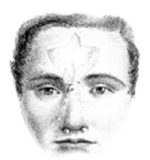 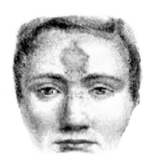

图 3-14 额部正中皮瓣鼻再造术

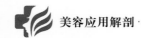

二、皮肤抗衰老技术

1. 面部除皱术　又称为面部提升术,其手术方式历经皮下面部提升、面部表浅肌肉腱膜系统(SMAS)折叠或提升、骨膜下除皱及复合除皱术三个发展阶段,目前以微创埋线悬吊除皱术和埋没导引缝合技术为主流术式。通过在头皮内的小切口应用埋没导引器在头皮下埋置固定基线,将不同层次的面部组织可靠缝合,以达到面部组织提升祛除皱纹的目的。

2. 激光嫩肤术　应用非剥脱性激光如波谱范围在 500～600 nm 或 550～650 nm 的强脉冲光。点阵激光作用于人体皮肤真皮层形成微热,使部分胶原纤维变性且不损伤表皮,达到皱纹减少、皮肤光滑的效果。可以治疗如色素增加性疾病、血管类疾病、痤疮、酒渣鼻等,具有无创、无停工期的优势,在临床上得到广泛应用。

3. 射频美容术　利用电磁波穿透表皮屏障,通过水分子高速运动对组织产生热,使真皮胶原纤维加热至 55～65 ℃,胶原纤维变性收缩,使松弛的皮肤收紧,并同时刺激机体启动修复机制,产生新胶原,达到长久紧肤的目的。常用于颈部、双手、胸部、四肢及妊娠纹,改善皮肤松弛及肤质,可使皮肤收紧上提。另有溶脂及抽脂后抚平等作用。

（盛冠麟）

第四章 体表脂肪的美容解剖

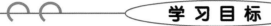
第一节 体表脂肪的结构与美容相关功能

一、体表脂肪细胞的正常结构与相关美容功能

脂肪细胞是胞体较大的呈球形或卵圆形结构,胞质内含有大脂肪滴,其余成分以及胞核被挤到细胞一侧,胞核呈新月形。在 HE 染色标本上,脂滴被脂溶剂溶解,故呈空泡状(图 4-1)。

正常人的脂肪细胞有 250 亿~280 亿个。正常女性较男性的脂肪细胞数目要多,这也是女性肥胖者较男性多见的原因之一。正常人的皮下脂肪细胞平均直径为 67~98 μm,每一个脂肪细胞含脂肪量约 0.6 μg。当发生肥胖时,脂肪细胞明显增大,皮下

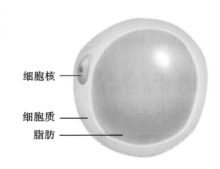

细胞核 ——

细胞质 ——

脂肪 ——

图 4-1 脂肪细胞

脂肪细胞所有的脂肪量也增大到 0.9 μg,有的甚至达 1.36 μg。如果肥胖发展很快,一般只是脂肪细胞的肥大;而当肥胖发生发展过程缓慢且又长期持续下去的时候,脂肪细胞则不仅个体肥大而且数目增加,这样就会造成脂肪细胞多沿血管周围单个或成群分布。脂肪细胞合成和储存脂肪,脂肪氧化分解时可释放大量热量。当许多脂肪细胞内的脂肪被分解消耗时,脂肪组织转变为疏松结缔组织。

皮下疏松结缔组织广泛分布在皮肤与肌肉之间,其结构特点是基质较多,纤维较少,其结构疏松。该组织具有连接、支持、防御、保护、营养和创伤修复的功能。皮下疏松结缔组织由间质与细胞两大部分组成,其具体组成如下:

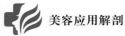

$$疏松结缔组织 \begin{cases} 细胞 \begin{cases} 成纤维细胞 \\ 巨噬细胞 \\ 浆细胞 \\ 肥大细胞 \\ 脂肪细胞 \end{cases} \\ 未分化间充质细胞 \\ 间质 \begin{cases} 基质 \\ 白细胞纤维 \\ 网状纤维、弹性纤维、胶原纤维 \end{cases} \end{cases}$$

二、体表脂肪组织的正常结构与相关美容功能

脂肪组织是一种特殊的结缔组织。它是由大量脂肪细胞聚集在疏松结缔组织中构成的。疏松结缔组织将成群的脂肪细胞分隔成许多小叶,而脂肪细胞则沿其中小血管呈单个或成群分布(图 4-2)。

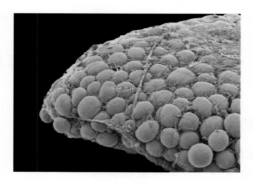

图 4-2　脂肪组织

(一)体表脂肪组织的分类

根据脂肪细胞结构和功能的不同,可将脂肪组织分为两种(图 4-3)。

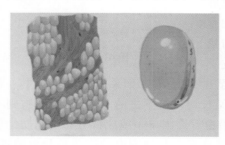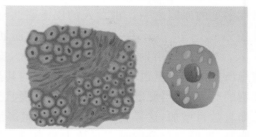

图 4-3　黄色脂肪组织(左)和棕色脂肪组织(右)

1. 黄(白)色脂肪组织　黄色或白色脂肪组织广泛分布于皮下组织,约占成人体重的10%,其数量受年龄与性别的影响,而且有部位性差别。婴儿和幼儿有连续性皮下脂肪层,厚度均匀,遍布全身。成年人的脂肪层在有些部位较薄,而在某些特定部位不仅长期保留,而且很厚。这些部位男女有别,且成为男女体形特点不同的主要原因。男性的主要部位为颈后和覆盖第 7 颈椎的部位、覆盖三角肌和肱三头肌的皮下部、腰骶部及臀部。女性皮下脂肪最丰

富的部位位于乳房、臀部、大转子外侧部及股前等部位。一些部位的脂肪组织则一般不参与供能,如位于眼眶内、大关节内以及手掌、足底部的脂肪组织。这些部位的脂肪组织具有机械性支持与保护功能,只有在长期饥饿的情况下才会变小。

2. 棕色脂肪组织 棕色脂肪组织呈棕色。主要特点是组织中含有丰富的血管,脂肪细胞内散在许多小脂肪滴和线粒体,核圆形,位于细胞中央。这种脂肪细胞称为多泡脂肪细胞。棕色脂肪组织在成人很少,新生儿和冬眠动物较多。它参与脂肪代谢,产生热能。

(二)体表脂肪组织的分布

从解剖学上看皮下脂肪可分为深浅两层。位于真皮与浅筋膜之间为浅层脂肪,位于浅筋膜与肌膜或骨膜之间为深层脂肪(图 4-4)。

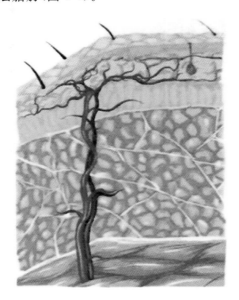

图 4-4 脂肪组织的层次结构及血供

浅层脂肪:从组织学和解剖学方面看,浅层脂肪被裹在由结缔组织形成的纤维隔内,其直径为 0.5～1.0 cm,纤维牢固地附着至皮肤的下面和浅层筋膜的表面(图 4-5)。这些纤维是有弹性的,它们可以伸长来满足脂肪的增生,也可以缩短以适应脂肪的减少。浅层脂肪存在于身体的所有部位,根据个体差异或部位的不同,其或多或少有一定程度的增生。它可以代谢,从而引起体重的减少。浅层脂肪厚度一般为 1 cm,但也可增至几个厘米,在浅层脂肪内存在有较多的血管和淋巴管。

浅筋膜:浅筋膜构成了皮肤的深层,其并不总是十分清楚地存在。它分开了浅、深层脂肪。当没有深层脂肪时,其与肌筋膜的浅层融合。

深层脂肪:深层脂肪位于浅筋膜与深筋膜之间,又称板状层,被纤维隔水平分隔呈板状(图 4-6)。其与深层肌层筋膜联系密切,而与皮肤联系松散。其形态厚度因人而异,有明显的性别差异,中央厚、周边薄。深层脂肪组织属于静止性脂肪组织,容易合成而不易分解。正常情况下,深层脂肪可达到几个厘米,在饥饿状态下其对抗分解的能力比浅层脂肪要强。深层脂肪存在于某些特定的部位,如下腹部、腰部、股外侧等部位。深层脂肪的组织结构较疏松,仅含有少量的血管。下腹部的深层脂肪通常比想象的要少,上腹部没有深层脂肪,其出现的肥胖现象是由于浅层脂肪的极度增加造成的,上腹部的脂肪内含有较多的纤维组织和血管。

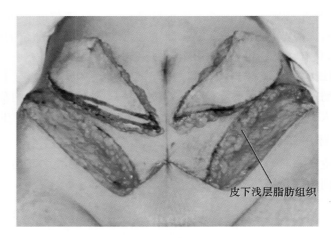

皮下浅层脂肪组织

图 4-5　皮下浅层脂肪

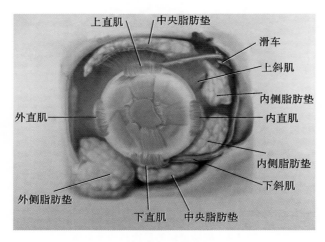

图 4-6　皮下深层脂肪

正常情况下,人体脂肪细胞的数目是一定的,但在过度肥胖人中的脂肪细胞可以产生增殖现象,细胞数目可以增加。中老年女性肥胖时,深层脂肪厚度增加尤为明显,形成局部脂肪储积,与青少年肥胖不同,呈现特殊的中老年肥胖体形,突出表现为项部、颏下、上后臂外侧、下腹部、髂腰部、臀下部、大腿上部内侧、膝内侧的局部肥大,这也是抽脂的极佳适应证。

人体表面深层脂肪的分布:人体深层脂肪主要分布于下腹部、股内侧、股外侧、膝内侧和臂后侧等部位。

三、脂肪的血供

传统观念认为脂肪组织血运匮乏,但新近的研究认为脂肪组织内含有丰富的血运,每个脂肪细胞至少有一条或更多的毛细血管相连。结缔组织间隔除了起到支持和分隔脂肪的作用,其间的小动脉对脂肪及其皮肤的供血均有保障作用。常态下每 100 g 脂肪组织血流量为 2~14 mL/min,大于同等体积的横纹肌,血管舒张时血流量可达 20~50 mL/min,而注射肿胀液后降至 1 mL/min。脂肪组织没有较大的知名血管专供,因此无法实施吻合血管的纯脂肪移植,除非与真皮和深筋膜联合移植,这使颗粒脂肪移植担负了更大的使命。

第二节 体表脂肪细胞、组织的变化与美容

机体能量过剩或缺乏会引起脂肪组织体积变化,动态地改变细胞组成、功能以及组织结构,称之为脂肪组织重构。

一、体表脂肪细胞、组织的变化与肥胖

(一)脂肪细胞的增生和肥大

肥胖的发生主要与白色脂肪的过量生成有关。脂肪细胞的增生和肥大两个不同的机制能导致脂肪组织的体积增大,即脂肪细胞体积的增大(肥大)和脂肪细胞数目的增多(增生)。在脂肪细胞中,脂滴占整个细胞体积和重量的绝大部分。

许多研究表明成人肥胖主要是由脂肪细胞的肥大所致,青少年肥胖是由于脂肪细胞的增生而引起的。研究表明,成年早期脂肪细胞的数目相对稳定,但是脂肪细胞以每年约10%的速度更新,单个脂肪细胞的平均寿命为8.3年。整个机体脂肪细胞的数目被严密控制,以保持机体能量平衡的相对稳定。脂肪组织中的细胞类型和数量随着肥胖的发生而改变。

(二)细胞外基质重构

细胞外基质(extracellular matrix,ECM)是存在于细胞之间的动态网状结构,由胶原、蛋白聚糖及糖蛋白等大分子物质组成。这些大分子物质可与细胞表面上的特异性受体结合,通过受体与细胞骨架结构直接发生联系或触发细胞内的一系列信号转导而引起不同的基因表达,从而调控细胞的生长和分化。脂肪组织纤维化降低脂肪组织的弹性,限制脂肪细胞的体积,这是脂肪组织代谢性功能紊乱的标志事件。肥胖个体脂肪组织中发现有大量的胶原沉积,过量的胶原沉积伴随着炎症细胞浸润。

(三)血管新生

在健康人体中,大部分的组织在体积上没有扩张,因此血管新生处于静止状态,但是脂肪组织有明显的可塑性,在营养过剩的情况下,脂肪组织迅速膨胀。因此血管系统可通过控制血管新生以及已有血管的重构控制脂肪细胞生长、衰老和其他生理功能。脂肪组织含有丰富的血管网络,毛细血管与每个脂肪细胞直接接触。脂肪组织高度的血管化能够维持足够的血流,这是脂肪组织膨胀和维持代谢功能所必需的。这些血管给脂肪组织提供氧、营养物质、生长因子、激素,炎症细胞和骨髓干细胞用于脂肪生成和脂肪组织膨胀。

二、体表脂肪细胞、组织的变化与衰老

(一)脂肪容积减少

由于减肥、疾病等原因,脂肪细胞体积减小,人体表面脂肪组织减少,导致皮下组织容积减少,表现出轮廓不饱满、皱纹、皮肤下垂。例如儿童时期,脸颊部表现为"婴儿肥",随着年龄的增加,颊部脂肪垫变小,容貌向成年显现,年老时,颊部凹陷,显得年龄较大。颞部、上睑脂肪组织的减少,导致上睑、颞部凹陷,出现年老的征象。

(二)脂肪移位

随着年龄的变化,此层中无论脂肪的厚度还是分布都发生了较大变化,表现在脂肪层整

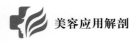

体下移。在脂肪层下移的过程中造成了组织的移位和皱纹的加深,使得原本圆滑向上的皮肤表面出现了凹陷与"界沟",面部的轮廓线也由"青春曲线"转变为了"衰老曲线"。下睑深部脂肪垫的膨出,出现"眼袋",也会成为衰老的特征之一。

第三节 美容技术与体表脂肪

皮下脂肪是塑形的主要因素之一。身体的脂肪一半以上沉积在皮下,除了骨骼构成人体的轮廓及身高之外,皮下脂肪的多少是决定一个人的形体是否健美的主要因素。

一、脂肪与减脂术

(一)外科吸脂术

通过皮下注入液体,使脂肪细胞肿胀破裂坏死,再用负压吸引器吸出坏死的脂肪细胞以达到减少局部脂肪细胞数量的目的。

(二)药物溶脂

注射溶脂针就是将含有瘦身成分的液体以针刺的形式,直接注入人体的皮下脂肪层,将皮下脂肪溶解。当药物通过皮下组织时,刺激局部脂肪细胞内的脂肪酶数量增加,继而刺激蛋白质的活化,使细胞内的脱氧核苷三磷酸转化成脱氧核苷酸,促使脂肪活化而增加脂肪酸,使其分解成细小状态,随着身体的新陈代谢由淋巴系统排出体外(图 4-7)。

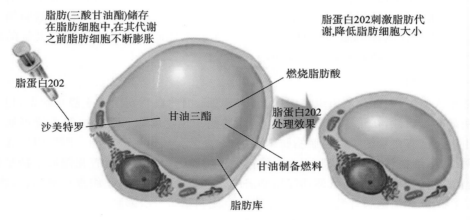

图 4-7　药物溶脂原理图

(三)光电溶脂

通过射频、红外光、聚焦超声产生热能,或者冷冻仪器,加热或冷冻皮下脂肪使脂肪细胞破解、缩小或凋亡,使脂肪细胞体积减少或者数量减少以达到溶脂的目的。

二、脂肪与脂肪颗粒移植术

健康的脂肪颗粒用肉眼观察,颗粒圆润、饱满、有光泽、有弹性;受损的脂肪颗粒用肉眼观察,颗粒松软、失去弹性和光泽、液态、黄色,呈乳糜状。

　　自体脂肪颗粒注射移植术,是指将人体脂肪较丰厚的部位,如腹、臀、大腿或上臂等处的脂肪,用湿性真空吸脂方法吸出,经过特殊处理成纯净脂肪颗粒后,注射植入需要改变的有缺陷的受区内,以改变受区形态的一种手术方法(图 4-8)。

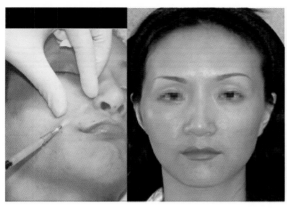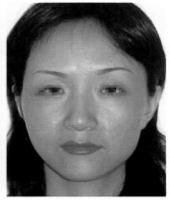

图 4-8　自体脂肪颗粒注射移植术

（徐艺丹　周　羽）

第五章　骨骼肌的美容解剖

第一节　骨骼肌的正常结构与相关美容功能

骨骼肌又称横纹肌，是肌肉中的一种，是由数以千计具有收缩能力的肌细胞（由于其形状呈细长的纤维状，所以亦称作肌纤维）所组成，并且由结缔组织所覆盖和接合在一起。人体有600多块骨骼肌，约占全身重量的40%，位于骨的表面并与骨相连。肌肉的力量和耐力，都直接影响到运动时的表现。骨骼肌不但影响人体的运动，而且对容貌以及形体的静态轮廓美学和动态变化美学都有较大的影响。

一、骨骼肌的一般形态结构

人体肌肉较多，但基本结构相似。一块典型的肌肉，可分为中间部的肌腹和两端的肌腱。肌腹是肌的主体部分，由横纹肌纤维组成的肌束聚集构成，色红，柔软有收缩能力。肌腱呈索条或扁带状，由平行的胶原纤维束构成，色白，有光泽，但无收缩能力，腱附着于骨处与骨膜牢固地编织在一起。

骨骼肌的形态各异，有长肌、短肌、阔肌、轮匝肌等基本类型。长肌多见于四肢，主要为梭形或扁带状，肌束的排列与肌的长轴相一致，收缩的幅度大，可产生大幅度的运动，但由于其横截面肌束的数目相对较少，故收缩力也较小；另有一些肌有长的腱，肌束斜行排列于腱的两侧，酷似羽毛名为羽状肌（如股直肌），或斜行排列于腱的一侧，称半羽状肌（如半膜肌、拇长屈肌），这些肌肉其生理横断面肌束的数量大大超过梭形或带形肌，故收缩力较大，但由于肌束短，所以运动的幅度小。短肌多见于手、足和椎间。扁肌扁薄宽阔，多分布于胸、腹壁，收缩时除运动躯干外，还对内脏起保护作用。长肌的腱多呈条索状，扁肌的腱呈薄膜状称为腱膜。阔肌多位于躯干，组成体腔的壁。轮匝肌则围绕眼、口等开口部位。骨骼肌中含有肌肉组织、神经组织以及结缔组织。

阔肌的肌腹和肌腱都呈膜状，其肌腱称为腱膜。肌腹的表面包以结缔组织性外膜，向两端则与肌腱组织融合在一起(图 5-1)。

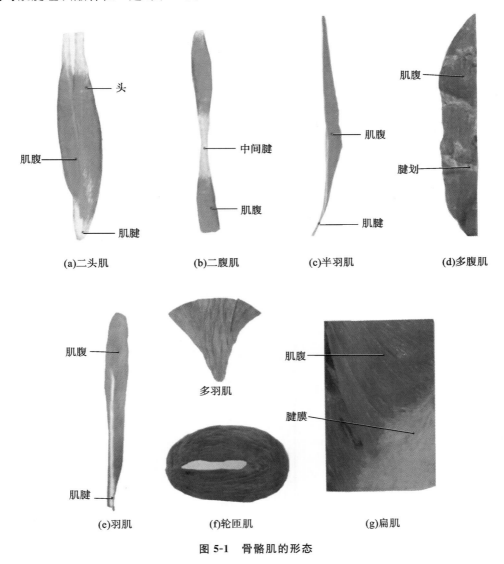

(a)二头肌   (b)二腹肌   (c)半羽肌   (d)多腹肌

(e)羽肌   (f)轮匝肌   (g)扁肌

图 5-1 骨骼肌的形态

二、骨骼肌的光镜结构

(一)骨骼肌纤维

骨骼肌纤维为长柱形的多核细胞,长 $1\sim40$ mm,直径 $10\sim100$ μm。肌膜的外面有基膜紧密贴附。一条肌纤维内含有几十个甚至几百个细胞核,位于肌浆的周边即肌膜下方。核呈扁椭圆形,异染色质较少,染色较浅。肌浆内含有许多与细胞长轴平行排列的肌原纤维,在骨骼肌纤维的横切面上,肌原纤维呈点状,聚集为许多小区。肌原纤维之间含有大量线粒体、糖原以及少量脂滴,肌浆内还含有肌红蛋白。在骨骼肌纤维与基膜之间有一种扁平有突起的细胞,排列在肌纤维的表面,当肌纤维受损后,此种细胞可分化形成肌纤维(图 5-2、图 5-3)。

(二)骨骼肌肌原纤维

肌原纤维呈细丝状,直径 $1\sim2$ μm,沿肌纤维长轴平行排列,每条肌原纤维上都有明暗相

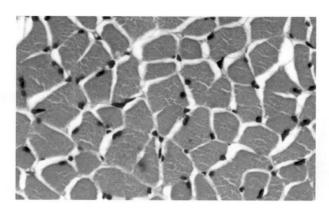

图 5-2　骨骼肌横切面

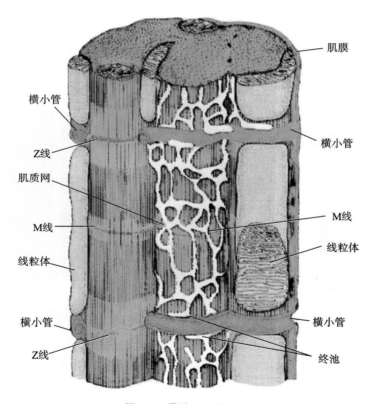

图 5-3　骨骼肌显微结构

间、重复排列的横纹。由于各条肌原纤维的明暗横纹都相应地排列在同一平面上,因此肌纤维呈现出规则的明暗交替的横纹。横纹由明带和暗带组成。在电镜下,暗带中央有一条浅色窄带称 H 带,H 带中央还有一条深 M 线。明带中央则有一条深色的细线称 Z 线。两条相邻 Z 线之间的一段肌原纤维称为肌节,肌节长 $2\sim2.5~\mu m$,它是骨骼肌收缩的基本结构单位。因此,肌原纤维就是由许多肌节连续排列构成的(图 5-4)。

三、骨骼肌的辅助结构——筋膜

筋膜是覆盖人体结构的疏松或致密结缔组织的薄膜样结构,保护并连接由其形成的功能

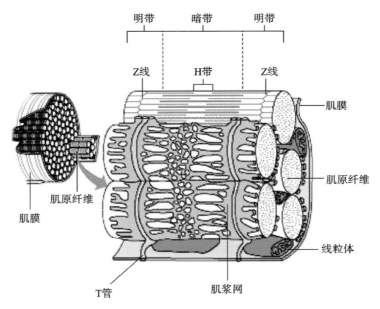

图 5-4 骨骼肌肌原纤维结构

结构单元。不同的筋膜包绕着骨、肌和关节。筋膜也分隔皮肤、肌层、体腔。另外,它形成血管神经鞘,使神经和血管固定在它们调节或给养的组织周围。同样,筋膜也形成或增厚韧带和关节囊。总之,筋膜使人体各结构相互连结在一起(图5-5)。

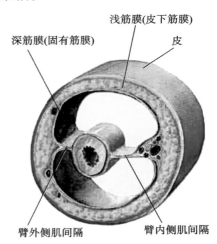

图 5-5 筋膜的位置

筋膜可分为浅、深两层。有人将皮下组织全层均列属于浅筋膜,它由疏松结缔组织构成。内含浅动脉、静脉、浅淋巴结和淋巴管、皮神经等,有些部位如胸部的乳腺也在此层内。

深筋膜又称固有筋膜,由致密结缔组织构成,遍布全身,包裹肌肉、血管神经束和内脏器官。深筋膜包被于肌肉的外表面,当肌肉分层时,固有筋膜也分层。在四肢,由于运动较剧烈,固有筋膜特别发达、厚而坚韧,并向内伸入直抵骨膜,形成筋膜鞘将作用不同的肌群分隔开,称为肌间隔。在体腔肌肉的内面,也衬以固有筋膜,如胸内、腹内和盆内筋膜等,包在一些器官的周围,构成脏器筋膜。一些大的血管和神经干在肌肉间穿行时,深筋膜也包绕它们,形成血管鞘。筋膜的发育与肌肉的发达程度相伴行,肌肉越发达,筋膜的发育也越好,如大腿部股四头肌表面的阔筋膜,厚而坚韧。筋膜除对肌肉和其他器官具有保护作用外,还对肌肉起约束作用,保证肌群或单块肌的独立活动。在手腕及足踝部,固有筋膜增厚形成韧带并伸入深部分隔成若干个隧道,以约束深面通过的肌腱。

四、骨骼肌的结构与美容作用

(一)骨骼肌形态影响容貌及形体的外形轮廓

骨骼肌的大小、厚度以及体积、形态对人体的外部轮廓影响较大。例如:咬肌体积的大小

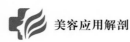

与下面部的宽度相关；腓肠肌体积大小影响小腿的形态；三角肌与腹肌对形体的健美作用较大。骨骼肌在运动生长过程中,体积大小的变化也会对容貌的对称性和平衡性产生影响(图5-6)。

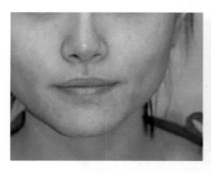
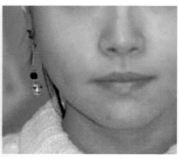

图 5-6 咬肌大小对下面部形态的影响

(二)骨骼肌的运动影响容貌

(1)有些骨骼肌一端附着在骨骼,另一端与皮肤相连,当肌肉收缩时,牵引皮肤的运动,使皮肤产生动态移动、凸出、下陷等活动,呈现出不同的表情。酒窝、重睑都与骨骼肌纤维连接于局部皮肤有关。

(2)人体骨骼肌大多存在运动拮抗,一个功能群的骨骼肌有相对应的拮抗肌,使运动方向相反。拮抗肌相互作用的强弱、方向对静态容貌或者动态表情都会有不同的影响结果。

(三)面部表情肌图

具体见图 5-7。

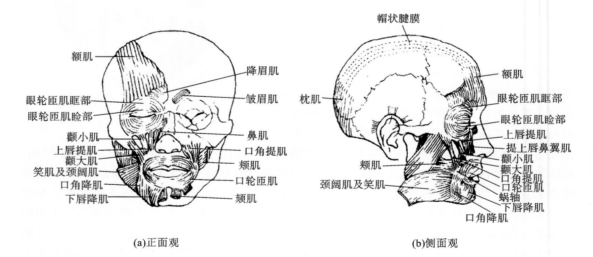

(a)正面观   (b)侧面观

图 5-7 面部表情肌

第二节 骨骼肌的变化与美容

一、骨骼肌体积的变化对容貌的影响

（一）骨骼肌体积对面部轮廓的影响

对面部轮廓有影响的骨骼肌主要是咬肌、颏肌和颞部的肌肉。在正面观测，咬肌体积增大，下面部宽度增大，咬肌体积小，则下面部变窄，如果左右咬肌不对称，则下面部左右也相应不对称；从45°角观测面部，颞部肌肉体积增大，则颞部向前凸出，使面中部饱满，显得年轻化。如果颞部肌肉不发达或者萎缩，则面中部平坦甚至凹陷；从侧面观测面部，颏肌过于发达，则颏唇沟不明显或者消失，颏前点上移。颏肌萎缩则下颏表现为后缩或者短小。

（二）骨骼肌体积对形体轮廓的影响

对体形轮廓有影响的骨骼肌较多，尤其是男性求美者，四肢、颈胸部、背部、腰腹部肌肉要求轮廓鲜明，因此男性更需要体积较大的肌肉及较少的皮下脂肪。对于女性求美者，臀部、胸、腹部肌肉要求发达者增多，而对颈部、背部、四肢肌肉的要求更多偏于体积减小，以显示女性细长的颈、突出的胸部和臀部以及细长的上下肢。

（三）骨骼肌体积对五官审美的影响

对于眼部，眼轮匝肌肥厚则表现为上睑臃肿，双眼无神，有疲倦感。下睑则表现为肌性眼袋、疲劳衰老的征象；鼻尖肌肉肥厚表现出大鼻头，对女性求美者不能显示其小巧的美感；口轮匝肌体积偏薄，则唇红厚度小，如果体积大，又表现出口唇肥厚，或者上下唇比例不协调等。

二、骨骼肌运动变化对容貌动态美的影响

（一）对皮肤的影响

骨骼肌的收缩运动，牵动表面皮肤的移动、舒缩，形成动力性的皱纹，在面的额部、眼周、口周表现尤为明显，形成动力性的额纹、川字纹、鱼尾纹等；此外，一些骨骼肌部分纤维与皮肤连接，收缩时牵拉表面皮肤向深部运动，形成一些凹陷或皱折，如睁眼时上睑皱襞的形成（即重睑）、颊部酒窝；骨骼肌的运动还形成一些"美人凹"，如深吸气时，胸廓骨骼肌的收缩，会发现一些偏瘦的女性出现明显的胸骨上窝、锁骨上窝等。

（二）对五官的影响

1. 对眉的影响 额肌有抬高眉毛的作用，眼轮匝肌、降眉肌等降低眉毛，互为拮抗肌，可控制眉在一定范围内表达表情。如果某一肌群发生力量不足，会导致眉的运动不协调，导致眉下垂、眉尾过高等。

2. 对眼的影响 上睑提肌和眼轮匝肌是一对拮抗肌，上睑提肌力量不足或运动受限，导致上睑下垂，瞳孔露出率减少，上睫毛下垂等；眼轮匝肌力量过大，笑的时候会出现眼轮匝肌过度收缩，上下睑臃肿，笑容不好看或者形成较多的眼周纹。

3. 对口唇的影响 口周存在多对拮抗肌，某一方收缩力量过强或过弱都会导致口周出现不好看的表情，如露龈笑等。

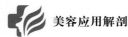

第三节 美容技术与骨骼肌

一、骨骼肌与移植

1. 肌瓣移植 肌肉瓣(muscular flap)简称肌瓣。肌肉移植(skeletal muscle graft)一般指骨骼肌移植。肌瓣移植是利用身体中某块肌肉或其部分进行局部转移或远隔移植。

（1）临床应用 主要用于：①重建功能：主要用于代替缺损或病变的肌肉，重建肌肉的功能。②充填空腔和组织缺损，特别是深层的组织缺损，也可满足美容的需要。③覆盖创面，如急性创伤合并大块组织缺损，急性感染合并组织缺损，慢性溃疡病变等。有的需要在移植的肌瓣上移植游离皮片。

（2）肌瓣的主要特点：抗感染能力强，利于受区组织愈合，防止皮肤与深层结构粘连和利于消灭创面。

2. 筋膜移植 使用的是深筋膜。筋膜移植在临床已经被广泛使用：如用筋膜片修补疝及胸壁、腹壁、横膈、气管壁、食管壁和硬脑膜等缺损；以筋膜带为悬吊支持材料，用于治疗面神经麻痹、上睑下垂以及尿道、直肠、子宫脱垂等疾病；用小筋膜片代替主动脉瓣和鼓膜等。

临床常用的筋膜瓣有阔筋膜瓣、帽状筋膜瓣、颞筋膜瓣、侧胸筋膜瓣、胸三角筋膜瓣、臂筋膜瓣、前臂筋膜瓣、小腿后侧筋膜瓣和足背岛状筋膜瓣等。

二、美容技术改变骨骼肌的体积

1. 增大骨骼肌 目前除了肌瓣移植的方法外，主要是需要人体自身的体育锻炼来增加骨骼肌的体积。比如用咀嚼硬的食物以增大咬肌、体育锻炼使身体各骨骼肌肌纤维增粗以改善体形。

2. 减小骨骼肌 外科手术切除部分肌纤维、射频消融肌肉、支配神经切除或阻断神经递质的传递都可以使骨骼肌体积减小。比如将 A 型肉毒素注射到咬肌，使咬肌部分纤维失去收缩能力，以达到咬肌组织废用性萎缩的目的。

三、美容技术影响骨骼肌的运动

抑制骨骼肌运动是主要的美容方法。例如通过注射 A 型肉毒素，阻断乙酰胆碱的释放，支配肌肉的运动神经功能减弱或消失，则可改善动力性皱纹或减弱肌肉力量治疗动力性皱纹、露龈笑等问题。

（周 羽）

第六章 骨与软骨的美容解剖

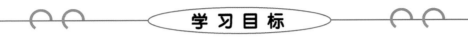
第一节 骨与软骨的结构与美容相关功能

骨是具有一定形态和功能的器官。成人全身共 206 块骨,除 6 块听小骨外,可分为颅骨、躯干骨和四肢骨。骨坚硬而有弹性,有丰富的血管和神经,能不断地进行新陈代谢和生长发育,并有改建、修复和再生能力。骨与骨之间借纤维、软骨或骨组织连结形成骨连结。全身各骨借骨连结(关节)相连构成骨骼,即人体的骨骼支架。骨骼肌附着于骨,收缩时牵动骨,通过关节产生运动。在运动中,骨起杠杆作用,关节为运动的枢纽,骨骼肌是运动的动力。

软骨是一种具有一定弹性的坚韧组织。组成关节的关节软骨有承受负荷和润滑作用,其他部位的软骨如耳廓、外耳道和会厌等起到弹性支撑的作用。

一、骨的一般形态结构

骨由骨质、骨膜和骨髓构成,含有血管和神经。骨的形态不一,可分为长骨、短骨、扁骨和不规则骨。骨由骨质、骨膜和骨髓构成。骨质是骨的主要组成部分,由骨细胞和细胞间质构成。骨的细胞成分有骨细胞、成骨细胞和破骨细胞。骨细胞位于钙化的细胞间质中骨陷窝内。成骨细胞在早期由间充质细胞分化而来;待骨膜形成后,由其中的生骨细胞分化而来。成骨细胞进一步演化为骨细胞。破骨细胞是大的多核细胞,它能破坏骨质和吸收骨质。在骨的形态结构不断破坏和改建过程中,这三种细胞共同完成破坏吸收旧骨和生成新骨的作用。

骨组织的细胞间质,通常称为骨基质。骨基质中含有无机盐(又称骨盐)和有机质两部分,分别占骨重量的 35% 和 65%。骨基质中的有机盐部分主要为胶原纤维。胶原纤维的排列与骨的张力线一致。

骨组织是由不同排列方式的骨板组合而成。骨板是由有规律排列的胶原纤维束与骨盐和有机质紧密结合后形成。构成扁骨的表层和长骨的绝大部分是密质骨,密质骨的板层排列有规律且结合紧密。松质骨由许多骨小梁所构成,骨小梁相互连接成网,网眼大小不同,其内

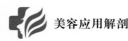 美容应用解剖 ‧‧‧‧‧‧‧‧‧‧‧‧‧‧ ■ ‧100‧

充以骨髓、神经和血管。骨小梁构成扁骨的板障和长骨干内面的一小部分及骨骺的大部分。骨膜由致密结缔组织构成，包在骨的表面称骨外膜，衬于骨髓腔面和包在骨小梁外面的称骨内膜。骨外膜中有丰富的血管、淋巴管和神经，对骨的营养和成骨很重要。骨内膜由单层鳞状细胞组成，与骨外膜内层细胞相同，都有成骨作用。

一般在出生不久，在软骨雏形的两端或某一端出现新的骨化点，不断扩展形成骨骺。其后骨膜不断层层造骨，骺软骨不断增长，骨质不断改建，使骨质随年龄的增长而变粗、变厚，至青春期后，骨干与骺之间的骺软骨被骨化，使骨干与骺连接在一起留下骺线，骨就停止了生长（图 6-1）。

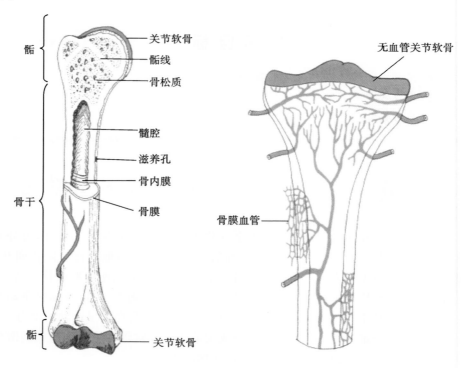

图 6-1　骨的形态

二、软骨的形态结构

因软骨具有质地柔软、韧性良好、易于雕刻成型、移植后易成活等特点，在整形美容外科领域，软骨可作为一种优良的充填和支持材料（图 6-2）。

软骨组织由软骨细胞、软骨基质和基质中的纤维成分所组成（图 6-3）。软骨细胞分散在基质所形成的小腔内，腔壁为较浓厚的基质构成的软骨囊。软骨细胞经常为 2 个、4 个或多个聚集成群，细胞核小，有 1 个或数个核仁，有时为双核，细胞质嗜碱性。基质为凝胶状，有一定弹性。由于基质内所含纤维成分不同，可将软骨分为三类，即透明软骨、弹性软骨和纤维软骨。肋软骨、气管软骨和关节软骨属透明软骨。耳廓、外耳道、咽鼓管和会厌等属弹性软骨。关节盘、半月板等属纤维软骨。软骨内没有血管和淋巴管，营养是通过血浆扩散而获得，软骨组织几乎没有生长和再生能力，损伤后炎症和修复过程很少，尤其是关节软骨缺乏基质干细胞，细胞外基质不能从完好的地方移行到损伤处，所以多数学者认为，除了胚胎软骨能够达到完全自我修复外，成熟关节软骨的部分或浅层损伤无法自己愈合。当软骨受到损伤或切除一

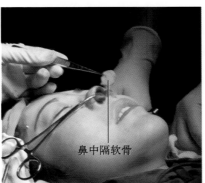

鼻中隔软骨

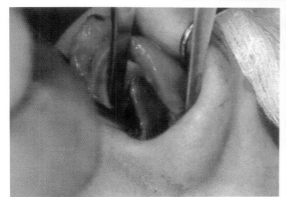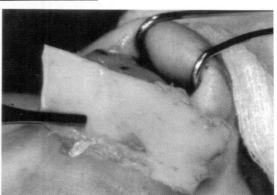

图 6-2　取鼻中隔软骨

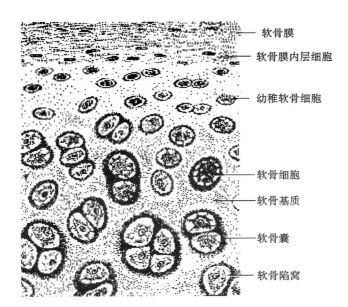

软骨膜
软骨膜内层细胞
幼稚软骨细胞
软骨细胞
软骨基质
软骨囊
软骨陷窝

图 6-3　软骨的结构

部分后,只能由结缔组织填充,因此,大块软骨移植是不适宜的。

软骨是一种支持结缔组织,由于其基质内蛋白质比例和分布不同而在硬度和功能上有所不同。因为软骨不含血管和神经,所以损伤后自愈的能力有限。

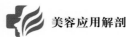

弹性软骨是 3 种软骨中弹性纤维含量比例最高的软骨。它存在于自我支持且灵活的结构中，比如鼻和耳。弹性软骨并不像其他类型软骨直接参与人体运动。

第二节　骨骼的变化与美容

一、骨、软骨对面部轮廓的影响

头面颅骨是决定头型、面型的重要结构。头最大长和最大宽基本是由头颅骨的结构来确定的；上面部软组织所占比例较小，额颞部位的轮廓是由额骨和颞骨来决定的；中面部的宽是根据两侧颧弓最外突的点之间来测量；上下颌的美学关系除了受牙和颏肌影响外，最主要的影响因素仍然是上下颌骨。颧骨肥大使得中面部显得宽大外突，对女性求美者来说，使面部轮廓线条失去流畅感；下颌角和咬肌的肥大是下面部宽大的主要原因。

二、骨、软骨对形体轮廓的影响

形体的高矮、头身比、上下身比以及四肢的长短等都是由骨骼的结构决定的。而影响颈、躯干和四肢粗细的结构除了脂肪和骨骼肌外，骨骼也是重要的因素。

三、骨、软骨对五官审美的影响

鼻骨影响鼻根的位置、高度、宽度，鼻软骨是构成鼻梁、鼻尖、鼻小柱和鼻翼的重要结构；上颌骨、下颌骨的构造对颌面关系影响较大，上颌骨凸出表现为"龅牙""天包地"外貌，下颌骨前突临床上是"地包天"表现，对口部的美学影响较大；软骨是耳的主要组成部分，决定了耳的轮廓形态和位置。

第三节　美容技术与骨骼肌

一、骨的美容应用

（一）骨移植

1. 原理　骨移植是将骨组织移植到患者骨骼有缺损或需要加强固定处的一种手术。骨组织的保存比皮肤、筋膜等软组织容易得多，因为被移植的骨组织不完全取决于它的成活细胞，而是需要经过受区缓慢的爬行替代过程，代之以新的活性骨组织。

骨松质和骨皮质移植后的初期反应相似，由于骨的特殊组织结构，营养物质能够到达移植骨细胞内的量是有限的，所以大部分难以成活，骨细胞自溶性坏死，肉芽组织逐渐充填了空的骨细胞陷窝。肉芽组织中含有毛细血管和原始的间叶组织，原始间叶细胞很快转化为成骨细胞，沿着坏死骨小梁的边缘沉积，同时破骨细胞吸收坏死的基质，逐渐被活性骨小梁替代，骨的大体解剖结构相对没有发生变化，最后原始的骨髓腔被有活性的新的骨髓细胞充填，完成整个爬行替代过程。

因血供的区别，皮质骨和松质骨移植各有其特点：前者具有支撑固定的优点，但过程漫长;后者替代过程易于进行,但支撑较差。

2. 骨移植种类

(1) 按移植骨种类分类 分为自体骨移植、同种异体骨移植和异种骨移植。

(2) 按移植骨成熟程度分类 分为成熟骨移植和未成熟骨移植。

(3) 按骨质分类 分为骨皮质骨移植及骨松质骨移植。

(4) 按移植骨保存方法分类 分为新鲜骨移植和保存骨移植,保存骨又可分为:低温保存骨、冷冻保存骨、低压保存骨、加工保存骨和尸体保存骨等。

(5) 按移植方法分类 分为游离骨移植及带蒂骨移植等。其中游离骨移植又分为:骨-骨膜移植、骨移植、细碎骨移植、可塑骨移植和吻合血管骨移植。带蒂骨移植又分为骨膜蒂移植、混合蒂骨移植和肌肉蒂骨移植等。

3. 骨移植的应用 在整形美容外科中,骨移植是用于塑造轮廓或需坚强支持组织的部位。髂骨和肋骨是临床上经常选用的供骨部位,因为这两种骨具有一定的弧度,骨皮质薄,松质骨丰富,易于成活,吸收少,形态稳定,便于凿取和塑形,尤其适用于某些功能部位缺损的修复。髂嵴、胫骨前内侧面和腓骨中段最常作为自体骨移植的供骨区,其次有股骨大粗隆和肋骨。

(二)截骨、磨骨术

一方面骨具有强大的修复、再生能力,截骨去除美学上多余的骨组织,断端缝合修复;另一方面适度地去除骨组织不影响骨的支撑作用。因此颧骨适度的截骨磨骨能有效解决中面部宽大凸出的问题;下颌骨角的截骨有利于下面部宽度的减小,使面形接近瓜子脸或椭圆形脸。同样驼峰鼻也可以采取截骨的办法达到鼻整形的目的。

二、软骨的美容应用

(一)软骨移植

软骨是一种特殊分化的结缔组织,其物理性能由所在部位的生理功能所决定。目前临床上自体软骨移植比较成熟的技术包括:耳软骨马赛克移植术、自体软骨细胞移植术以及软骨膜移植术等。骨软骨马赛克移植术是一种将关节非负重区域的骨软骨复合物镶嵌植入关节软骨缺损表面,以达到修复关节透明软骨的目的。自体软骨细胞移植术是实验室技术和外科技术相结合,主要用于修复年轻患者的创伤性关节软骨的全层缺损。近年来,关节软骨异体和异体软骨的移植有了新的进展,已经有大量的实验和临床进行了软骨、软骨膜、经培养的软骨细胞移植,以及组织工程化软骨的实验。移植后的转归问题目前认识尚未完全一致。

在整形科里,肋软骨即耳软骨可以移植,作为鼻再造及鼻塑形的自体支撑材料;耳廓再造手术也是常常截取肋软骨,经雕刻成型作为再造耳的支撑组织。

(二)软骨塑形改善外鼻、耳廓形态

软骨质地坚韧,一方面可以作为支撑,另一方面也可以适度变形。鼻软骨是外鼻的主要支撑结构,对于鼻尖、鼻小柱、鼻翼以及鼻梁部分的形态影响较大,可以通过局部软骨的增减、变形调整和改变软骨形态,从而改善鼻形。同样耳廓整形也可以改变耳软骨结构。

(徐艺丹 周 羽)

第七章 头部的美容解剖

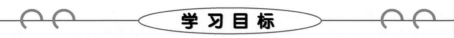

第一节 颅

一、颅的结构

颅的外形由形态、大小各不相同的 23 块(听小骨除外)扁骨和不规则骨组成。

(一)颅的前面观(图 7-1)

1. 眶 位于面上部。上方为额骨,下方为面颅骨。

2. 额鳞 位于眶上方微向前凸的弧形扁骨,构成额的支架。

3. 眶上缘 为眶底上部的边界。

4. 眉弓 位于眶上缘上方 1.5 cm 处,呈微向上凸的横弧状隆嵴。

5. 眉间 两眉弓之间的平坦区,其正中矢状面上最突出的一点为眉间点。

6. 额结节 为位于眉弓上方约 5 cm 处最突出部,左右额结节的连线中点为额中点。

7. 眶上切迹或眶上孔 位于眶上缘内、中 1/3 交界处,距正中线约 2.5 cm,有分布于额部和上睑的同名神经和血管通过,若用拇指尖切压此处时有明显胀痛感;若为切迹,常可清楚扪及。

8. 眶下缘 为眼眶底下部边缘。

9. 眶下孔 位于眼下缘中点下方约 0.8 cm 处,恰对鼻尖至外眼角连线的中点处,经眶下管通入眼眶下壁,有眶下血管和神经走行,是行眶下神经阻滞麻醉之处。眶上切迹(孔)、眶下孔和颏孔常位于同一垂线上。

10. 额鼻缝 额骨与鼻骨相接处,其中点为鼻根点。

11. 颏孔 位于下颌第 2 前磨牙根下方,下颌体上、下缘连线的中点处,距正中线约 2.5 cm 处,开口朝向后外上方,有颏血管和神经通过,是颏神经阻滞麻醉之处。

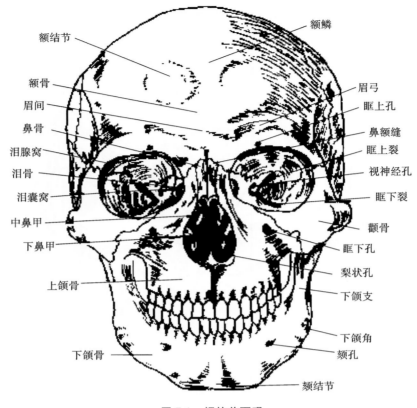

图 7-1　颅的前面观

（二）颅的侧面观（图 7-2）

1. 颧弓　为耳屏上缘与眶下缘连线上的骨桥，颧弓平面将颅侧面分为上方的颞窝和下方的颞下窝。颧弓下缘与下颌切迹共同围成一凸边向下的半月形区，该区中心点为下颌神经阻滞麻醉的进针点及咬肌神经封闭处。在开、闭口时，于颧弓后端下方可扪及下颌支的髁突。

2. 上颞线　前端起自额、颧骨相交处，弯向上后，先后行经额、顶骨转向后下达顶、枕、颞三骨相接之处的乳突根部，为一半环状的弧形骨嵴，是颞肌的起点和颞窝的上界。

3. 翼点　位于颧弓中点上方，是额、顶、颞、蝶四骨相接处形成的"H"形骨缝，此处骨质较薄，故易骨折；其内侧面有脑膜中动脉前支通过，骨折时如刺破此血管，则引起颅内出血而危及生命。

4. 下颌角　为下颌骨下缘和下颌支后缘相移行处之角，外侧面形成粗糙的咬肌粗隆，是咬肌的止点；其内侧面有粗糙的翼肌粗隆，为翼内肌之止点。下颌角骨质薄弱，故易骨折。

5. 乳突　位于耳垂后方，其根部的前内侧有茎乳孔，面神经的躯体运动纤维由此出颅向前进入腮腺，再分成 5 大支分别经腮腺的上缘、前缘和下缘呈扇形分布于表情肌。乳突根部的内面有乙状窦沟，容纳乙状窦。乳突的发育，男性较女性更明显。

（三）颅的上面观（图 7-3）

1. 冠状缝　为额、顶两骨邻接处的骨缝。两端达翼点。

2. 矢状缝　为左、右顶骨在头顶正中相交形成的骨缝。

3. 人字缝　为左、右顶骨与枕骨之间形成的骨缝。

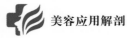

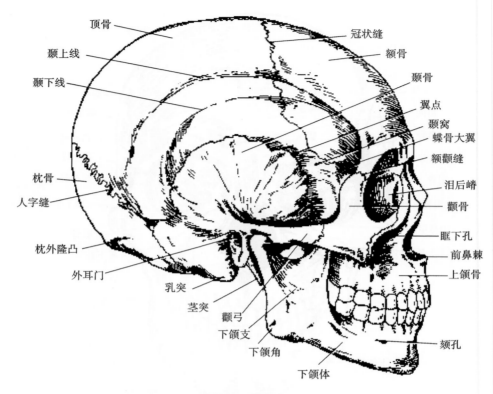

图 7-2　颅的侧面观

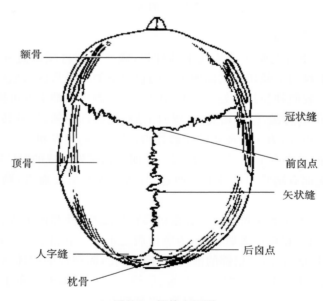

图 7-3　颅的上面观

（四）颅的后面观（图 7-4）

1. 枕外隆凸　位于枕骨中央的骨性隆起,是项韧带的附着处。其下方有枕骨导血管(沟通颅内、外的血管),美容手术时应注意。

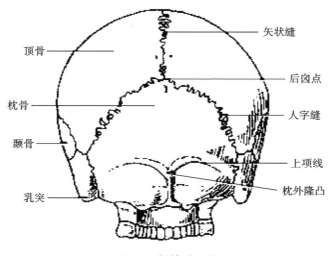

图 7-4 颅的后面观

2. 上项线 由枕外隆凸向两侧延伸至乳突的微弧形骨嵴,有斜方肌和胸锁乳突肌附着。

二、颅对容貌的影响

颅骨的形态、头肌的配布和发达程度、五官的形态和布局是影响面型和面貌的重要因素。其中又以额枕部、鼻颧部、唇齿部和下颌部最为主要。

(一) 额枕部

额枕部颅腔内主要为大脑。大脑是人体发育最早最快的器官,脑的发育促进头的迅速增长,新生儿头围已达成人头围的 65%,脑颅与面颅之比为 7:1。此部构成面的上 1/3,以眉弓至枕外隆凸的平面为最宽阔之处。

出生前脑颅的形态已为出生后面颅的迅速发育奠定了初步的形态学基础,即面部的基本轮廓是由脑颅的基本轮廓所决定,脑颅的形态是形成各种头型的关键,头型又是面型的基础,而面型又是构成面貌的重要基础。因此,额枕部是影响面型和面貌最首要也是最关键的因素。例如,窄头型面型必然属窄面型或长方形和目字形脸,其五官布局在横向上会显得稍拥挤,而在纵向上又显得较细长而松散;反之,阔头型面型必然是阔面型、田字型和圆形脸,其五官布局在横向上显得稍松散,鼻、口稍宽大。

生后一岁半以前是形成头型的关键时期,新生儿的颅盖骨尚未出现板障,只是一层薄而光滑的骨板,额骨是由左、右两部构成;枕骨是由一个基底部、一个鳞部和两个侧部构成;加之各骨之间的缝和颅囟。因此,脑颅的可塑性就特别大,特别是枕部的可塑性就更大;儿童的前囟到 1.5 岁左右才闭合,而颅盖骨 4 岁以后才开始出现板障,枕骨也是 4~5 岁时才愈合成一块。

(二) 鼻颧部

鼻颧部主要构成了面的中 1/3,以鼻尖、额区和颧弓最为突出。其中又以颧弓更为重要,因为两侧颧弓在横向上决定了颜面宽,这是影响面型宽窄的决定性因素之一;颧面的宽度是由额枕部宽度所制约,即最大头宽越宽,额面也就越宽;反之亦然。头若宽,新生儿可通过采取合适的睡姿来改善。有一个比例恰当的头型,也就为有一个好的面型打下了良好的基础。

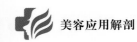

（三）唇齿部

唇齿部构成面下 1/3 的中上部，是面前部最缩细的部分。主要由上下颌的牙槽骨、牙和唇三者构成，前者是后二者的基础和支架。发育良好的颌骨必然形态规正，颌位正常，方有利于牙的正常发育和生长，并最终形成良好的颌位和完美的牙弓，也为唇的正常发育生长奠定了基础。

（四）下颌部

下颌部主要以颏部和下颌角为主。下颌骨的形态和位置对头型的影响不明显，但对面型和面貌的影响是显见的。

面颅骨是在出生后才快速发育生长的。下颌骨是最大的面颅骨，新生儿时仍分为左、右两半，二者间为结缔组织相连，至 1～2 岁方由骨组织愈合成一块骨，而且下颌角的度数亦尚未固定。随着乳牙萌出和咀嚼功能的启动，下颌骨快速增长，尤其在换牙（乳牙渐被恒牙替换）时期，下颌支增长速度最快，下颌角逐渐变小，这是塑造下颏部特别是颏部和下颌牙槽的位置最理想的时期。一是要使两侧下颌对称发育，二要上颌牙覆盖下颌牙。注意左右咀嚼功能的平衡发挥和预防下牙前包上牙的现象发生，即可避免左右下颌不对称和"地包天"现象出现。

第二节　头部的概述

一、头部的界限与分区

头部以眶上缘、颧弓、外耳门上缘和乳突的连线为界分为后上方的脑颅部和前下方的面颅部（图 7-5）。下颅骨下缘、下颌角、乳突尖、上项线和枕外隆凸的连线以下称为颈部。

脑颅部由 8 块脑颅骨围成，包括前上方的额骨、后下方的枕骨各 1 块，矢状缝两侧的顶骨及顶骨下方的颞骨各 2 块，以及颅前窝中央的筛骨和位于颅中窝的蝶骨各 1 块。

面颅部由 15 块面颅骨构成面部的支架，包括围成鼻腔的鼻骨、上颌骨和下鼻甲各 1 对，围成眼眶的颧骨和泪骨各 1 对，形成口腔顶的腭骨 1 对，另有构成鼻中隔的犁骨以及下颌骨和舌骨各 1 块。

二、头部的主要骨性标志

1. 枕外隆凸　为头后正中线处明显向后突出的骨性隆起。

2. 第 7 颈椎棘突　低头时在颈后正中线上便可摸到，临床常作为计数椎骨序数的标志。

3. 乳突　为耳廓后方的骨性隆起。

4. 颧弓　在颜面两侧，耳前方的骨性弓。

5. 眶上缘、眶下缘　为眶口上、下的骨性边界。

6. 眶上孔（眶上切迹）、眶下孔　分别位于眶上缘中、内 1/3 交界处和眶下缘中点下方 0.5～1.0 cm 处。

7. 眉弓　位于眶上缘上方的弓状隆起，男性比女性更明显。

8. 翼点　为顶、额、蝶、颞四骨在颅两侧的交汇处，其深面有脑膜中动脉前支通过。

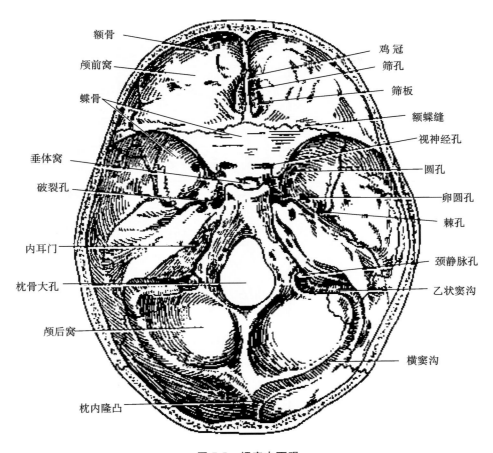

额骨
鸡冠
颅前窝
筛孔
筛板
蝶骨
额蝶缝
视神经孔
垂体窝
圆孔
破裂孔
卵圆孔
棘孔
内耳门
颈静脉孔
枕骨大孔
乙状窦沟
颅后窝
横窦沟
枕内隆凸

图 7-5 颅底内面观

9. 下颌角 为下颌体下缘与下颌支后缘相交处。

10. 上项线 为自枕外隆凸向两侧延伸至乳突的线状骨嵴。

第三节 颅 顶 部

一、颅顶部的分区

脑颅部由颅顶部和颅底部组成,与医学美容相关的层次结构主要集中在颅顶部。颅顶部又分为位于正中的额顶枕区和两侧的颞区。

二、额顶枕区软组织的层次结构

额顶枕区位于头顶部的中线两侧,其前界为眶上缘,后界为枕外隆凸和上项线,两侧是上颞线。此区软组织由浅入深分为 5 层:皮肤、浅筋膜、枕额肌和帽状腱膜、腱膜下疏松结缔组织和颅骨外膜(图 7-6)。

(一) 皮肤

额顶枕区的皮肤较厚且致密,具有显著特点:一是含有大量毛囊、皮脂腺和汗腺,腺体分

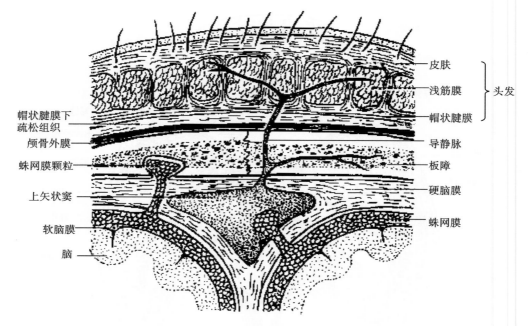

图 7-6　颅顶的层次结构

泌旺盛易于灰尘附着而引起腺管阻塞和细菌感染；毛发呈斜行生长，发根斜穿真皮达浅筋膜而插入毛囊，因此美容手术时切口应与发根方向平行，避免伤及毛囊。二是血管丰富。毛囊深达皮下组织，故头皮移植术作断层切取后，基本不影响头发生长且无明显瘢痕，因血管多，故易出血，伤口愈合也快。

（二）浅筋膜

额顶枕区的浅筋膜由致密坚韧的结缔组织构成，其间含有较丰富的脂肪组织。颅顶的血管和神经多走行于此层并分支。浅筋膜内有结缔组织形成小梁分隔，当有感染时，炎性渗出物不易扩散，可压迫神经末梢引起局部剧痛。外伤导致破裂出血时可采取加压包扎或缝合。

（三）枕额肌和帽状腱膜

枕额肌是由额腹和枕腹借帽状腱膜连成的菲薄扁肌，肌纤维呈矢状走向，左、右成对。枕额肌的额腹位于冠状缝的前下方，其后上连于帽状腱膜，前下方大部纤维止于眉区皮肤，小部纤维交错连于眼轮匝肌，内侧的一部分纤维与降眉间肌纤维相续；枕额肌的枕腹位于上项线上方，其后下起自上项线的外侧半和乳突上部，前上续于帽状腱膜。枕额肌和帽状腱膜的纤维均呈前后走向，故在美容手术时宜顺纤维方向作矢状切口，以减少肌纤维或腱纤维的损伤，并减少切口张力。若因故致枕额肌或帽状腱膜呈冠状向横断，则肌腹的收缩将使创口开大，故应仔细缝合，以利于创口愈合。

帽状腱膜为枕额肌额腹与枕腹的中间腱，坚韧而宽扁，纤维亦呈矢状方向，其前、后部分形成额肌和枕肌的肌鞘，其两侧续于颞浅筋膜。枕额肌的枕腹和额腹分别受面神经的耳后支和颞支的支配，枕腹收缩时牵引头皮向后，额腹收缩时引起横向额纹，并稍有提上睑的作用。

帽状腱膜与皮肤大部分连接紧密，不易分离，但在额部皮肤与肌纤维之间结合较疏松，有利于美容手术时剥离额肌。

（四）腱膜下疏松结缔组织

腱膜下疏松结缔组织是位于枕额肌和帽状腱膜之间潜在的薄层疏松结缔组织间隙，又称腱膜下隙。帽状腱膜下部更为疏松，因此头皮移动性较大。当头皮损伤深达此隙时或炎症波及此层时，出血或炎症易于沿此层蔓延扩散；此层内有连通头皮静脉与颅内静脉窦的导静脉，感染时炎症可经导静脉传入颅内；头皮撕脱也常发生于此层。由于此层结构疏松易于分离且无重要血管和神经，为临床行面部除皱术或颅顶部瘢痕切除术提供了有利条件。

（五）颅骨外膜

颅骨外膜是位于颅骨外面的致密结缔组织薄膜。颅骨外膜与骨面结合疏松且易于剥离，故骨膜下血肿常只局限于该块骨范围内，这与腱膜下血肿广泛蔓延或浅筋膜内血肿不易扩散的特点均不相同。颅骨外膜的血管对颅骨无明显营养作用，因此剥离后不会导致颅骨的坏死。

三、颞区

颞区的上界为上颞线，下界为颧弓上缘，前界为颧骨的额突和额骨的颧突，后界为上子颞线的后下段和乳突根。此区软组织由浅而深分为 6 层：皮肤、浅筋膜、耳外肌和帽状腱膜的延续、颞筋膜及颞脂肪垫、颞肌和颅骨外膜（图 7-7）。

（一）皮肤

颞区皮肤前部较薄，后部较厚而致密，有较多皮脂腺和汗腺。皮肤移动性大，手术切口易缝合，瘢痕不明显。

（二）浅筋膜

颞区浅筋膜较薄，其结构与额顶枕区相似，但脂肪组织较少，前下部较疏松，故皮肤移动性亦较大。

（三）颞筋膜及颞脂肪垫

按由浅入深的层次为颞浅筋膜和耳外肌、颞中筋膜、颞深筋膜浅层、颞浅脂肪垫、颞深筋膜深层和颞深脂肪垫。

1. 颞浅筋膜和耳外肌 颞浅筋膜由致密结缔组织薄膜构成，为帽状腱膜向颞区的延伸，含有肌性成分，属于 SMAS 范畴。颞浅筋膜向前接眼轮匝肌和额肌，向上续为帽状腱膜，向后连于耳上肌和耳后肌，向后下连于耳前肌（图 7-7、图 7-8）。

耳外肌共有 3 对，位于颧弓上方的耳前肌、耳根上方的耳上肌和耳廓后方的耳后肌。耳前肌起于颞浅筋膜，耳上肌起于帽状腱膜，耳后肌起于乳突，均分别于耳根的前、上和后方止于耳廓软骨。

颞浅筋膜的浅面仅在眼、耳之间区内有少量脂肪组织，其余部位均与浅筋膜结合紧密，手术时需作锐性分离方可剥离。

2. 颞中筋膜 颞中筋膜由富含脂肪的疏松结缔组织构成，因此在手术时易于分离。其后下方在颧弓浅面至腮腺上缘之间的部分较厚，在腮腺上缘与腮腺筋膜相续；后上方与腱膜下疏松结缔组织相续；向前上方至眼轮匝肌亦逐渐变薄，最后移行为眼轮匝肌深面的筋膜。

面神经的颞支出腮腺上缘达颞中筋膜中行向前上，神经在此筋膜中的深浅程度是由后下方的较深处渐向前上方浅出，部分纤维至眼轮匝肌外缘才浅出进入眼轮匝肌，部分纤维则至

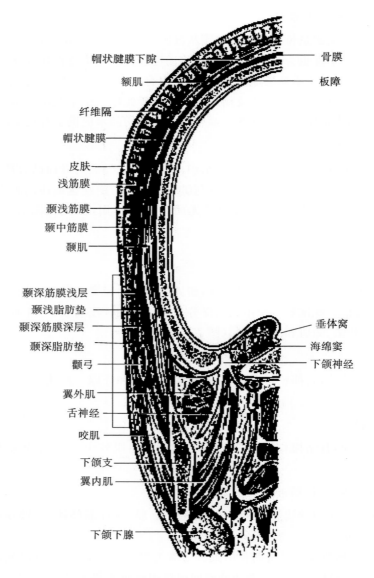

帽状腱膜下隙 —— 骨膜
额肌 —— 板障
纤维隔
帽状腱膜
皮肤
浅筋膜
颞浅筋膜
颞中筋膜
颞肌
颞深筋膜浅层
颞浅脂肪垫
颞深筋膜深层
颞深脂肪垫
颧弓
翼外肌
舌神经
咬肌
下颌支
翼内肌
下颌下腺
垂体窝
海绵窦
下颌神经

图 7-7　颞区层次结构(右侧冠状切面)

眼轮匝肌深面才浅出进入肌内。面神经颞支的其余纤维(即后位纤维)多在颧弓上方 1 cm 处浅出颞中筋膜,然后进入耳前肌、耳上肌和额肌。分布于颞部的血管主干也行于颞中筋膜中。因此,在颞浅、中筋膜之间进行分离,不会损伤分布于颞部的血管和神经。

　　3. 颞深筋膜浅层　颞深筋膜为坚韧致密的腱膜性结缔组织,颞深筋膜浅层较深层薄,沿颞浅脂肪垫的浅面下行,跨越颧弓时与颧弓骨膜结合较紧,需仔细剥离方可分开,继续下行续于咬肌筋膜;向前达眶外侧缘续为骨膜;向后至颞窝后界续为骨膜。

　　4. 颞浅脂肪垫　根据颞脂肪垫所在部位,可将其分为浅、深两组。颞浅脂肪垫位于颞深筋膜浅、深层两层之间,前部以脂肪组织为主,前下部较厚,在眼轮匝肌外缘处可厚达 0.4 cm。后部以结缔组织筋膜为主,后上部较薄。上缘可呈直线形、凸向上的弧形或曲线形;下达颧弓上缘;前至颞窝前界;后至耳屏前方。

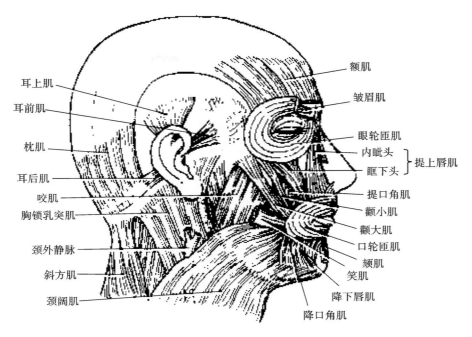

耳上肌
耳前肌
枕肌
耳后肌
咬肌
胸锁乳突肌
颈外静脉
斜方肌
颈阔肌

额肌
皱眉肌
眼轮匝肌
内眦头
眶下头 } 提上唇肌
提口角肌
颧小肌
颧大肌
口轮匝肌
颏肌
笑肌
降下唇肌
降口角肌

图 7-8 表情肌

5. 颞深筋膜 深层较浅层为厚,沿颞浅脂肪垫深面下行达颧弓,并与颧弓上缘和深面的骨膜融合。向前和向后均与浅层相会而融于骨膜。在深层的某些部位,尚有被血管、神经穿过的孔洞,故深层虽为较厚的致密腱性组织,但并非完整的一层,颞深、浅脂肪垫可通过这些孔洞相连续。在剥离颞深筋膜深层时,应注意保护穿过其间的血管和神经。颞深筋膜的浅、深两层之间有纤维隔相连,临床上分离浅、深两层筋膜或剥离颞浅脂肪垫时,应先将浅、深之间的纤维隔切断。

6. 颞深脂肪垫 位于颞深筋膜深层的深面,其与颞深筋膜深层之间有薄层颞肌。颞深脂肪垫较颞浅脂肪垫薄而小,内有较丰富的细小动脉网,上部有较多的小静脉。深垫的深面为颞肌及其肌腱。颞脂肪垫有填充颞窝,将颞深筋膜与颞肌隔开利于颞肌运动的作用。同时也为颞区手术时剥离有关结构提供了方便条件。

（四）颞肌

颞肌呈扇形,起于颞窝内侧壁整个骨面和颞深筋膜深层上部的内面,最前部肌纤维垂直向下,最后部肌纤维略呈水平前行,其余大部分肌纤维由前而后逐渐增大倾斜度向前下集中,全部肌纤维形成粗大的扁束穿颧弓深面移行为肌腱,止于下颌骨冠突和下颌支前缘的上部,可上提和后退下颌骨。颞肌受下颌神经的咀嚼肌神经支配。

颞深筋膜和颞肌的结构坚厚强韧,即使全部切除颞骨鳞部,对脑的保护作用亦无大的影响。因此,颞区是颅内手术重要而方便的入路。

（五）骨外膜

此处骨外膜菲薄,紧贴颞骨不易剥离。

在颞区行眼角鱼尾纹除皱术时,切口一般只达浅筋膜,在浅筋膜内做钝性分离后切除多余皮肤即可。

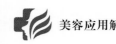

四、颅顶的血管、神经和淋巴引流

额顶枕区的血管和神经均走行于浅筋膜内,颞区的血管、神经走行于颞中筋膜内(图7-9)。据其所在位置,可分为前组、外侧组和后组。

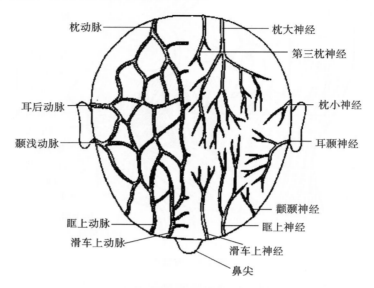

图 7-9　颅顶血管和神经分布模式图

(一)前组

前组是分布于上睑、额顶部达人字缝以前的区域,可分为内侧组和外侧组(图7-9,图7-10)。

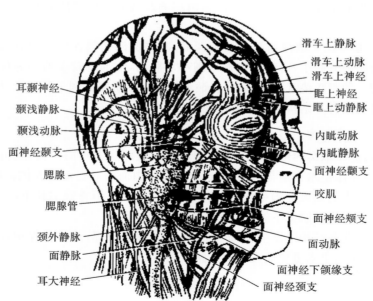

图 7-10　颅面部的血管和神经

1. 前内侧组　出入眼眶处距正中线约 2 cm,为滑车上血管和神经,分布于中线两侧的额顶部。

滑车上动脉:由颈内动脉的分支眼动脉从眶内发出,经眶上、内侧缘穿眶隔出眶,沿正中线两侧上行,分布于额顶部中线附近和上睑内侧部。

滑车上静脉:由冠状缝附近的小静脉汇集而成,伴同名动脉下行达内眦,注入内眦静脉。内眦静脉与眼上静脉有吻合支。

滑车上神经:三叉神经→眼神经→额神经的终支之一,自眶内分出后伴滑车上动脉出眶,于眶上缘处分支至上睑内 1/3 皮肤和睑结膜,主支在眶上缘稍上方穿过额肌分布于中线两侧的额顶部皮肤。

2. 前外侧组 经眶上切迹(或眶上孔)出入眼眶,为眶上血管和神经。

眶上动脉:眼动脉在眶内的分支,经眶上切迹(或眶上孔)出眶,分支分布于睑和额顶部。

眶上静脉:由额结节附近的小静脉汇集而成,斜向内下,与滑车上静脉汇合或单独注入内眦静脉(图 7-11)。由于滑车上静脉和眶上静脉都经内眦静脉与眼上静脉交通,眼上静脉向后汇入颅内海绵窦,故额顶部或上睑的感染灶受挤压时,细菌可随血入海绵窦引起颅内感染。

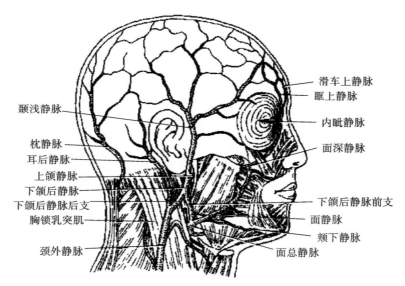

图 7-11 颅顶的静脉

眶上神经:由眼神经的分支额神经在眶内分出,向前行于上睑提肌与眶上壁之间,伴同名动脉出眶,发出一小支分布于上睑皮肤和睑结膜,分布于人字缝以前的额顶皮肤。

(二)外侧组

外侧组位于耳周,分布于外耳、颞区和顶部。据其走行和位置,又可分为耳前组和耳后组。

1. 耳前组 有 2 条血管和 3 条神经(图 7-10)。

颞浅动脉:颈外动脉在下颌颈后方的分支之一,伴耳颞神经前方上行,穿腮腺筋膜上缘经颧弓后端表面上达颞部,在颞中筋膜中上行,多在颧弓以上 4 cm 范围内分为额支和顶支。额支较粗分布于外上眶额部和额顶部。顶支稍细分布于颞顶部。

颞浅动脉位置恒定、表浅,颞顶区出血时可于颧弓后端行压迫止血。

颞浅静脉属支与主干均与同名动脉伴行,行经腮腺内时与上颌静脉汇合成下颌后静脉(图 7-11)。

颧颞神经:在眶内的外侧壁发自上颌神经的颧神经,穿颧骨管达颞窝前部并沿颞肌前缘上行,继斜穿各层颞筋膜,分布于颞区前部的皮肤。

面神经颞支多为 2 支,于腮腺内起自面神经的颞面干,在耳屏前方 1～1.5 cm 处出腮腺上缘,紧贴骨膜表面上行越过颧弓后 1/3 段的浅面颞浅动脉前方入颞中筋膜内,继而分支分布于耳前肌、耳上肌和额肌。

耳颞神经:在颞下窝发自下颌神经,向外入腮腺上部上行,继出腮腺上缘,在颞浅动脉的后方越过颧弓根浅面上行于颞中筋膜中,分布于耳廓上部、外耳道、鼓膜前部及颞顶部皮肤。

2. 耳后组 耳后动脉:细小,在腮腺深面自颈外动脉后缘发出,经乳突前方上行,分为耳支和枕支,分布于耳廓后外侧面及耳后上方的枕区。

耳后静脉、下颌后静脉后支和枕静脉:三条静脉在下颌角附近的胸锁乳突肌浅面合成颈外静脉,后者下行注入锁骨下静脉。

耳后神经:为面神经出茎乳孔时分出的小支,沿耳根后乳突浅面上行,分为耳支和枕支,分布于耳后肌、耳上肌和枕肌。

枕小神经:第 2、3 颈神经前支合成,沿胸锁乳突肌后缘和止点的后部上升达头部侧面,分布于耳廓后面、乳突部和枕外侧区皮肤。

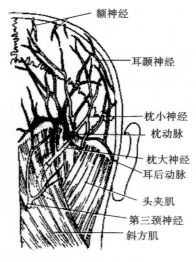

图 7-12　枕部的血管和神经

（三）后组

后组位于后正中线两侧(图 7-12)。

1. 枕动脉　较粗,于颈部起自颈外动脉后缘,沿二腹肌后腹下缘行向后上,在胸锁乳突肌和斜方肌附着点之间至上项线的范围内浅出皮下,分支分布于枕部。主干在枕部的体表投影在枕外隆凸下方 2～3 cm 距正中线 3～4 cm 处,其位置较恒定。

2. 枕静脉　起自枕静脉丛,伴同名动脉汇入颈外静脉。

3. 枕大神经　较粗大,由第 2 颈神经后支分出,在距枕外隆凸外侧浅出皮下,分布于上项线以上颅顶皮肤。

4. 第 3 枕神经　细小,为第 3 颈神经后支分出,穿斜方肌,分布于上项线以下枕部和项部皮肤。

五、颅顶部的美容技术临床提要

分布于颅顶部的动脉分别来自颈外动脉系和颈内动脉系,各分支之间在皮下均广泛吻合形成丰富的动脉网,故头皮创伤易愈合。

分布于头颅顶部的静脉各支之间亦形成丰富的静脉网,而且通过导静脉与颅内的硬脑膜静脉窦相交通。所谓导静脉,是穿过颅骨沟通颅内、外静脉血管的静脉吻合支,无静脉瓣,血液一般是由颅内流向颅外,但若颅内静脉压低于颅外静脉压时,血液则可由颅外流向颅内。故当颅外有感染病灶时,炎症可蔓延至颅内而引起脑膜炎或静脉窦血栓等。

分布于颅顶部的神经共 9 对:耳前 5 对,耳后 4 对。无论是耳前还是耳后,都有 1 对由面神经分出的运动神经分别经耳前和耳后分布于表情肌,其余均为感觉神经。耳前的感觉神经均为三叉神经的分支,耳后的感觉神经均为颈神经的分支,二者的分布区域通常是相等的,可以"颅顶—耳—颏线"作为二者的大略分界线,但二者各相邻分支的分布区域之间均有重叠,故手术中若单纯麻醉某一神经常效果不佳。

研究发现,头皮动脉、帽状腱膜、颞肌和枕肌及其表面的筋膜仅对痛觉敏感,而颅骨及其骨膜和静脉对痛觉均不敏感。

第四节　面　部　浅　层

一、面部概述

美容学所指的面部尚包括额、颞部的无发区。下面仅从面部的分区、分型和面貌的分型做以概述。

（一）面部的分区

面部由面颅骨构成支架,容纳着视、听、嗅、味觉等重要感觉器官以及消化、呼吸道的起始器官;面部也是人类表达喜、怒、哀、乐、忧、思、悲、恐、惊等情感和思维能力最重要的部位;也是最能体现人体容貌美和个体形态特征最集中最独特的部位。因此,其解剖结构极为复杂、精细。据其解剖特点和功能性质的不同,美容解剖学将面部分为如下 12 区(图 7-13)。

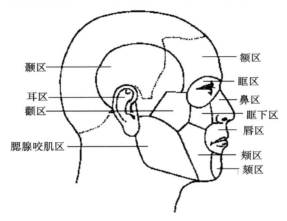

图 7-13　面部的分区

（1）眶区:四周以眶缘为界,为视器所在。

（2）鼻区:上达鼻根点,下至鼻翼下缘与唇分界,两侧为内眦点与鼻翼点的连线,该区内为鼻所在。

（3）唇区:上达鼻翼下缘,两侧借唇面沟与颊分界,下借颏唇沟与颏区分界。唇区为口所在。

（4）颏区:上为颏唇沟,两侧为口角的垂线,下至下颌底。

（5）耳区:为耳廓根附着部,前至耳屏前缘,后达乳突的前半部,上、下为耳根附着点。

（6）颞区:上界为颧弓上缘,下为颧骨下缘,前界为上颌骨颧突根部,后界是颧弓后端。

（7）眶下区:上为眶下缘,内邻鼻区,外侧界为上颌骨颧突根部的垂线,下界为唇面沟中点至上颌骨颧突根下缘的连线。

（8）颊区:前接唇区和颏区,后为咬肌前缘,上邻眶下区和颧区,下为下颌下缘。

（9）腮腺咬肌区：上为颧弓下缘，前为咬肌前缘，后为乳突前缘，下为下颌下缘的后半和下颌角。

（10）面侧深区：位于颅底和颧弓与下颌支的深面，主要有翼内、外肌和上颌血管、下颌神经、颈动脉鞘及其内容物和腮腺深部等重要结构。

（11）额面：上界为发缘，下界为眶上缘，两侧为上颞线。

（12）颞面：后界为发缘，下界为颧弓上缘，前上界为上颞线。

（二）面部的分型

正面观时，对面部高宽轮廓的形态学分类称面型，日常生活中常称之为脸型。面部的上外侧界达发缘，下界为下颌下缘。

1. 面型的分类 对面型的分类，依据的方法较多，可归纳为形态描述和指数分类法两个系列。以下介绍 2 种常用方法。

（1）汉字"八格"分类法 这是我国古代用某些与脸形相似的汉字来对面型的分类方法，故称"八格"，即田、甲、由、申、国、目、用和风等字（表 7-1）。

表 7-1 面型（汉字"八格法"分类法）

"八格"分类法	特 征
田字型脸	高、宽相近，近似圆形
甲字型脸	上部宽，下部尖窄
由字型脸	与甲字型相反，下部宽、上部尖窄
申字型脸	额和颏较窄，颧和颊较宽
国字型脸	略呈长方形，额和下颌均较宽
目字型脸	头长且高，使面显得狭长
用字型脸	上额方正，下颌宽大，额突出
风字型脸	腮部和下颌角明显宽阔，颏较短

（2）几何图形分类法 较实用的有波契分类法，将面型分为 10 种（表 7-2）。

表 7-2 面型（波契分类法）

波契分类法	特 征
椭圆形脸	上、下较窄，中部较宽，类似申字型脸
卵圆形脸	上宽下窄，类似甲字型脸
倒卵圆形脸	下宽上窄，类似由字型脸
圆形脸	脸的高和宽相近，类似田字型脸
方形脸	高和宽相近，但额部发缘横平，颏较短，类似国字型脸
长方形脸	脸较窄，额部发缘横平，额短，类似目字型脸
菱形脸	上、下均较尖窄，中部（以颧部为主）较宽
梯形脸	上窄下宽，额部发缘横平，类似风字型脸
倒梯形脸	上宽下窄，额部发缘横平，额明显宽阔
五角形脸	额结节、下颌角和颏部均较突出

2. 面貌的分型 面貌即面部的外貌,是从正面、侧面和水平面观察时,对一个人的面型特征、五官形态特征及其配布格局的总称,属于三维空间的立体概念。

根据面部各区和五官在矢状方向和左右方向的空间解剖位置关系,从侧面和正面观察,均可将面貌各分为 3 型。

(1)根据面部各区和五官在矢状面上前后位置的不同分型(表 7-3)。

表 7-3 根据面部各区和五官在矢状面上前后位置的不同分型

面貌的分型	特 征
新月型(凹面型)	额部和颏部明显向前突出,眼凹陷,鼻较平,唇后退
直线型(平面型)	侧观时,鼻根、前鼻棘和颏点在同一直线上,五官位置较协调和平衡
半圆型(凸面型)	鼻、唇明显前突,颏部退缩显著,上额后倾

(2)根据面部各区和五官在水平面上前后位置的不同分型(表 7-4)。

表 7-4 根据面部各区和五官在水平面上前后位置的不同分型

面貌的分型	特 征
长头型面貌	额部、眉间、唇和颏部均较前突,鼻背和鼻尖较明显。面貌显得较窄,正中部前突明显
短头型面貌	额部平坦,鼻较扁平,颧骨前突明显,颧骨前面与颧弓间近似直角,唇颏略平收。面貌显得较宽,整个面部较平坦
中头型面貌	额部较平坦,鼻梁角较小,颧骨前突。面貌居于前两者之间

二、面部的皮肤与浅筋膜

(一)皮肤

面部皮肤薄而柔嫩,表皮内因无透明层而有利于水分和电解质透过,方便面部涂抹美容饰品并发挥作用。真皮内含有大量胶原纤维和弹性纤维,使皮肤富于弹性和韧性,也是保持面部皮肤的紧张度、维持美容的重要因素。如果纤维萎缩、断裂或减少,则皮肤逐渐松弛,皱纹逐渐增多并加深,表现为老化。

面部皮肤血管密集,血运丰富,因而组织再生和抗感染能力很强,有利于创口愈合且瘢痕较小,为美容整形手术提供了便利条件。面部皮肤血管的运动神经极为丰富,反应灵敏,故面部皮肤颜色可随情绪的变化而变化。

面部皮肤含有丰富的汗腺和皮脂腺,利于排出新陈代谢产物。脂质和水分经乳化作用在表皮形成一层脂类薄膜,使皮肤润滑、饱满,可防止皮肤干燥和皲裂,保持皮肤健美。但若不注意皮肤的清洁卫生,也易因腺管阻塞、细菌繁殖,引起皮脂腺囊肿和疖肿的发生。

面部皮肤是表情肌的止点,表情肌收缩时牵动皮肤,使面部形态出现丰富多彩的变化,以此表达出每个人内心深处的各种情感和信息,因此在术中处理每一块表情肌与皮肤之间的这种特殊关系时,必须相当谨慎和细致地考虑如何进行设计最为恰当,以便取得满意的效果。

(二)浅筋膜

面部浅筋膜由疏松结缔组织构成,故皮肤移动性较大,有利于美容整形手术的设计和实施。浅筋膜内有强韧的呈丝绒状的皮下支持带连于真皮乳头层,表情肌纤维连于皮肤。加之

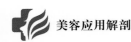

真皮内有大量弹性纤维和胶原纤维,故当外伤或手术切开皮肤时,皮肤创缘易向内卷,需经皮下稍做潜行分离后再行缝合,以利创口对合严密,免除术后形成内陷的瘢痕而有碍美观。

在鼻尖、鼻翼、颏部及颞区的浅筋膜较少,皮肤与深层组织紧密相连,不易移动分离皮肤时必须细心采取锐性分离法。

三、表浅肌肉腱膜系统

(一) SMAS 的定义

表浅肌肉腱膜系统,简称 SMAS,是指连续分布于颅顶和面颈部皮下组织深面的一层肌肉腱膜结构,其中央部分为含有肌纤维的腱膜,周围部分为表情肌。表浅肌内腱膜系统在面神经运动纤维的支配下参与面部情感的表达。

由上述定义得知,SMAS 具有如下形态学结构特点:①层次位置:在皮下组织(浅筋膜)深面,即构成面浅部软组织的第 3 层。②组织结构:由含有肌纤维成分的腱膜(即膜状的肌腱)和与之同一结构层次的表情肌构成。③延伸范围:向上为枕额肌和帽状腱膜,向下为颈阔肌,向前为眼、鼻和口周肌,向后为耳上肌、耳前肌、颞浅筋膜、颈浅筋膜。④神经支配:受面神经运动纤维支配。

(二) SMAS 的分区

根据 SMAS 所含肌肉或腹膜的多少,可将 SMAS 分为肌性区、腱膜性区和混合性区(图7-14)。

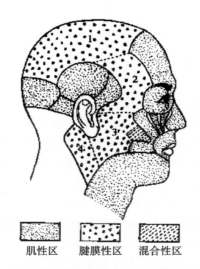

图 7-14　表浅肌肉腱膜系统的分区
1.帽状腱膜　2.颞浅筋膜　3.耳前腱膜　4.颈浅筋膜

1. 肌性区　由浅层的表情肌构成,属于 SMAS 的周围部,以颅、面和颈部的前侧和前外侧最多也最重要(图 7-14)。

2. 腱膜性区　即中央部,主要由致密结缔组织膜构成,其间含有少量连续或不连续的肌纤维,坚韧结实耐牵拉,为面部皮肤提紧术(除皱术)的实施提供了有利条件。该区位于头颈部的侧面,被肌性区环抱。根据所在部位,由上而下又可分为颅顶区的帽状腱膜、颞区的颞浅筋膜、耳前区的耳前腱膜和胸锁乳突肌区的颈筋膜(图 7-14)。

3. 混合性区 位于颧大肌外侧缘的下半与耳前腹膜之间纵行带状区,其结构特点是由细薄且相互分离的纵横肌束和其间的菲薄结缔组织纤维膜交织而成。纵行肌束为颧大肌下半部的薄弱肌束,向下编入口轮匝肌;横行肌束为颈阔肌自上部的薄弱分束,向前上也编入口轮匝肌。此区恰位于颊脂肪垫的浅面,实为肌性区与腱膜性区的过渡区。出于纤维膜和肌束均薄弱,故不耐牵拉,因此为 SMAS 的薄弱区。在行美容除皱术牵拉 SMAS 时,手法应轻巧,用力应平衡得当,在行全方位细致剥离 SMAS 后,应以牵拉肌性区和腱膜性区为主,同时顺带牵拉此薄弱区的 SMAS。

由上述可见,SMAS 的周围均为表情肌。腱膜性区实为这些肌肉的中间腱,只是在混合区处的肌肉腱膜不甚连续和完整而已。肌性区、腱膜性区和混合性区三者在浅筋膜深面相连续形成同一层次的完整结构。

（三）SMAS 与深部组织的关系

在 SMAS 的深面,脂肪较少,不构成一个连续的脂肪层。深面有脂肪的区域较易剥离,无脂肪处与深部结合紧密,需锐性分离。另外,真皮或 SMAS 与深部组织之间尚有数条韧带相连,了解这些韧带的起止和走行及其毗邻关系,并在面部除皱术中作相应处理,对于提高美容整形术的质量是至关重要的。成功地将 SMAS 与深部组织结构分离开而又不损伤重要的血管和神经,是美容除皱术的关键。以下将分区阐述各处 SMAS 与深部结构的关系,以便在分离 SMAS 时做到胸有成竹。

1. 颞区 颞浅筋膜 SMAS 的深面是由疏松结缔组织构成的颞中筋膜,后者向上与帽状腱膜下疏松结缔组织连续,故易分离。

2. 颧弓区 SMAS 深面为颞中筋膜向下的延续,稍作锐性分离即可。

3. 咬肌区 SMAS 深面有薄层脂肪,以咬肌上、下端较明显,稍做锐性分离即可。

4. 颊区 恰是 SMAS 的薄弱区,深面为颊脂肪垫,垫表被覆纤维薄膜,分离时应小心仔细剥离。

5. 腮腺区 SMAS 与腮腺筋膜紧密相连,尤以耳屏前处连接更紧密,应仔细行锐性分离。也可和腺筋膜一起与腮腺实质剥离,可使手术更为方便和有把握。

6. 胸锁乳突肌区 SMAS 与肌纤维鞘紧密相连,需锐性分离。

7. 下颌区 与深部组织结合疏松(有韧带处除外)。

四、面部浅层的血管、淋巴和神经

1. 动脉 面部的动脉主干是颈总动脉。颈总动脉上行于胸锁乳突肌深面的颈动脉鞘内,在甲状软骨上缘平面分为颈内动脉和颈外动脉。

颈内动脉在颈动脉鞘内上行于颈内静脉的内侧,经颅底的颈动脉管入颅内,于垂体窝两侧穿海绵窦前行达视神经管处,分出眼动脉经视神经管达眼眶,除分支供应眶内组织和器官外,尚有分支分布于内眦、眼睑、额顶部、颧部、鼻背和鼻腔。

颈外动脉较颈内动脉略细,由颈总动脉分出后,先上行于颈动脉鞘的内侧,然后略向前弯向上,入颈动脉三角,经二腹肌后腹、茎突舌骨肌和舌下神经的深面穿入腮腺实质,至外耳门下缘高度分为颞浅动脉和上颌动脉两终支。颈外动脉是面浅部的主要血供来源,分布于面浅部的分支主要为面动脉,其次为上颌动脉和颞浅动脉。

1）面动脉

（1）面动脉的走行 面动脉是颈外动脉较大的分支,起自颈外动脉前壁(图 7-15)。在二

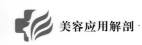

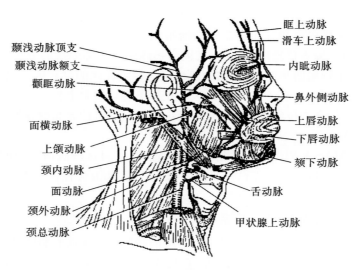

颞浅动脉顶支
颞浅动脉额支
颧眶动脉
面横动脉
上颌动脉
颈内动脉
面动脉
颈外动脉
颈总动脉

眶上动脉
滑车上动脉
内眦动脉
鼻外侧动脉
上唇动脉
下唇动脉
颏下动脉
舌动脉
甲状腺上动脉

图 7-15 面浅部动脉

腹肌后腹、茎突舌骨肌和舌下神经的深面行向前上内,经下颌下腺后上方的面动脉沟于该腺上方或穿过该腺实质达咬肌止端的前缘,其后方有面静脉伴行,并在此发出颏下动脉。然后勾绕下颌骨下缘转至面部斜向前上,先后在颈阔肌、面神经下颌缘支、笑肌、面神经颊支、颧大肌、颧小肌和提上唇肌的深面,颊肌和尖牙肌的浅面,经口角部口轮匝肌外侧上行。

(2) 面动脉的分段和外径　以鼻翼下缘和口角二者的水平线为界,可将面动脉的面段再分为 3 段:下颌下缘至口角水平线之间为第 1 段;口角平面与鼻翼下缘平面之间为第 2 段;鼻翼下缘平面以上为第 3 段。

(3) 面动脉的分支　面动脉在面部的分支有下唇、上唇、鼻外侧和内眦动脉。

①下唇动脉:下唇动脉向内侧行于降口角肌的深面,继穿经口轮匝肌,行于该肌与唇黏膜之间,相当于唇红缘高度,并与颏动脉和对侧同名动脉吻合。

②上唇动脉:上唇动脉穿口轮匝肌,在唇红缘高度行于该肌与唇黏膜之间,与对侧同名动脉吻合。上唇动脉在中线附近尚发出鼻中隔支向上参与鼻中隔前下部血管网的构成。上、下唇动脉在行程中均较迂曲,上唇者更甚,以适应口唇的开、闭功能。左、右面动脉和上、下唇动脉环绕口周形成一动脉环,并与颏下动脉、舌下动脉、颈动脉和鼻中隔动脉形成广泛的吻合,并在皮下和黏膜下形成密集的血管网,以便充分适应口唇功能的需要。

③内眦动脉:是面动脉主干的终末,当面动脉主干行至眶下缘(皮肤标志是鼻睑沟)以上时,即更名为内眦动脉,并沿鼻外侧上行达内眦。内眦动脉或穿经提上唇鼻翼肌和眼轮匝肌,亦可行于二肌浅面,并与眼动脉的鼻背动脉吻合,分支分布于内眦部的肌肉和皮肤。

2) 上颌动脉　上颌动脉系颈外动脉的两终支之一,与颞浅动脉之间几乎呈直角向前发出,经下颌颈深面与蝶下颌韧带之间入颞下窝,绝大多数继经翼外肌下头浅面或深面入翼脂窝,主要分布于面深部,故简要介绍如下。

根据上颌动脉的行程和毗邻关系,可将其分为 3 段(图 7-16)。

(1) 第 1 段　又名下颌段,前行于下颌颈深面。此段的分支有二。

①下牙槽动脉:起始后在下颌支深面行向前下,经下颌孔入下颌管,在管内分支分布于下颌及其牙,终支出颏孔称颏动脉,后者供应颏部和下唇。下牙槽动脉在进入下颌孔之前发出一支下颌舌骨肌动脉伴下颌舌骨神经至下颌舌骨肌。

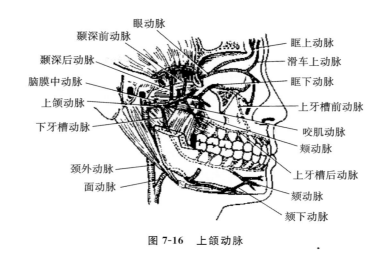

图 7-16 上颌动脉

②脑膜中动脉:向上穿耳颞神经两根之间,经棘孔入颅中窝,分布于硬脑膜。

(2) 第 2 段 又称翼肌段,大部分位于翼外肌的浅面,分支供应 4 对咀嚼肌和颊肌。

(3) 第 3 段 又称翼腭段,位于翼腭窝内,主要分为以下 4 支:

①上牙槽后动脉:分布于上颌尖牙以后的上颌牙和牙槽。

②眶下动脉:是上颌动脉主干的延续,经眶下裂入眶,伴眶下神经经眶下沟、眶下管和眼下孔达面部的提上唇肌深面,分为下睑支、鼻翼支和上唇支,分布于相应部位的肌肉和皮肤,并与内眦动脉、鼻外侧动脉和上唇动脉有吻合。在眶下管内还发出上牙槽前动脉分布于上颌切牙和尖牙以及相应的牙槽。

③腭降动脉:经翼腭管下行出腭大、小孔分布于腭部。

④蝶腭动脉:经蝶腭孔向前至鼻腔,分布于鼻腔外侧和鼻中隔。

由上可见,上颌动脉分布范围的位置都较深,供应咀嚼肌、上颌、上颌牙、鼻腔、上颌窦、腭、下颌、下颌牙和外侧硬脑膜。这些部位与面部美容手术尚无明显的直接关系,但有时也可涉及,故亦应有所了解。

3) 颞浅动脉 颞浅动脉可视为颈外动脉的直接延续,但常较上颌动脉为细,在腮腺深面,平下颌颈的后方接续颈外动脉上行,约于外耳门高度出腮腺上缘达 SMAS 的耳前腱膜深面,其前、后分别有面神经颞支和颞浅静脉伴行。继而跨越颧弓根部上行,多在距颧弓上缘 2～3 cm 处分为额支和顶支(图 7-10)。

颞浅动脉在耳前的位置恒定、表浅且较粗,临床上可用于动脉测脉、灌注药物和行颅内、外动脉吻合。在颧弓根部,是额区出血时常用的压迫止血点。

颞浅动脉在面部的分支有:

(1) 腮腺支 在腮腺实质内分出的数小支,分布于腮腺。

(2) 面横动脉:面横动脉的位置,大多数位于在腮腺管与颧弓之间。该动脉起始后穿腮腺前缘浅出,紧贴咬肌浅面前行,沿途分出小支分布于腮腺、咬肌、腮腺导管和附近皮肤,并有分支与面动脉、咬肌动脉、颊动脉(为上颌动脉第 2 段的分支)和眶下动脉相吻合。

(3) 颧眶动脉:于颧弓上方或颧弓平面发出略向上达眶区分布于眼轮匝肌。

(4) 耳支:为颞浅动脉发出的许多小支,分为上、中和下组进入耳廓。

(5) 颞中动脉:在颧弓平面或稍下方发出,斜向上内穿颞浅中筋膜和深筋膜入颞肌。

2. 静脉 面浅部的静脉主要是面静脉和下颌后静脉(图7-11)。

(1)面静脉 面静脉85.4%起于内眦静脉,伴同名动脉的后侧下行,在口角以下约距面动脉8.5 mm。行至咬肌前缘下端处绕下颌下缘转至下颌下三角内,再经下颌下腺、二腹肌后腹和茎突舌骨肌的浅面行向后下达下颌角下方。

面静脉沿途收集鼻外侧静脉、面深静脉、上唇静脉、下唇静脉和颏下静脉,并通过内眦静脉与眼上静脉交通,通过面深静脉与翼静脉丛交通。故若挤压"危险三角"(鼻根与口角3点连线围成的三角形)的感染病灶,仍有将鼻唇部炎症传至颅内的可能。

(2)下颌后静脉 下颌后静脉由颞浅静脉和上颌静脉在下颌颈后方的腮腺内汇合而成,经颞浅动脉和颈外动脉的外侧下降,达下颌角水平时分成前后两支,前支与面静脉汇合成面总静脉,后支与耳后静脉和枕静脉汇合成颈外静脉(图7-11)。

下颌后静脉沿途还收集面横静脉及耳廓和腮腺的小静脉。下颌后静脉出腮腺时,恰被面神经下颌缘支覆盖,可作为寻找神经的标志。

3. 淋巴 面部的淋巴结和淋巴管较为丰富,尤其在呼吸道和消化道起始部的周围更多。淋巴结软而小,故不易扪及,当有炎症引起淋巴结肿大时才可触及。面部淋巴结沿面部孔道周围和血管、神经排列。主要的淋巴结群有4组。

(1)下颌下淋巴结 常围绕下颌下腺,接收颏下淋巴结和面淋巴结的输出管,其输出管伴面动、静脉入颈深上淋巴结。

(2)颏下淋巴结 位于颏下三角内,沿颏下静脉排列,收集下颌前部、口底前部和舌尖的淋巴,其输出管入下颌下淋巴结或直接注入颈深上淋巴结。

(3)面淋巴结 多较细小,沿面动、静脉排列,位于咬肌前缘下段与面血管之间者称颌上淋巴结,位于颊肌表面与面血管之间者称颊淋巴结。收集睑和眶内侧、鼻、颊、上唇和下唇及牙的淋巴,输出管注入下颌下淋巴结。

(4)腮腺淋巴结 较多,20个左右,可分为深、浅两组。

①腮腺浅淋巴结:位于腮腺表面。其中,位于耳屏前方,沿颞浅动脉和面横动脉排列者称耳前淋巴结;位于腮腺下端,沿下颌后静脉排列者称耳下淋巴结。收集额、颞、睑、外耳和鼻根部的淋巴,其输出管入腮腺深淋巴结或颈深上淋巴结。

②腮腺深淋巴结:位于腮腺实质内,沿下颌后静脉腮腺内段排列。收集腮腺浅淋巴结、结膜、咽鼓管、腮腺区皮肤、颊深部、腭和鼻腔后部的淋巴,其输出管汇入颈深上淋巴结。

4. 神经 面部皮肤的感觉神经来自面神经。感觉神经来自三叉神经节的3大分支。三叉神经节位于颅中窝颞骨岩部尖端前面的三叉神经压迹处。由神经节发出的3大分支由前而后是眼神经、上颌神经和下颌神经。

1)面神经 结合美容方面,此处主要叙述面神经的颅外段。面神经的颅外段是由面神经核发出的躯体运动纤维构成,由茎乳孔穿出颅外,分支分布于面部的表情肌。按其与腮腺的毗邻关系,可将其分为腮腺前段、腮腺内段和腮腺后段(图7-17)。

(1)腮腺前段 面神经的腮腺前段是面神经干出茎乳孔后至进入腮腺以前的一段,长1~15 cm,恰位于外耳道下方,乳突根前缘的内侧,距皮肤约2 cm深。出茎乳孔处,距乳突尖约1 cm。继而经茎突根部的浅面行向前外下方,并同时发出耳后神经支配耳后肌、耳上肌和枕肌,还发出二腹肌神经和茎突舌骨肌神经支配二肌。此段位置恒定,其体表投影约与耳垂上端相一致,易于暴露,是临床寻找面神经颅外段的常选部位。若欲行神经吻合术治疗面瘫,可在此行面至舌下神经或面至副神经、面至膈神经吻合术。此处也是面神经的阻滞麻醉点。

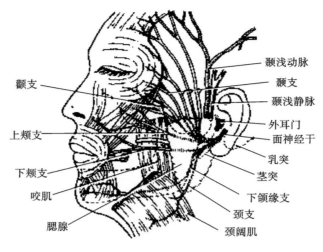

图 7-17 面神经颅外段

(2)腮腺内段 面神经的腮腺内段系面神经穿经腮腺实质的一段。其分支相互交织吻合成腮腺丛,位于颈外动脉和下全颌后静脉的浅面。病理情况下,神经外膜与腮腺组织粘连紧密,分离困难。若有腮腺肿瘤或肿胀时,可暂时压迫神经引起面瘫。腮腺丛内腮腺上、前和下缘呈放射状发出 5 组分支。

(3)腮腺后段 面神经腮腺后段是指出腮腺丛发出的 5 组分支,出腮腺以后至表情肌的一段(图 7-17)。分别称为颞支、颧支、颊支、下颌缘支、颈支。

①颞支:经下颌骨浅面或前缘出腮腺上缘。分布于耳前肌、耳上肌和眼轮匝肌。

②颧支:经腮腺前、上缘转折处出腮腺,分布于眼轮匝肌、颧肌、提上唇肌和提上唇鼻翼肌。

③颊支:腮腺前缘,贴咬肌筋膜前行,多位于腮腺导管上、下方 1.0 cm 范围内,行向口角方向。分布于鼻肌、口轮匝肌、笑肌、降口角肌、降下唇肌和颊肌。临床上常将腮腺管作为寻找神经颊支的标志。手术中剥离或切除颊脂肪垫时,应注意保护颊支分支,以免引起颊肌瘫痪。

④下颌缘支:从腮腺前下缘穿出,位居咬肌筋膜和颈筋膜浅层与颈阔肌之间,分布于降口角肌、降下唇肌及颏肌。

⑤颈支:出腮腺下缘,在下颌角后方约 1 cm 处入颈阔肌深面达下颌下三角,分成数小支分布于颈阔肌。

2)眼神经 为 3 个分支中最小者,在进入眼眶以前即分为泪腺神经、额神经和鼻睫神经 3 个终支,经眶上裂入眶,除分支分布于眶内器官和组织外,其皮支出眶分布于睑裂以上至人字缝的额、顶部皮肤以及鼻背中线两侧大部分皮肤。眼神经的皮支除泪腺神经外均自眶上缘内 1/3 及内眦部出眶。

3)上颌神经 为三叉神经的第 2 大分支,向前穿圆孔出颅入翼腭窝,除分支分布于上颌窦黏膜、上颌牙及牙龈外,皮支分布于除鼻背以外的睑裂和口裂之间的皮肤。

4)下颌神经 为三叉神经中最大的分支,其中少部纤维为穿过神经节但不交换神经元而分布于咀嚼肌的躯体运动纤维,其余大部为神经节发出的周围突(相当于树突)躯体感觉纤维。下颌神经穿卵圆孔出颅达颞下窝,分支除分布于颊、舌和下唇黏膜及下颌牙及牙龈外,皮支分布于颞区后部至口裂以下皮肤(图 7-18)。

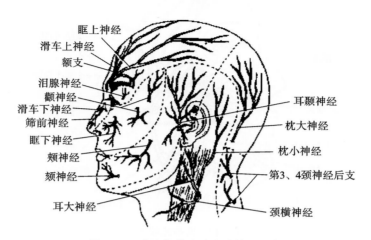

图 7-18 头面部的皮肤感觉神经分布

五、面部浅层的美容技术临床提要

面部除皱术,首先要了解四大重要解剖结构,即面部支持韧带、颞区筋膜结构、表浅肌肉腱膜系统(SMAS)和面部危险区。

1. 面部支持韧带

(1)真性支持韧带 连接皮肤与骨膜,起固定面部皮肤的作用。包括:眶韧带、颧弓韧带、颊上颌韧带(真假性)、下颌韧带。

①颧弓韧带:颧弓前部下缘骨膜-真皮,有一细小的感觉神经支及小动脉伴行,面神经颧支的一个分支在其深面走行。

②眶韧带:眶外上颞嵴骨膜-真皮,有小动静脉及感觉神经支穿行。

③下颌韧带:下颌体前 1/3 的骨面-颊下部皮肤真皮,有小动静脉穿过。

作用:固定悬吊下颌体部的面颈部皮肤,维持颈颌部的曲线。

④颊上颌韧带(真假性):起于颧-上颌骨缝骨膜,止于其浅面皮肤,固定皮肤,相对薄弱。

(2)假性支持韧带 在深浅筋膜之间或者是皮肤和筋膜之间,有相对致密的一些结构,称为假性支持韧带。这个韧带本身在做面部除皱的时候,并不能非常确切地分辨,只是相对来说它是一个比较致密的纤维组织。包括:颈阔肌-耳韧带、咬肌皮肤韧带、颊上颌韧带(真假性)。

①颈阔肌-耳韧带:颈阔肌后、上缘与耳垂下方之间相对致密的 SMAS 部分,耳大神经皮肤支常在韧带上走行或与之交织一起。作用:提紧颈阔肌,保持弓状后上缘形态。

②咬肌皮肤韧带:咬肌筋膜延续向上止于面颊皮肤。作用:固定悬吊面颊中部皮肤。

(3)临床意义

①固定和支持面颊部皮肤。

②牵拉固定颈阔肌。

③韧带松弛—切断—重建—松弛。

④神经血管伴行。

2. 颞区筋膜结构 包括：颞浅筋膜、颞中筋膜、颞深筋膜浅层、颞浅脂肪垫、颞深筋膜深层、颞深脂肪垫。

（1）颞浅筋膜 致密结缔组织，含有肌性成分，是颊区SMAS过颧弓延续的部分。其深面，以颞浅动脉额支为界，上方为疏松结缔组织，下方为颞中筋膜。

（2）颞中筋膜 指颞浅筋膜下方的疏松结缔组织。起源于腮腺筋膜，颞神经支走行其间，先在其偏深层，斜向前上方时渐浅出发出分支，分别进入耳前肌、额肌及眼轮匝肌。

（3）颞深筋膜浅层 起于颞线，向下覆盖颞肌，并在颞浅脂肪垫上方分为深浅二层。浅层筋膜向下跨越颧弓，与咬肌筋膜延续，与颧弓的骨膜相附着，小心剥离而分开。在眶外上缘，与颞深筋膜深层融合，移行为骨膜。

（4）颞浅脂肪垫 位于颞深筋膜的浅、深层之间，前上部分为脂肪组织，而下部分为致密结缔组织筋膜板。

（5）颞深筋膜深层 在颞浅筋膜上缘处分出颞深筋膜深层，向下分隔颞深、浅脂肪垫。在颧弓上缘移行为颧弓深面和上缘的骨膜，在眶外上缘，与颞深筋膜浅层融合后移行为骨膜。

（6）颞深脂肪垫 位于颞深筋膜深层的深面、颞肌的前面，在颧弓深面向下与颊脂肪垫相延续。

3. SMAS

（1）面部的SMAS 是面部的肌肉筋膜互相延续形成的一个结构，它不是单纯的筋膜组织。它上面跟额肌、眼轮匝肌、颈阔肌互相延续成一个完整的结构。它的深面与皮肤真皮之间借纤维隔相连接。所以，皮肤与SMAS之间，其实有一个比较明确的间隔，一是有纤维间隔，二是脂肪层也充填其间。

（2）SMAS和面神经 SMAS在耳屏前和在腮腺区较为致密，与腮腺筋膜之间容易分离；越过腮腺后变薄，面神经支位于其下方，手术分离时易致面神经损伤。在颞部，SMAS筋膜在颧弓浅表，颧支在其深面走行也容易在术中损伤。此区的分离宜在SMAS和皮下间进行。

（3）SMAS分离的安全范围 腮腺前缘后方，颧弓下1.0 cm，下颌体下缘上1.0 cm。

4. 面部危险区 按照神经的分支和走形的关系，及解剖的位置和它易损伤的位置，把面部分成几大危险区域。

（1）面部危险区1 耳大神经：感觉神经，支配部分耳廓、耳垂、耳垂附近的颈颊区域。损伤结果：耳下部2/3及邻近的颈、颊皮肤麻木，痛觉过敏（颈阔肌折叠缝合在乳突筋膜上时，有神经压迫）。

解剖位置：外耳道向下引出一条直线，其6.5 cm的下方作一点，以此点作一半径为3.0 cm的圆。耳大神经大约在外耳孔下方9.0 cm自胸锁乳突肌深方发出。

手术要点：分离应在皮下脂肪层内，颈深筋膜及胸锁乳突肌的浅面。耳大神经位于颈阔肌的后方，缺乏保护。当颈阔肌向乳突区折叠缝合时，应注意避免压迫耳大神经，最好能让颈阔肌起到覆盖及保护作用。或将颈阔肌的折叠缝合放在耳大神经前面的颊部。

（2）面部危险区2 面神经颞支所在区域。面神经颞支：2~4支，最上一支与颞浅动脉额支并行。

支配：额肌、皱眉肌、降眉肌、眼轮匝肌，有颞支间吻合，颞颧支吻合。额肌在发际水平起源于帽状腱膜，向下覆盖额部发出纤维止于上眶缘的皮肤真皮内。收缩可提眉，反复收缩引起额部横纹。

损伤结果：患侧额肌麻痹,患侧皱纹消失,眉下垂,双侧眉毛不对称。眼轮匝肌因受颧支分支的支配,功能不受影响。

解剖位置：以耳屏下方 0.5 cm 作一点,再以眉外侧上方 2 cm 作一个点,连成 1 线,平行于颧弓作 2 线,至眶外缘,再连接眉上方与眶外缘作 3 线,构成一个三角形。

分离层次：颞支走行于颞部 SMAS 的深面,可在此层的深面或浅面分离,而不要正好在其下方分离,可以在颞深筋膜的深面,在颞浅脂肪垫中分离,将筋膜皮瓣从颧弓的附着点上掀起,向下分离,而不会损伤到颞神经支。

(3) 面部神经危险区 3　下颌缘支所在区域。下颌缘支走行在颈阔肌深面,下颌缘上 1~2 cm 占 81%,19% 位于下颌缘下 1~2 cm。与颊支有吻合支。

支配肌肉：降口角肌,下拉口角及下唇;口轮匝肌,浅部——压口唇,深部——提拉口唇;降下唇肌,下拉下唇;颈阔肌,降下唇。表情：悲伤;愤怒。损伤结果：当试图露出下牙时,下唇无法下拉,仍盖住患侧下牙,而表现为一脸苦相,影响吹口哨、吸吮等。

解剖位置：在下颌体中部,口角后方 2 cm 处作一半径 3.0 cm 的圆。此圆形区域即为危险区 3。

手术分离：皮下分离或面动静脉的结扎或电凝时都可能损伤下颌缘支。

(4) 面部危险区 4　为颧支、颊支所在区域。颧支 1~4 支,颊支 3~5 支,颧颞吻合支,颧颊吻合支,支配肌肉：颧大小肌,提口角肌,提上唇肌,口轮匝肌,颊肌,上唇方肌。协同作用：提上唇;提口角,作用于皮肤形成鼻唇沟;吸吮;吹口哨;口角向外向上,笑。

损伤的结果：颧大小肌麻痹,患侧口角、上唇下垂;对侧的颧大、小肌则向己侧提拉口角,造成口角歪斜;在静态时上唇不对称,微笑时加重,患侧鼻唇沟浅或消失;影响吸吮、吹奏、鼓腮;食物淤积于口腔;颧支、颊支之间吻合支较多,故麻痹一般为非永久性。但患者可能会有患侧肌肉的不自主抽动。一旦麻痹为永久的,造成的畸形严重且难以矫正。

解剖位置：连接颧弓最高点、下颌角后缘、口角,即形成此危险三角。此区域颧支、颊支、腮腺导管通过,且不被腮腺所覆盖,易致损伤。

手术分离：SMAS 对颧、颊支起保护作用,不易损伤。在 SMAS 深方分离或复合除皱术时,该神经支可能损伤。

(5) 面部危险区 5　眶上神经和滑车上神经所在区域。眶上神经和滑车上神经,是感觉神经,主要支配额部、上眼睑和头皮的感觉。

损伤的结果：此两支神经在穿出眶孔时,由于贴附较紧,不易活动,容易损伤。如损伤,致额部、上睑、头皮、背部等处麻痹或痛觉过度。

解剖位置：以眶上孔为中心作 1.5 cm 半径的圆。眶上神经和滑车上神经均在该区通过。

手术分离：分离掀起额部皮瓣时,可看见眶上神经血管束位于皮瓣的内、外 1/3 之间。分离至眶上缘时,避免在其出孔处损伤神经、血管束。

在神经、血管束之间切开额肌时要求在眶上神经、血管处之间或者是外侧切除,否则会引起皮肤麻木。而有的时候也不做切除,只是在上面做一些网格式的切开。但是都要注意避开眶上神经、血管处。

滑车上神经走行在皱眉肌内,故切除皱眉肌时应在直视下进行,并注意保护滑车神经。眶上神经一般走行在皱眉肌外侧。

(6) 面部危险区 6　眶下神经所在区域。

损伤结果:损伤会造成鼻外侧、颊、上唇、下睑麻木。

解剖位置:以眶上孔、瞳孔、第二磨牙作一垂线,眶下缘下方 1 cm 即为眶下孔。以眶下孔为圆心作 1.5 cm 半径的圆,即为危险区 6。

手术分离:皮下或 SMAS 下方分离不会损伤眶下神经,上颌部骨膜下分离会造成眶下神经和颧支损伤。当然有的时候在经过口内做一些颧骨的手术,或者是有的时候单纯地做局部麻药注射的时候,也都要注意眶下神经的损伤问题。

(7)面部危险区 7 系颏神经所在区域。

损伤结果:损伤致颏部及下唇半侧黏膜和皮肤麻木。患者容易自咬下唇,不易将食物含在嘴里,无法做吹奏活动。

解剖位置:颏孔位于下颌第二磨牙下方,下颌中间。与眶上孔、眶下孔位于一条直线上。

手术分离:隆颏术时,分离位于两颏孔内侧,则可避免损伤。

第五节 眶 区

眼眶是一个视觉器官,又是重要的表情器官。日常交往中,眼睛可以传递感情信息,并可以展现出一个人的内在美与外在美,"眼睛是心灵的窗户"。目前越来越多的人关注和接受眼部的美容整形手术。

眶区主要有眶、眉、眼睑、泪器、结膜及眼肌等。

一、眶的结构与美容相关功能

眶对称性分列于鼻根两侧,为一四棱形的腔,有内、外、上、下 4 个壁,1 个底(眶口)及 1 个尖端,容纳眼球及其附属结构。

眶口略呈正方形,向前下外倾斜,眶口上缘内。外 1/3 交界处有眶上孔或眶上切迹。眶下缘中份下方有眶下孔。在内侧缘交界点有泪结节,作为探查泪囊的标志。

眶的尖端指向后内方,相当于视神经孔的部位。

眶腔的左右两内侧呈垂直位,而外侧壁约呈 90°角的倾斜位,下壁近于水平位,上壁向后下倾斜达其顶端。

两眶的眶轴(自蝶骨小翼根骨片前缘至眶高中点的连线)相交于后方,前方分开,因此眶轴朝向前后方。眶轴成人长 47~48 mm。眶轴交角成人约 45°,有个体差异,小儿较小(图 7-19)。

(一)眶壁

眶壁由额骨、蝶骨、颧骨、上颌骨、腭骨、泪骨和筛骨构成。

1. 上壁 主要由额骨眶部构成,分隔颅前窝与眶腔。该壁外侧部有泪腺窝,内侧部有滑车小棘或滑车小凹,有上斜肌通过。在额筛缝处有筛前孔和筛后孔。

2. 内侧壁 主要由泪骨和筛骨构成,其前部有泪囊窝,经鼻泪管通鼻腔的下鼻道。窝后方以菲薄的筛骨眶板与筛骨的筛窦相隔。

3. 下壁 由颧骨、腭骨和上颌骨构成。呈三角形,斜向上内,移行于内侧壁。下壁分隔眶与上颌窦。下壁中部有眶下沟及眶下管,向前开口于眶下孔。

4. 外侧壁 比较坚厚,主要由颧骨和蝶骨大翼构成。该壁后部分别借眶上裂与上壁和

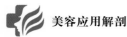

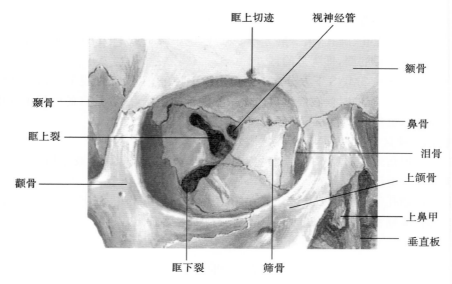

图 7-19　眼眶

下壁分开。该壁有颧眶孔通过颧神经。在眶缘稍内方有一个眶外侧结节,是睑外侧韧带、提上睑肌腱膜和眼球悬韧带的附着处。

（二）眶的容量与测量

眶的容积平均约为 30 mL。

眶口多为长方形或方形者,男性为 77.6%、女性为 80.2%;近似圆形及近似四方形者,男性占 6.3%、女性占 6.6%。

眶宽（额颌点）男性平均为 42.1 mm、女性为 40.1 mm,眶腔的最大直径在眶缘以内1.5 cm处。

眶深（由眶下缘中点至神经孔下缘之间的距离）平均为 47～49 mm。在行球后注射时,进针的长度应控制在 40 mm 以内较为安全。

眶高男性平均为 35.6 mm,女性为 34 mm。

（三）眶的交通

眶壁上有许多孔和裂,有血管与神经通过,从而建立眶腔与周围的交通。经眶上裂和视神经管与颅中窝相通;由眶下裂和视神经管与颅中窝相通;由眶下裂向下与颞下窝和翼腭窝交通;由眶下裂经眶下沟、眶下管通眶下孔开口于面部;经鼻泪管通鼻腔。

二、眉的结构与美容相关功能

眉是位于额与上睑之间的呈弓形分布的一束毛发。眉毛属硬质短毛,左、右各一,外观上可分为头、体、尾 3 部。头部位于眶上缘内端的下方,其毛指向上;体部正对眶上缘,眉毛横向外侧,尾部位于眶上缘外端的稍上方,眶缘在眉毛之下隆起。眉的位置愈高,其愈弯曲;位置愈低,愈水平。眉毛的密度正常为 50～130 根/cm²。眉毛的长短、粗细、疏密和色泽的深浅与种族、性别、年龄等多种因素有关。一般男性眉毛粗浓,女性眉毛狭细。

（一）眉部的层次结构及其特点

眉部的组织从浅到深可分为皮肤、皮下组织、肌层、肌层下疏松结缔组织及颅骨骨膜（图7-20）。

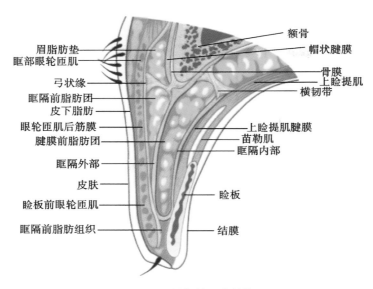

图 7-20　眉部的层次结构

1.皮肤　较厚,富含皮脂腺、汗腺,眉毛根部毛囊粗大。眉毛皮肤,皮下结缔组织与肌层紧密相连,与头皮相似,可在骨膜上移动。

2.皮下组织　含有少量脂肪组织和许多纤维组织,与皮肤和其深面的肌肉紧密相连。

3.肌层　包括眼轮匝肌、额肌及皱眉肌,其肌纤维彼此交织。额肌起于帽状腱膜,肌纤维纵行向下,而止于眉部皮肤及皮肤组织中,其主要作用是使额部皮肤折皱,提高眉毛和上眼睑使眼裂开大。临床上筋膜条固定于眉上缘的肌层组织中即可提上眼睑,用以纠正眼睑下垂。眉部皮下的致密结缔组织包裹额肌,其浅面与皮肤连接,其深面附于眶缘,因此可防止该层深面的渗出物向下进入眶内;眉部的致密结缔组织亦可防止渗出物由上睑向上蔓延至额部。皱眉肌为一小肌束,位于眼轮匝肌眶部和额肌的深面,两侧眉弓之间。起于额骨鼻部,肌纤维斜向上外,横越眶上神经和血管的浅面止于眉内侧半皮肤。次肌收缩时可将两侧眉毛拉向鼻根部,使眉间出现垂直方向的皱纹。此外皱眉肌还可增加眉的隆起度,保护眼免受强光刺激等作用。

4.肌层下疏松结缔组织　向上与额顶枕区腱膜下疏松结缔组织(即头皮危险区)相连续,向下连接于上睑眶隔与眼轮匝肌之间。临床上危险区的血液和脓液可进入上睑。

5.颅骨(外)膜　为额骨眶上缘及其上部的外骨膜。

（二）眉部的血管、淋巴管和神经

1.眉部的血管　眉部动脉为眶上动脉和颞浅动脉。眉部静脉内侧注入眶上静脉或内眦静脉,外侧入颞浅静脉。

2.眉部的淋巴管　内侧沿静脉引流入下颌淋巴结,外侧入腮腺淋巴结。

3.眉部的神经　眶上神经和耳颞神经分布于眉部皮肤。眉部肌肉由面神经的额支和颞支支配。

（三）眉的标准位置

画3条线来确定眉是否符合东方人的美学观标准。A线:眉内下缘位于鼻侧眶上缘,眉

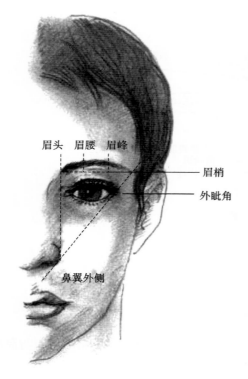

眉头　眉腰　眉峰

眉梢

外眦角

鼻翼外侧

图 7-21　眉的标准位置

头与鼻翼连线为垂直向下的连线。B 线：两眼正视前方时，鼻翼、瞳孔外缘延长线交于眉的位置，为眉型弧度最高点，即为眉峰的位置。C 线：鼻翼至外眼角连线交于眉，为眉的外缘即眉梢位置（图 7-21）。符合上述位置的眉毛即所谓"标准眉毛"，但缺少鲜明个性与魅力。

眉毛的美容作用，早为人们所熟知。"所谓天然一段风韵，全在眉梢"就是最好的说明。古时以黑色颜料画眉为饰，以后发展成为多种人为眉毛类型。现时有人为的"柳眉"最为流行，就是拔出部分眉毛，使眉毛是柳叶状，即"柳眉"这种做法虽然是美容的需要，增加了美感，但对人体也有不利之处，因为眉毛根部毛囊粗大，拔除眉毛的部位就是一个细小开放的窗口，容易造成细菌感染，另外经常拔眉毛不仅使毛囊受损，而且再生的眉毛粗细不均，方向杂乱。

眉毛不仅有美容作用，还能防止额部汗水和下落的灰尘进入眼内，起一栅帘的作用，能防止强光刺眼，并参与表情活动。

（四）临床提要

1. 眉毛的位置、疏密和形态直接影响到眼部的美观　每个人的眉毛生长不一，有的人眉毛过长，有的人眉毛过短，有的人眉毛稀疏，例如：有的人眉间隔太近，或眉梢过于向上，眉尾下垂；还有的人眉毛色泽比毛发淡，显得很不协调，这些都需要进行整形或修饰。眉毛是一种有光泽的短毛，全部剃掉，还可重新长出。因此，坚持修眉、拔眉可以美化眉型，起到美容的作用。但若每月拔 1～2 次眉，持续半年到 1 年，则可破坏毛囊，致使眉毛不再生长。

2. 眉下垂　由于老年人皮肤松弛或面神经颞支的瘫痪，可导致眉下垂。在眉部，额肌和眼轮匝肌相互交织附着于眉部皮肤，皮下致密结缔组织包被额肌和眼轮匝肌，成为肌肉的鞘。在此鞘后层的深面有一层脂肪组织，称为眉脂肪垫。眉部的表浅肌肉层通过脂肪垫后面的致密结缔组织，附着于额骨上，在眉的内侧 2/3 部分紧密附着，而在外侧部分则没有这种紧密附着。所以，在老年人中，由于皮肤松弛，眉外侧部分通常较早地发生眉下垂；这也是眼睑外侧部分的皮肤比内侧部分较早出现松弛和皱纹的原因。

对于眉下垂可通过手术进行矫正。眉弓上缘皮肤弧形切除术：适用于各种原因所致的眉下垂。根据眉下垂的程度与部位，在眉上缘标记需切除皮肤的弧度和宽度，于局部麻醉下按标志线切除皮肤，于局部麻醉下按标志线切除皮肤及皮下组织，缝合时应将皮下层与额骨骨膜相固定，间断缝合皮肤或皮内缝合（图 7-22）。

术中要注意沿眉弓上缘切口的刀刃略向额面倾斜，避免伤及眉毛的毛囊；术中要避免损伤额动静脉、眶上动静脉及相应的神经。

3. 眉毛错位或眉毛缺失　由于外伤、烧伤或疾病可导致眉毛错位或眉毛缺失。二者均可通过手术进行矫正。

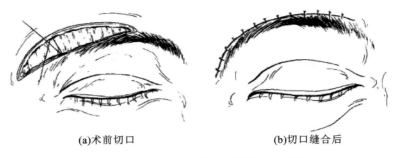

(a)术前切口   (b)切口缝合后

图 7-22　眉弓上缘皮肤弧形切除术示意图

（1）眉错位矫正术　适用于眉距过宽和眉位不正。前者为先天性眉裂患者、外伤及手术后眉距增宽者；后者可由眉区附近创伤后瘢痕挛缩导致眉毛向上、向下移位或中间错位。在行眉错位矫正术时，切开皮肤后，在皮下深层分离时，避免损伤眉毛毛囊。

（2）眉缺失整形术　眉毛缺失有部分及全部缺失之分，多由烧伤、外伤所致，也可因麻风病或眉部的色素痣、毛细血管瘤造成。

眉缺失后的再造术有很多，在眉缺失的整形术中，要注意眉毛的自然生长方向，在眉头部位眉毛是向上的，自内 1/3 处眉毛从上斜向下，在进行眉再造时应注意眉毛的方向。

三、眼睑的结构与美容相关功能

眼睑为覆盖在眼球前部的能灵活运动的两片帘状组织，俗称眼皮，具有保护眼球，使其免受外伤或强烈光线刺激和防止干燥的作用。眼睑是结膜炎、沙眼等好发部位，也是面部美容整形的重要部位。

（一）眼睑的形态（图 7-23）

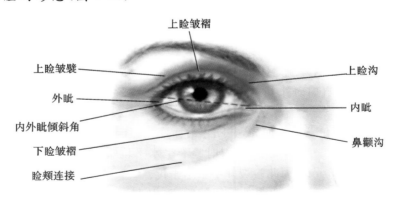

上睑皱褶

上睑皱襞　　　　　　　　　　　　　　上睑沟

外眦　　　　　　　　　　　　　　　　内眦

内外眦倾斜角

下睑皱褶　　　　　　　　　　　　　　鼻颧沟

睑颊连接

图 7-23　眼睑的形态

眼睑分为上睑和下睑。上睑较下睑宽大，其上界为眉毛的下缘，与眶上缘大体相当，因此与额部皮肤有清晰的分界线，即额睑沟。下睑下界移行于面颊部皮肤，二者间无明显分界线，但是，相当于睑下缘的皮肤可有 2 条细沟（鼻睑沟及颧睑沟），老年人明显。此二沟也可作为眼睑疏松结缔组织和颊部致密结缔组织的分界；沟处皮肤与深部组织的联系能防止脂肪下坠。颧睑沟相当于眶下缘的部位，老年人在此沟上方形成眼袋。

上睑因有上睑提肌，所以它的活动范围较下睑大得多。当睁眼向前注视时，上睑遮盖眼部睑裂所暴露的部位，下睑仅稍向上。

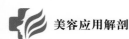

1. 睑缘 为上、下两睑相对的游离缘,分别称为上、下睑缘。睑缘宽约 2 mm,其前缘圆钝,后缘呈直角。睑缘被纵向的缘睑沟(睑缘灰线)分为睑前唇和睑后唇,缘间沟标志着皮肤与结膜的结合线。在睑前唇上生有 2~3 行睫毛。上睑睫毛较长,为 8~12 mm,数目较多,100~150 根,向睑前上方弯曲;下睫毛较短,为 6~8 mm,数目较少,50~75 根,向前下方弯曲,所以当闭眼时,上下睑的睫毛并不互相交织。睫毛的颜色一般比头发色深,也不因年老而变白,但偶然可见数根老年性白睫。但在患白化病时,可变白。睫毛的长度因个体、年龄及种族而异,一般儿童的睫毛最长,最弯曲;青春较长。

睫毛毛根深达皮下结缔组织中,居于毛囊内。周围有变态的汗腺和皮脂腺,它们的排泄管开口于睫毛毛囊中。睫毛的生理寿命为 3~5 个月。睫毛若被人为地拔掉,可于 1 周后再度长出,约需 10 周时间达原长度。睫毛的长短与多少对美容很重要。如果睫毛毛囊及毛束由于睑内翻或外伤造成位置的变化即倒睫,就很有临床意义,需进行倒睫整复手术。中国人睫毛的倾斜度为:男性上睑睫毛睁眼平视时为 110°~130°的占 79.8%(自睫毛根部所作垂直线上端为 0°,下端为 180°),闭眼时为 140°~160°的占 83.5%;女性与男性大致相同。男性下睑睫毛睁眼平视时为 100°~120°,女性较男性平均少 10°。正常睫毛倾斜度的数据,对倒睫、垂睑、睑内翻及睑缘赘皮等病的诊断与治疗颇为重要。睫毛能遮尘避光对眼起保护作用,对面部美容起重要作用。

在眼睑后唇上,有睑板腺的开口,上睑约为 25 个,下睑约为 20 个,肉眼可见,呈规则点线状。

2. 睑裂 上、下睑缘之间的裂缝称睑裂。上、下睑缘在内外侧端相遇合的"角"分别称为内眦与外眦。外眦呈锐角,眼睁大时为 60°,平常状态为 30°~40°。外眦距眶缘 5~7 mm。内眦钝圆,与眼球之间有泪湖相隔。泪湖内侧有小丘状泪阜,其外侧有粉红色的结膜半月襞,此为动物瞬膜的遗迹结构。

在近上、下睑缘的内眦端,即相当于内侧 5/6 交界处,有一小突起,称作泪乳头,其中央有泪点,为泪小管的入口。泪点外侧的睑缘生有睫毛,称为睑缘部;泪点内侧的睑缘既无睫毛,也无睑板腺,称为睑缘泪部。

3. 睑裂轴 睁眼时,内外眦之间的连线。根据相关资料,成年人的眼裂轴以水平位为最多,占 82.06%;向上位(自内向外上方倾斜)次之,占 13.23%;向下位(自内向外下方倾斜)最少,仅占 4.71%。

眼裂的大小、形状与位置因人而异,并随年龄而变化,且与性别和种族有关。同一个体的眼裂左右亦可略有差异。一般情况下,闭眼时睑裂呈水平位略弯曲,外眦低于内眦 2 mm;睁眼时外眦则较内眦高约 2 mm,因此睑裂并不呈水平位。

正常情况下,根据相关资料,两眼外眦间的距离(以上、下睑相遇之点为标志),男性平均为 90.7 mm,女性平均为 86.7 mm。两眼内眦间的距离(以上、下睑相遇之点为标志),男性平均为 33.6 mm,女性平均为 32.8 mm。睑裂长度(指一眼内外眦间的距离),男性平均为 28.3 mm,女性平均为 27.1 mm。睑裂高度(为眼平视前方时,上下睑缘中点之间的距离),男性平均为 7.7 mm,女性平均为 7.4 mm。男性睑裂无论长度和高度均较女性大。

睑裂一般分为 3 型:细窄型、中等型及高宽型,以中等型睑裂高度为美。

(二) 眼睑的层次结构

眼睑由浅往深分为 5 层,依次为皮肤、皮下组织、肌层、纤维层及结膜。临床上通常将眼睑分为浅、深两层;浅层为皮肤、皮下组织和肌层;深层为睑板和睑结膜。浅、深层的分界线为睑缘灰线,该分界线也是某些睑部手术的重要标志(图 7-24)。

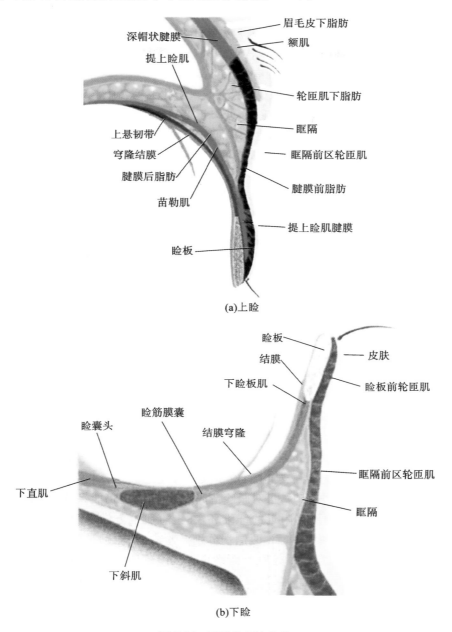

(a)上睑

(b)下睑

图 7-24　眼睑的层次结构

1. 皮肤　眼睑皮肤是人体最薄皮肤之一,真皮只有 0.3~0.5 mm 厚,尤以上睑更薄,富有弹性,易于移动和伸展。眼睑皮肤弹性随年龄变大而逐渐下降,又因皮下组织疏松,所以眼睑皮肤极易滑动或形成皱纹,老年时明显。眼睑内的皮脂腺和汗腺,均较其他部位的细小。在内、外眦及眶缘处,皮肤附着于深筋膜上,但于睑板近侧缘处则附着较疏松。

　　上睑表面在其边缘上方约 5 mm 处有一沟,即上睑沟。它的形成是由于上睑提肌牵张的结果。重睑和单睑及以上睑沟的有无为标志,有此沟者即为重睑(俗称双眼皮),无此沟者即为单睑(俗称单眼皮)。下睑沟相当于下睑板的下缘,在下睑缘下方 3~4 mm 处有一下睑沟,

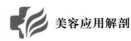

向下方注视时明显,老年人此沟明显。

2. 皮下组织 由疏松结缔组织构成,缺少脂肪组织,是人体最松软的组织之一,与其下方的眼轮匝肌很少粘连,易于积血和发生水肿。术后加压包扎 2～3 天后,有助于防止血肿和减少水肿。在睑缘(泪点以内)附近,上睑沟及内外眦皮肤和睑内外侧韧带粘连处缺乏此层。这一点对于施行重睑术和内眦赘皮术均有临床意义。

眼睑的皮脂腺通常为每根睫毛两个,其腺管开口于睫毛毛囊中。该腺发炎肿胀即形成麦粒肿。睫毛周围还有特殊的汗腺,称睫毛腺,开口于毛囊内。

3. 肌层 眼睑的肌肉有眼轮匝肌、上睑提肌和米勒肌。

(1)眼轮匝肌 位于皮下组织和睑板之间,其肌纤维方向是以眼裂为中心,环绕上、下睑,形似一个扁环,肌肉收缩闭合眼睑。

眼轮匝肌分为眶部、睑部和泪囊部。眶部肌肉纤维起于睑内侧韧带,大致环绕眶缘,仍止于原韧带处;另有一些肌纤维止于颞部及颊部的皮肤,还有一部分肌纤维消失于眉弓部皮下额肌的皮肤。睑部肌纤维也起于睑内侧韧带,分别沿上、下睑缘各作半圆形,而共同止于睑外侧韧带。泪囊部肌纤维在泪囊深面,起自泪嵴和泪囊后壁,向外与睑部纤维结合。该部肌纤维可向内牵拉睑板并可扩大泪囊。

另有一些纤细的肌纤维终止于睑板腺开口的后方,协助腺体分泌物的排出。

眼轮匝肌的眶部与睑部的肌纤维方向均以环形为主,故眼睑皮肤的垂直性创伤伤口容易裂开,临床上必须予以缝合,否则影响愈合。而与肌纤维方向一致的创口,如不太大,即使不缝合,创口也很快愈合,且不致有显著的瘢痕。临床眼睑手术时,皮肤切口方向应与肌纤维走向一致。

眶部和睑部肌纤维都有闭眼功能,但是二者又有区别。眶部纤维收缩时力量较强,可使外在皮肤形成多数皱襞,随意紧闭眼睑;此部肌纤维能加强睑部肌纤维的闭睑作用,所以眶部肌纤维收缩时,睑部也必定收缩,睑部肌纤维收缩,可使睑裂轻度闭合,如睡眠时的闭目及防御性反射性闭眼等。手术切除部分眼轮匝肌,对眼睑闭合不会产生影响。

眼轮匝肌受面神经的颞支和颧支支配,由于其分支越过颧骨、额骨进入深部组织分成无数小支至肌下,所以在手术或外伤时,虽对眼睑造成多数损伤,但仍能保持其闭眼功能。

(2)上睑提肌 起于视神经孔附近的纤维环,在上直肌上方沿眶顶而行,其末端形成扇形的纤维腱膜,中央部止于上睑板前面,两侧端分别与睑内、外侧韧带融合,形成内、外侧角。此外,上睑提肌部分纤维向前穿过眼轮匝肌而终止于上睑皮肤,其中近睑缘的部分可使皮肤形成上睑皱襞及双眼皮。

(3)米勒肌 又称睑板肌,为一薄层平滑肌,上、下眼睑各一。上睑的较大,起于上睑提肌的深面纤维之间,在上睑提肌与结膜间向前下方走行,止于上睑板上缘。下睑的较小,起于下直肌的鞘膜,行向前上方,止于下睑板下缘。

米勒肌与上睑提肌很难分离,尤其是上睑提肌发育不良时尤盛。做上睑提肌缩短术时,实际上是把此肌与上睑提肌作为一个整体分离。该肌与睑结膜紧贴,在睑板上缘更为明显。作眼手术时,可在睑板上缘之上方切开,方可分离此肌与结膜。米勒肌受交感神经支配,协助开睑,在惊恐、愤怒或疼痛时发挥作用,加大睑裂张开程度。

4. 纤维层 它是眼睑的支架,由较厚的中央部的睑板和周边部的眶隔组成。

(1)睑板 上、下眼睑各有一个,呈半月状,由致密的结缔组织构成,睑板的弯曲与眼球形状相符,是睑的支架,使睑保持一定的形状和硬度。

（2）两睑板各长 30 mm，厚为 1 mm，上睑板较大，其中央部宽度男性为 7～9 mm，女性为 6～8 mm；下睑板薄而略窄，宽约 5 mm。睑板分为前、后面，游离缘和附着缘及内、外两端。睑板前面突，浅面与眼轮匝肌之间隔有疏松的结缔组织，因而肌肉在睑板上的收缩不受影响。睑板后面略凹，与睑结膜紧密附着，难以分离。

睑板与四周组织分界较明显。睑板游离缘较薄，逐渐与眶隔延续。

睑板的内、外两端分别有结缔组织形成的睑内、外侧韧带，与眶缘附着。

睑内侧韧带，又称眦韧带，略成三角形，长约 4 mm，宽约 2 mm，从鼻颌缝附近的上颌骨额突浅面，泪沟稍前方，经泪囊浅面，抵止于上、下睑板的内侧端。其上缘连接于骨膜上，下缘游离。该韧带隔皮极易触及，它是寻找泪囊的标志。

睑外侧韧带，又称外眦韧带，长约 7 mm，宽 2 mm，将睑板外侧端连于颧骨的眶结节上。其位置深在，不易隔皮触及。

睑板腺为埋藏在上、下睑板之内的分支管泡状腺，是变态的皮脂腺，呈与睑缘垂直的平行排列。上睑板腺 30～40 个，下睑板腺 20～30 个。睑板腺的排泄管开口于睑缘后唇。睑板腺分泌油脂状物，可防止泪液浸泡皮肤，并防止上、下睑长期接触时的黏着（睡眠时）。眼睑闭合时防止泪液蒸发，保持角膜与结膜的湿润，并有保持眼球前部与睑结膜之间的润滑作用，且能防止外界液体（如水）进入眼内。

沙眼等慢性炎症可使睑板减轻肥厚并呈舟状弯曲，造成内翻倒睫。由于睑板内有垂直排列的睑板腺，使得睑板在垂直方向较为薄弱，故外伤时常呈垂直性断裂。睑板对保持睑的形态有重要作用，所以手术时不要轻易切开或切除睑板。

（3）眶隔 又称睑板阔韧带或眼眶睑板韧带，是一层纤维膜，起于眶缘骨膜，向下（或向上）附着于睑板前面。眶隔内侧附于泪囊窝深面（后方），外侧则附着于颧骨眶结节浅面。当眼睑闭合时，眶隔就作为眶口的隔膜。眶隔参与眼睑的运动，是一层可活动的薄膜。

眶隔外侧部较内侧部厚，上方较下方厚。眶隔有被上睑提肌和下直肌的前部纤维所贯穿，且被神经和血管穿过的薄弱区。

在老年人因眶隔萎缩、皮肤和眼轮匝肌松弛，导致眶内脂肪经眶隔薄弱区脱出，形成眼袋，影响美观，可行手术矫正。

眶隔借助于睑板将眶与睑分开。在睑板上缘稍上方切开眶隔后，通常可见到脂肪组织，其深面即为上睑提肌，是手术时寻找上睑提肌的重要标志。

5. 睑结膜 与睑板紧贴难以分离，但穹窿部结膜很松弛。

眼睑的开闭主要由上睑活动来完成。闭眼时，上睑下垂，眼球外翻（转）时经角膜隐藏于上睑后方，不外露；如闭合不全即为兔眼。

四、结膜

（一）结膜的形态

结膜为一层透明而富血管的薄膜，连接在眼睑与眼球之间。依所在部位分为 3 部分：睑结膜、穹窿结膜和球结膜（见第二章）。

1. 睑结膜 紧贴上、下睑板的内面，不能移动，翻转眼睑后才能看见。睑缘处是眼睑皮肤与结膜的移行区。睑结膜血管丰富，该部略呈淡红色。睑结膜分为睑缘部、睑板部和眶部。

（1）睑缘部 为皮肤和结膜本身之间移行的部分。自皮肤结膜移行部向后 2 mm 有一浅沟，为睑板下沟，是血管穿过睑板进入结膜的部位，异物易存于此沟内。沙眼性睑内翻之矫正术即沿睑板下沟切断睑板,再加以缝合。

泪点开口于睑缘部。结膜炎等疾病可经泪点、泪小管、泪囊和鼻泪管而波及鼻腔,反之亦然。

(2)睑板部 薄而透明,富有血管,呈红色或淡红色。该部因透明故可见其深面的睑板腺。

(3)眶部 为由睑板上缘至穹窿部结膜之间的部分,与其深面的 Muller 睑平滑肌疏松相连。

2. 穹窿结膜 为上、下睑结膜与球结膜之间的移行部分,其反折处分别构成结膜上穹与结膜下穹。穹窿部结膜厚而疏松,便于眼球运动。

上穹部相当于睑上缘水平,距角膜下缘 8~10 mm。下穹部与眶下缘相当,距角膜下缘约 8 mm。穹窿部结膜血管多,且富有静脉丛,以下穹部尤为明显。当切开上穹部,即进入上睑提肌和上直肌之间的纤维组织;切开下穹部,则进入 Muller 下睑平滑肌和下直肌之间。

3. 球结膜 覆盖于巩膜前部。该部最薄弱,与其下面的组织结合疏松,且本身又富有弹性,在生理与病理情况下均能出现皱襞,临床上易出现水肿或出血。结膜下注射即在此部位进行。睑裂部之球结膜,因经常暴露于空气中以致老年人常在靠近角膜处的球结膜上出现稍隆起的黄褐色的睑裂斑。

当眼睑闭合时,由结膜形成的囊状腔隙,称结膜囊,通过眼裂与外界相通。

(二)结膜的血管、淋巴管与神经

1. 结膜的血管 结膜的血管很丰富,其特点是静脉多于动脉。血管间既有动脉和静脉之间的吻合,也有静脉之间、动脉之间的吻合,所以结膜血管内可见血流改变方向。

(1)结膜动脉 睑结膜动脉来自眼睑动脉弓(由鼻背动脉和泪腺动脉吻合而成),在睑板下沟处形成睑缘动脉弓,供应下部睑结膜。行睑板切除时,注意勿损伤此动脉,以免引起大出血。穹窿部睑结膜由位于睑板上方的边缘动脉弓分支供应。球结膜由后结膜动脉供应(后结膜动脉发自眼睑动脉弓,经穹窿部下行,分布于球结膜)。临床上行睑板切除或在穹窿部做手术时,注意勿损伤血管,以免引起大出血。

(2)结膜静脉 多于动脉,其回流有 3 条途径:①睑结膜和球结膜的静脉回流至眼睑睑板后静脉丛;②部分睑结膜静脉回流至眼上、下静脉;③角膜缘周围的球结膜深部静脉,注入眼外肌静脉。

2. 结膜的淋巴管 在结膜下组织内形成深、浅两个淋巴管网。浅层淋巴管较小,位于结膜上皮下;深层者较大,位于结膜下纤维层中,与角膜缘的淋巴管相交通。结膜淋巴引流至内、外眦部。内眦部淋巴回流至下颌下淋巴结;外眦部淋巴回流至耳前的腮腺淋巴结。下颌下和腮腺淋巴结的淋巴回流至颈深淋巴结。

眼睑肿瘤的淋巴管转移途径:眼睑内有丰富的淋巴管,因此,眼睑肿瘤或眼睑蜂窝织炎常伴有淋巴管转移,上睑可至耳前,下睑可到下颌下淋巴结。眼睑蜂窝织炎常伴有耳前或下颌下淋巴结肿大。由于眼眶内无淋巴管,所以,眼眶蜂窝织炎通常不引起淋巴结肿大。这是临床上鉴别二者的依据之一。

3. 结膜的神经 有感觉神经和交感神经。

感觉神经为三叉神经的分支,即眼神经和上颌神经。眼神经的分支有滑车上神经、眶上神经、泪腺神经及鼻睫神经。其中,滑车上神经睑支分布于上睑结膜内侧部、泪阜和结膜半月皱襞以及相应的结膜穹窿;眶上神经及额神经的睑支分布于上睑结膜中部及相应的结膜穹隆;泪腺神经分布于上睑结膜外侧部。上颌神经的分支主要为眶下神经,其睑支分布于下睑结膜及穹隆的结膜。睫状长神经为鼻睫神经的分支,分布于球结膜。睫状长神经出睫状体后,还在角膜缘周围形成角膜周围神经丛。

交感神经来自眼动脉的交感神经丛(起源于海绵窦的交感神经丛),支配结膜血管。临床上小脑、脑桥肿瘤切除或其他原因所致的三叉神经麻痹的患者,表现为眼部感觉消失,且伴结膜的非炎性充血,这是因为感觉神经和交感神经同时麻痹的结果。

五、泪器

(一)泪腺

泪腺为杏核大小的腺体,位于眶外上方的泪腺窝内,有 10~20 条排泄管,大部分开口于结膜上穹外侧部。泪腺分泌泪腺液。在靠近结膜上穹处,有时有数个副泪腺,其排泄管开口于结膜囊内(见第二章)。

(二)泪道

泪道包括泪点、泪小管、泪囊和鼻泪管(见第二章)。

1. 泪点 为泪小管的起始处,位于上、下睑缘内眦后唇部的泪乳头上。上泪点距内眦角 6 mm,下泪点距内眦角 6.5 mm。

2. 泪小管 上、下各一,起始于上、下泪点,先作向上、下垂直行走,然后接近水平位转向内侧,汇合于泪囊。泪小管长约 10 mm,垂直部长 1.5~2 mm,水平部长 8~8.5 mm。临床上作泪道探通时,必须考虑泪小管的垂直部与水平部的行走。

泪小管管壁极薄,但富有弹性,管径 0.5 mm,使用器械探通时可扩张 3 倍。泪小管有眼轮匝肌围绕,这些肌纤维的伸张与收缩有助于泪液的吸入与排出。

3. 泪囊 位于泪囊窝内,为一囊状结构,上部为盲端,最高处位于内眦上方 2~3 mm 处,中部有上、下泪小管合并或分别注入,下部移行为鼻泪管。

眼轮匝肌部分肌纤维附于泪囊后面,该肌收缩时可扩大泪囊,促使泪液自结膜囊排入鼻腔。

睑内侧韧带位于内眦皮下,而泪囊顶部(或称底部)恰在此韧带深面,所以该韧带可作为泪囊定位的标志。内眦动脉、静脉平行于内眦皮下,距内眦 8 mm。动脉在内,静脉在外,与睑内侧韧带基本作直的交叉。泪囊手术时应避免损伤它们以免大出血。

4. 鼻泪管 为一续于泪囊下端的膜性管,长约 15 mm。上面埋在骨性鼻泪管内,下部在鼻腔侧壁的黏膜深面,开口于下鼻道外侧壁。鼻黏膜充血时,因鼻泪管的开口受压而出现溢泪现象。

(三)泪液的性质与功能

泪腺为管泡状腺,腺细胞为浆液型,腺腔相对较大。

泪液由泪腺细胞分泌,透明略带乳白色,呈弱酸性,含有少量蛋白质、氯化钠以及溶菌酶。泪液具有冲洗结膜囊内异物、维持眼球表面洁净、保持角膜湿润、抑制细菌繁殖等作用。

泪液的流动:最主要的动力还是某些肌肉(如睑板前肌)收缩时对泪小管和泪囊所施加的挤压作用。当闭眼时,泪液从泪小管流向泪囊;而当睁眼时则将泪液从泪囊挤入鼻泪管。当眼睑张开时,泪液流入鼻腔。

（四）泪器的血管、淋巴管和神经

1. 泪器的血管　泪器的血液供应比较丰富。泪腺由眼动脉的泪腺动脉供应。泪囊由睑内侧上动脉、内眦动脉和眶下动脉供应。鼻泪管上部由睑内侧下动脉、内眦动脉和眶下动脉供应，而鼻泪管下部则由蝶腭动脉的鼻支供应。

泪腺的静脉回流至眼上静脉。泪道的静脉回流至内眦静脉及眶下静脉。

2. 泪器的淋巴管　泪腺的淋巴管与眼睑及结膜的淋巴管相连，注入耳前淋巴结。泪囊及鼻泪管的淋巴管注入下颌下淋巴结。

3. 泪器的神经　感觉神经为泪腺神经，是三叉神经第一支眼神经的分支，分布于泪腺，司一般感觉。运动神经为副交感神经和交感神经，控制泪腺的分泌活动。

（五）临床提要

1. 泪溢症　常由泪点变位、泪道因慢性炎症（如慢性泪囊炎）造成狭窄或阻塞，致使泪液不能流入鼻腔而外溢至面颊。此种情况应进行矫正或进行手术治疗。

2. 角膜干燥　泪腺的分泌受交感神经和副交感神经控制。如果这些神经因外伤或炎症而受损，致使泪腺分泌泪液减少，引起角膜干燥。严重者应进行腮腺管移植。

六、眼肌的结构与美容相关功能

眼肌包括眼球外在肌、上睑提肌和眶平滑肌，前二者为随意肌，后者为平滑肌（详见第二章）。

1. 上睑提肌　上睑提肌起自视神经孔前上方的眶壁，在上直肌上方前行于上眼睑。其抵止可分为 3 部分：①通过眼轮匝肌，并以分散的纤维止于上睑的皮肤；②变成较宽阔的腱膜附着于睑板前下部，腱膜两缘分别附着于睑内、外侧韧带上；③通过眼肌鞘膜到达结膜上穹。

上睑提肌由动眼神经上支支配，其作用是上提上睑、开大眼裂。

上睑提肌呈等边三角形，其肌部为水平位，腱膜部呈垂直位且包着眼球前方，呈扇形散开。二者交界处相当于绕过上斜肌返折腱的部分。中国人的上睑提肌与眶隔存在三种关系。

（1）脂肪型　上睑提肌腱膜与眶隔间有眶脂肪分隔，使腱膜与眶隔不融合，此型见于单睑。

（2）混合型　上睑提肌腱膜与眶隔在睑板上缘处有少量融合，融合部位上存在眶脂肪，此型见于单睑和重睑者。

（3）纤维型　上睑提肌腱膜与眶隔在睑板上缘发生融合，此型见于重睑者。了解上睑提肌腱膜与眶隔间的关系对眼睑整形术中防止其损伤有特殊意义。

2. 眼肌腱膜　是指包围在眼肌外面的结缔组织膜。当肌腱贯通眼球筋膜而止于巩膜时，则眼肌鞘膜与眼球筋膜相融合，同时发出系带与周围组织相联系，起到支持的作用。

外直肌鞘膜发出的系带附着于颧骨眶结节上；内直肌的鞘膜系带止于泪骨。内、外两直肌的系带对眼球运动有一定程度的限制作用，故有内、外侧支持带之称。

上直肌鞘膜与上睑提肌相连，下直肌鞘膜与下睑相连。所以，上直肌收缩时，不仅使眼球上转，同时借助于上睑提肌的作用略能上抬上睑；下直肌收缩时，眼球下转，同时也使下睑向下移位，睫毛外翻。

3. 重睑形成的形态学机制 有关重睑形成的形态学机制,目前看法不一,也是尚待研究的科学问题。东、西方人眼睑形态明显不同,西方人绝大多数为重睑,而东方人则有半数为单睑,这种形态上的差异,提示在东、西方人重睑形成的形态学机制方面可能也存在不同。

西方学者认为,重睑形成的形态学机制是,上睑提肌的纤维腱膜除了主要止于上睑睑板前面外,还有部分纤维向前穿过眼轮匝肌,止于上睑睑板前方靠近睑缘处的皮肤深层。当上睑提肌收缩,上提上睑睑板睁眼之际,上睑提肌抵止处的皮肤亦随之被牵拉向上,与未被牵拉的上睑皮肤重叠形成上睑皱褶,即重睑或双眼皮。有学者提出,这种学说对西方人来说可能是正确的,但对于东方人则可能不完全确切。据报道,在对中国重睑人尸体进行组织切片染色检查时,并未发现上睑提肌有肌纤维分布至上睑皱褶处的皮肤;此外,临床上用切开法施行重睑成形术时,在将皮肤与上睑提肌缝合之前,重睑的形态已明显可见。尽管如此,笔者认为,中国重睑人的上睑提肌是否止于上睑皱褶处的皮肤,有待深入研究才能确定;因此,上睑提肌有部分肌纤维止于上睑皱褶处的皮肤这一说法,仍可视为中国人的重睑形成的形态学机制之一。

综合各方面的因素,可见重睑形成的形态学因素是多方面的,而且是相互协调的结果。

(1)上睑提肌和米勒肌均很发达,而上睑提肌的肌纤维除了止于上睑睑板外,还有一部分肌纤维腱膜抵止附着于近睑缘处的皮肤。当上睑提肌收缩时,不仅能睁眼,而且形成鲜明的上睑皱褶,即重睑。相反,如果上睑提肌不发达,而且没有肌纤维止于上睑皮肤,当上睑提肌收缩时,虽能睁眼,但不能形成上睑皱褶,这就是单睑。初生儿上睑提肌不甚发达,此时初生儿多为单睑,而有些单睑儿到了成年后又逐渐变成重睑。

(2)上睑皮肤本身可以分为两部分:在皱褶以上的部分,称为眶部,该部范围大,皮肤较厚且较硬;在皱褶以下与睑缘之间的一窄条皮肤,称为睑板前部,其皮肤很厚而且很软。在皱褶上、下部分的皮肤厚薄、软硬不同的情况,就使得上睑皮肤在睁眼时皱褶处自然加深,成为一条深沟,表现为重睑;相反,如果上睑靠近睑缘处的皮肤及其上方的皮肤均很薄、很软,没有厚薄软硬的差别,当然就不能形成重睑皱襞。初生儿和小婴儿多为单睑,可能与此有关。

(3)眼轮匝肌可分为两个部分:在皱褶以上的部分,称为眶部,该部肌肉厚而发达,在皱褶以下的部分,称睑板前部,该处的肌肉如果甚薄,很不发达,当睁眼时在两部分肌肉的交界部分,相当于睑板的上缘处,就会形成一个皱褶,即重睑。相反,如果两部分的肌肉均很发达,二者之间就没有明显的交界,也不能形成重睑的皱褶。

(4)眶隔脂肪的多少及位置与重睑形成有关。眶隔脂肪的下界如果在睑板的上缘,则在睑板上缘以上的眼睑可表现丰满,而在睑板上缘以下的眼睑表现为突出平坦,这样就很自然加重重睑的形态。相反,如果眶隔脂肪的量较多,其下界可至睑板的前面,这样就不能形重睑皱褶,表现为单睑。

综上所述可见,重睑形成的形态学因素虽然是多方面的,但因种族和个人而已。

第六节 鼻 区

鼻子位于额面正中最突出的器官,无论从正面观还是从侧面观,鼻子的形态在颜面的美容方面都占有很重要的地位。鼻的外部形态,因种族不同而有显著差异,欧美人的鼻梁高挺,东方人则较低平。男性额骨角突至鼻尖近似直线,女性则微呈凹弧,鼻尖微翘,曲线较柔和。

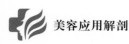

一副直挺流畅的鼻,给人以聪明伶俐和俏美的印象;鼻梁塌陷,鼻头宽大,给人以愚钝之感;鼻梁凹凸弯曲,鼻尖下垂,给人以凶残的感觉。另外还应根据人种、皮色、躯干的整体形态是否协调等来衡量美与不美,否则就破坏了人的整体形态的协调和谐。

一、外鼻的结构与美容相关功能

(一)外鼻的形态

1. 外鼻的一般形态　鼻的位置在面部的中央,略似锥体形,上端狭窄,与额相连,称鼻根。下端游离呈隆起状,向前突起称鼻尖。鼻根与鼻尖之间为鼻梁。鼻梁两侧为鼻背,鼻尖两旁的半圆形膨隆部分称鼻翼。锥体的底部称鼻底,其上有两个被鼻小柱分开的鼻孔,鼻翼与两颊交界处有鼻唇沟(图 7-25)。

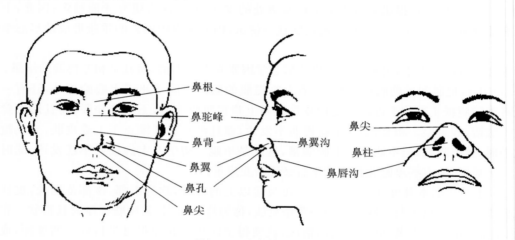

图 7-25　外鼻的一般形态

2. 外鼻的分区　根据外鼻的形态,分为鼻根区、鼻梁区、鼻侧区、鼻尖区、鼻翼区、鼻柱区和鼻孔区(图 7-26)。

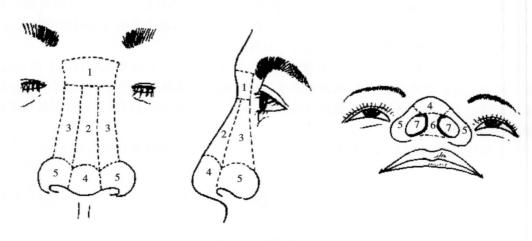

图 7-26　外鼻的分区

1.鼻根区　2.鼻梁区　3.鼻侧区　4.鼻尖区　5.鼻翼区　6.鼻柱区　7.鼻孔区

从正面观(图 7-27),鼻背与双眉的内侧有一条模糊的曲线。鼻部骨性结构最窄的部分位于内眦连线水平,向下逐渐增宽至鼻缝点即鼻的硬、软骨交界处。鼻尖部分以鼻尖小叶来命名和划分,在鼻孔上缘、鼻尖上折点及鼻翼软骨外侧脚处画连线,小叶内又分为鼻尖、鼻尖上叶及鼻尖下叶。鼻尖上叶即为鼻前点隆突的上部,鼻尖下叶位于鼻孔上缘与鼻尖之间,其形态、大小及角度与鼻翼软骨中间脚密切相关。从侧面观(图 7-28),鼻尖点或鼻前点的隆突内部结构为鼻翼软骨中间脚,圆顶的头部即为鼻尖叶的顶部。鼻尖的上述特征在高加索人种中界限明显,而非高加索人种的鼻尖界趋不太明显:侧面观察可以见到鼻部软组织的厚度明显不同。从鼻部底位观(图 7-29),高加索人种理想鼻的鼻小柱突起与鼻翼缘下方可形成一流畅的曲线。在非高加索人种鼻中,常见的是鼻小柱短小,突起不明显。

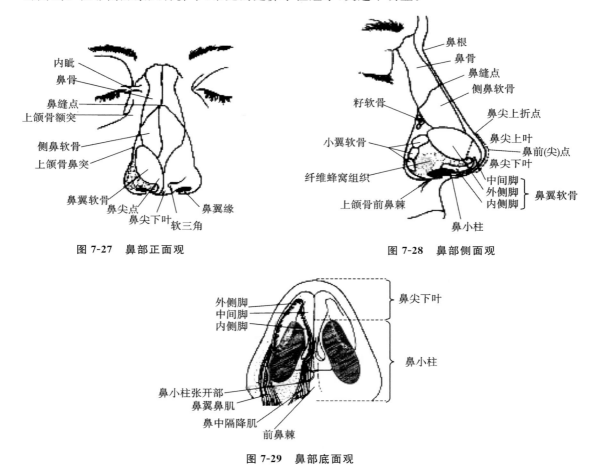

图 7-27　鼻部正面观

图 7-28　鼻部侧面观

图 7-29　鼻部底面观

（二）鼻表面的软组织

1. 皮肤　皮肤厚度的估计是设计鼻部整形术时非常重要的步骤之一。鼻上半部的皮肤较薄而且移动度大,而下半部的皮肤厚且不易推动。其中鼻缝点处的皮肤最薄,平均厚度0.6 mm。鼻下半部的皮肤内含有较多的皮脂腺而导致皮肤泛油并增厚,使鼻尖界限不明显。鼻翼边缘及鼻小柱的皮肤较薄,有时该处软骨的形状可通过外覆的薄皮肤清楚可见。

2. 皮下层　皮肤至骨或软骨支架之间的皮下组织分为 4 层结构:皮下脂肪层、纤维肌肉层、深部脂肪层及骨膜或软骨膜。纤维肌肉层包括鼻部 SMAS,与分布于整个面部的 SMAS

层相延续。不熟悉这一层次的重要性,不适当地进行手术或创伤分割开 SMAS 层,将导致其两侧收缩,从而暴露更深层的骨骼复合组织,使之通过瘢痕与浅层脂肪层直接粘连。深层脂肪层有主要的血管和运动神经走行,该层面是个很好的解剖层次,与头皮帽状腱膜深面的疏松结构相似。

3. 肌肉 有学者将鼻部分为 4 组(图 7-30):

(1)提鼻肌群 作用是缩短鼻部及扩张鼻孔。包括皱眉肌、上唇方肌内眦头和变异的鼻根肌。

(2)降鼻肌群 作用是增加鼻长度、扩张鼻孔。包括鼻肌的鼻翼部、鼻中隔降肌。

(3)张肌 作用是扩张鼻孔,即为前鼻孔张肌。

(4)压鼻肌群 作用是增加鼻长度、缩小鼻孔。包括鼻肌的横部和压鼻小肌。

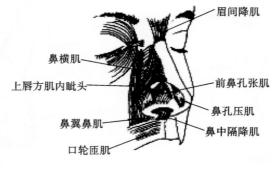

图 7-30 鼻部肌肉

(三)鼻孔

鼻孔由鼻翼基底与前庭构成,鼻孔的形态及大小因人而异,变化较大。

1. 鼻翼基底 鼻孔的形态及鼻翼侧壁后半部的回弹性,与纤维脂肪结缔组织的致密程度密切相关。根据不同的鼻翼基底与面部交界的形态,有以下分类(图 7-31)。

(1)面颊型结合 鼻翼侧壁相对比较直,其基底仅稍向内侧弯曲。

(2)唇型结合 鼻翼基底部转向内侧与鼻小柱的结合点位于鼻孔基底中点。

(3)鼻小柱型结合 鼻翼基底向内经鼻孔底部呈管状与鼻小柱的结合点位于鼻小柱基部。

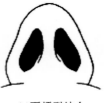 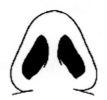 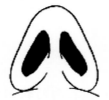

(a)面颊型结合　　　　　(b)唇型结合　　　　　(c)鼻小柱型结合

图 7-31 不同的鼻翼基底或鼻孔基底外形

(四)外鼻骨支架

外鼻的骨为外鼻的支架,外鼻骨支架决定外鼻的形状,主要有硬质骨和软质骨(图 7-32)。

上部:为硬质骨,鼻骨。

下部:软质骨,分别由侧鼻软骨和鼻软骨构成。

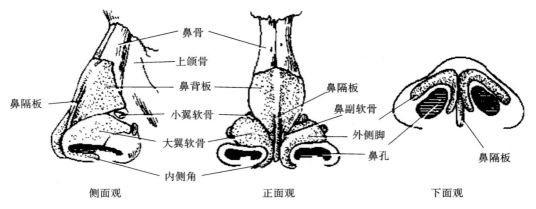

图 7-32 外鼻骨支架

1. 鼻骨 为成对的长方形骨板,上窄下宽,构成鼻背的基础(图 7-33)。上缘肥厚,呈锯齿状,形成额鼻缝:位于内眦平面上方,眉间点下方,用拇指切之可扪及一横沟,是确定鼻根点的标志(图 7-34)。鼻骨上厚下薄,骨折多发生在下 1/3 的部分。

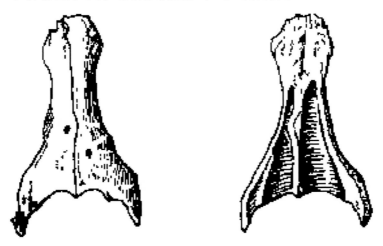

图 7-33 鼻骨

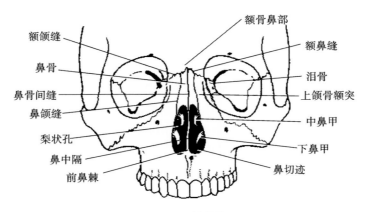

图 7-34 额鼻缝

2. 鼻软骨 鼻软骨位于外鼻的下部和鼻中隔前下部,包括鼻背软骨的鼻背板和鼻隔板、大翼软骨、小翼软骨和犁鼻软骨,均由透明软骨构成,具有大的韧性和活动性(图 7-35)。

(1)鼻隔板 又称鼻中隔软骨,为一不规则四边形的薄软骨板,构成鼻中隔前下部的基础。前上缘与鼻骨间缝后面、鼻背板前缘和大翼软骨相连;前下缘与大翼软骨相连;后上缘与筛骨垂直板相连;后下缘与犁骨、上颌骨相连(图 7-35)。

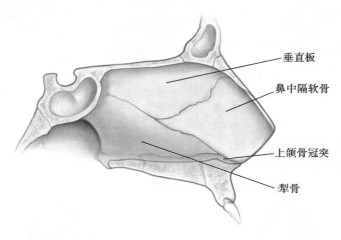

图 7-35 鼻中隔部(鼻软骨)

(2)鼻背板 又称鼻外侧软骨,为成对的三角形软骨。前缘上部与鼻隔板直接连接;后缘与鼻背和上颌骨额突连接;下缘与大翼软骨相连。

(3)鼻翼大软骨 为成对弯曲的薄软骨板,呈"U"形,分内、外侧脚。两侧鼻翼大软骨在鼻尖处借一切迹互相分开。

(4)鼻翼小软骨 每侧 2～4 块,位于鼻翼后部、鼻翼大软骨与上颌骨额突之间。

(5)犁鼻软骨 位于鼻隔板后下缘下部两侧的狭窄而薄的软骨。

(五)鼻腔

鼻腔是由骨和软骨围城的空腔,内衬黏膜和皮肤,并被鼻中隔分为左右两个鼻腔。每侧鼻腔向前经鼻孔和外界相通,向后经鼻后孔通咽。

1. 鼻前庭 为鼻翼围成的腔。鼻前庭上方有一弧形隆起,称鼻阈,作为与固有鼻腔的分界。鼻前庭的前部,相当于鼻尖的内侧面,呈隐窝状,称鼻尖隐窝。鼻前庭内面衬以皮肤,富含坚硬的鼻毛、汗腺和皮脂腺。

2. 固有鼻腔 是鼻腔的主要部分,前至鼻阈,后借鼻孔通咽。固有鼻腔分为顶、底、内侧壁及外侧壁。内侧壁由鼻中隔构成,分为骨部、软骨部及皮部。

鼻腔的黏膜分为两部分:嗅区位于上鼻甲内侧面以及与其相对的鼻中隔部分,活体略呈苍白色或淡黄色,内有双极性的嗅细胞,感受气味的刺激。呼吸区为覆盖在其余部分的黏膜,在活体上呈红色或粉红色,黏膜内含丰富的血管和腺体,有调节吸入空气的温度以及净化空气中灰尘和细菌的作用。

(六)鼻唇沟

鼻唇沟是将面颊部与鼻、唇及下颌分开的表面标志,是一个凹陷的皮肤皱褶,同时也是面部老化的标志之一。

通常说的鼻唇沟包括鼻唇沟和鼻唇沟背两部分,鼻唇沟是指颊颊部与上唇之间充当分界线的凹陷性面部线条或皱褶,其外侧为向前下突出的鼻唇沟背。

1. 皮肤

(1)表皮　根据个体差异,鼻唇沟的皮肤表面呈深浅不一的折痕或深沟,鼻唇沟背突出于鼻唇沟外上方。

(2)真皮层　真皮浅层可有轻微的断裂现象。

2. 皮下结缔组织

(1)皮下脂肪层　以鼻唇沟为分界线,其外上方的皮下脂肪较多且突出于鼻唇沟外上方,皮下组织内的纤维间隔较少且疏松;鼻唇沟内下方皮下脂肪较少,纤维间隔多且致密。

(2)SMAS层　位于鼻唇沟的深面,有部分纤维到达鼻唇沟,鼻唇沟外上方SMAS包裹浅层提上唇肌群,向内下止于上唇。鼻唇沟外上方的SMAS与其浅面的颊部脂肪垫及皮下组织连接疏松,内后的SMAS与上唇皮肤连接紧密。

3. 肌层　颧大肌和提上唇鼻翼肌的部分纤维止于鼻唇沟的真皮层,有时见到从鼻唇沟发出的肌纤维(鼻唇沟肌)止于上唇。

4. 鼻唇沟的形态分类　鼻唇沟的形态,因人或同一个人的不同时期的不同表情而有差异,其形态可分为外凸型、直线型、内凸型和S型4种类型。

(1)外凸型　鼻唇沟自鼻翼两外侧向下弯向口角的外下方而终。全长略呈凸向外侧的弧形。

(2)直线型　鼻唇沟自鼻翼两外侧至口角外侧,成对称的直线状。

(3)内凸型　鼻唇沟沿鼻翼外侧下降,至上唇时则向外侧扩展,终于口角两侧,全长略向内下凸起。

(4)S型　鼻唇沟的上端为外凸型,下端为内凸型,全长呈S型。

5. 鼻唇沟的分区　依据鼻唇沟各段在面部的位置分为4区。

一区:鼻外侧区,介于鼻区与眶下区之间。

二区:上唇外侧区,介于上唇与颊区之间。

三区:下唇外侧区,介于下唇与颊区之间。

四区:颊外侧区,介于颊部的外侧,一般人不明显。

6. 鼻唇沟的形成机制　鼻唇沟是一凹陷的皮肤皱褶,其形成机制比较复杂,与很多因素有关,但主要是面颊部软组织之间互相作用的结果。

(1)口周肌群和纤维结缔组织是形成鼻唇沟的主要因素。

(2)鼻唇沟外侧的真皮内的弹性纤维较少,皮下脂肪比内侧多,沟上端有脂肪垫充填,致使皮肤向前隆起,加深了鼻唇沟。

鼻唇沟下内方的上唇组织位置比较固定,而沟侧的脂肪垫使皮肤向前方突出;表情肌长期反复的运动,使鼻唇沟部为内下、外上两种质地,结构密度相差较大的组织之间产生相对移动,致使在两种组织之间形成了折痕,即形成了鼻唇沟。

鼻唇沟的长度与深度存在个体差异,而在人一生中呈现进行性变化,且受多种因素影响。随着年龄的增长,出现皮肤变薄、缺乏弹性、结构松弛等老化现象时,在重力作用下,皮肤等软组织下垂,使鼻唇沟加深。

（七）外鼻的血管、淋巴和神经

1. 动脉　鼻根、鼻背及鼻外侧面分布有眼动脉的鼻背功脉、面动脉的鼻外侧支和下颌动脉的眶下动脉等分支；鼻翼和鼻中隔下部分布有面动脉的鼻翼支和鼻中隔支、面动脉的内眦动脉与眼动脉的鼻背动脉相吻合（图7-36）。

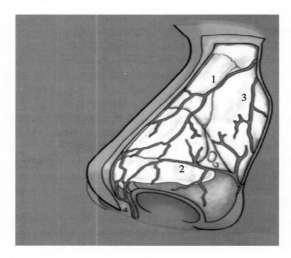

图 7-36　外鼻的动脉

1.鼻背动脉　2.侧鼻动脉　3.内眦动脉　4.鼻小柱动脉

2. 静脉　与动脉伴行，注入面静脉和眼静脉，两者通过内眦静脉相吻合，由眼静脉注入海绵窦，故外鼻生疖肿时不能挤压，以免炎症蔓延到海绵窦，引起海绵窦炎，继而引起海绵窦栓塞。

3. 淋巴管　外鼻下部的淋巴管向外侧行，主要沿面静脉下行，注入下颌下淋巴结。外鼻上部有数条淋巴管，向外侧经上、下睑注入腮腺淋巴结。外鼻的淋巴管和鼻腔的淋巴管相吻合（图7-37）。

4. 外鼻的神经　外鼻的皮肤由三叉神经的眼神经的滑车上、下神经和鼻外侧支，以及上颌神经的眶下神经分布（图7-38）。

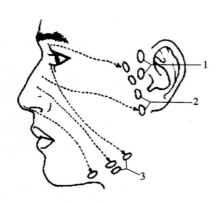

图 7-37　外鼻的淋巴引流

1.耳前淋巴结　2.腮腺淋巴结　3.下颌下淋巴结

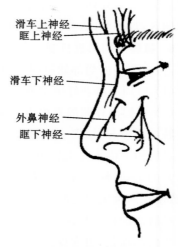

滑车上神经
眶上神经
滑车下神经
外鼻神经
眶下神经

图 7-38　外鼻的神经

二、鼻区结构的变化与美容

鼻部位于面部中央,高耸而突出。它的美丑关系到整个面部,它有制约五官的作用。由于面貌在一定程度上或至少在表面上代表一个人的气质。鼻对人的性格有一定的表现作用,世界各民族由于人种、地域、风俗、生活环境的不同,其审美标准亦千差万别。

英国的艺术理论家越诺尔兹认为鼻梁直才美,因为直是鼻梁的中心形式。欧美人以高鼻梁为美,从进化论的角度讲,欧美人的高鼻梁、窄鼻道是适应环境的结果,它有使冷空气变暖的功能。黑种人的鼻子则比较宽大。黄种人的鼻子较扁。中国人颜面较纤巧清秀,鼻梁以小巧细窄为美。额骨鼻突至鼻尖,男性近似直线,女性微具凹弧;鼻端微翘较为柔和好看。

重要的是除了鼻子的形态符合本民族的特点外,还要在面部整体形态中比例协调。目前我国学者根据我国民族的特点,研究的鼻部美学参数如下。

1. 鼻的长度 鼻的长度为额面长度的 1/3,正常人鼻长一般为 6～7.5 cm,鞍鼻的鼻长度常低于 5.8 cm。大于额面长度 1/3 的为长鼻,小于 1/3 的为短鼻。

2. 鼻在面部的位置 以鼻根为中心,鼻根与外眦的距离为半径画圆,儿童此圆的弧经过的口角,成人则经过鼻柱、鼻翼缘。

3. 鼻的宽度 为两鼻孔外侧缘之间的距离,一般相当于鼻长度的 70%。

4. 鼻侧面观 外鼻可分为 3 类 5 型:向上、水平、向下 3 类;波状型、钩状型、凸曲型、凹曲型五型。中国人的鼻侧面多数为水平凹面型或水平直线型。

(1) **鼻的高度** 鼻根部鼻梁的高度不能低于 9 mm,男性约 12 mm,女性 11 mm。

(2) **鼻根部最凹陷点** 额鼻尖线与鼻梁线,与前额形成一个三角形,鼻根部的最凹陷点在此三角形的顶点。高鼻梁者,三角形的顶点在两眼内眦连线稍上方,低鼻梁者在线下方。多数人的鼻根部最凹陷点,在两眼内眦连线水平处。

(3) **鼻背线** 一般与耳轮至下颌体连线平行。

(4) **鼻面角(鼻倾斜角或称突出角)** 前额至切牙线,与鼻背线间夹角,理想者为 30°～33°。

(5) **鼻唇角** 鼻小柱前端至鼻底,与鼻底至上唇红间交角,一般为 90°～120°。

(6) **鼻额角** 鼻背与眉间所形成的角,正常角度为 120°左右,相当于上睑毛缘与内眦水平。此角关系到鼻形的曲线美,小于此角度时外鼻前突,此角位置较高时呈长鼻畸形,偏低时则呈短鼻畸形。

(7) **鼻尖高度** 鼻尖高度指鼻尖、鼻翼基底距离,一般理想高度相当于鼻长度的 1/2,男性为 26 mm 左右,女性为 23 mm 左右,低于 22 mm 者为低鼻型。

鼻尖正常形态为半球体,故又称为"鼻球"。鼻球突起的下缘即为鼻小柱突起部分,正常鼻尖只能从前面看到前鼻孔稍后小柱基部。

上唇长度与鼻锥底比例为 1∶1,如上唇长度大于锥底,则鼻尖塌陷,如上唇长度小于锥底,则鼻尖突出或过长。

(8) **鼻尖曲率半径** 理想的鼻尖曲率半径为 8～12 mm。

(9) **鼻小柱** 分小叶部、中央部和基底部,小叶部的宽度相当于基底部的 75%,中央部最窄鼻小叶与鼻尖形成外凸的自然角度,鼻小叶延伸至鼻孔两侧 3～5 mm 处。鼻孔呈卵圆形,直径不超过鼻翼内侧角。鼻翼长度,相当于鼻小柱。两鼻翼缘约相当于内眦的垂线上。

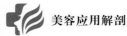

三、鼻区的美容技术临床提要

(一) 鼻整形术的目的

鼻整形术的目的都是为了使鼻形更美,不过在达到此目的前提下,必须保持鼻部的一切功能不受损害。另外鼻部的所有切口都应做在鼻孔之内或在可以隐蔽之处。外文书上介绍的鼻翼切除手术,对于我国的受术者来说,除非不得已,不可轻易行之。

鼻部整形手术前,要把鼻形与整个脸型联系起来,务求手术创造的鼻形能与其他器官协调。实际设计时,不可把一个模式用于所有的受术者,让人的外鼻都是一个模样。真正理想的整形手术应该运用人体塑形的艺术,保留手术者原有的线条和轮廓,加上一些人工的点缀;使手术有美而真的和谐效果。

某著名美容外科专家说过:"鼻整形术是所有外科手术当中最难的一个手术。"其重要原因是受术者希望手术造成的鼻形与医生所要产生的或能够产生的鼻形往往并不完全一致。为了避免不愉快的事发生,医生在手术前必须弄清受术者要求的鼻形,并与自己的设计取得一致。

(二) 隆鼻术的解剖学基础

1. 鼻背部的层次 由浅入深的层次分为:皮肤、皮下组织、鼻背肌肉、鼻背筋膜、骨膜、双侧鼻骨及上颌骨额突和颧骨鼻突、鼻腔面的骨膜、黏膜;鼻骨左右成对,以缝相互连接,介于两骨之间的缝为两骨肉、外面的骨膜转折处的粘连。

2. 常用手术切口设计

(1) 前庭内切口 可行单侧或双侧切口。沿鼻孔的内、前、外侧作半环形切口。在大翼软骨与鼻背板相交之间切开黏膜,一般为 0.8~1 cm 长。其隐蔽性最好,手术操作方便,运用较广泛。

(2) "U"形切口 先在鼻柱基底部作一横切口,然后沿鼻柱边缘向前端延长即可。其切口隐蔽而术后瘢痕小。

(3) "V"形切口 也称碟形切口,皮肤有瘢痕,同"U"形切口做法。

以上三种切口适用于隆鼻术。

(4) "M"形切口 在鼻柱的中后 1/3 交接处先作一"^"型切口,然后向前外沿鼻孔边缘作半环形切口,切口隐蔽而术野范围大。适合做全鼻手术。

(5) 鼻柱旁切口 是在鼻柱两侧的鼻孔边缘均作切口,然后贯通两切口,向上前方分离,切口隐蔽,显露充分。

(6) 大碟形切口 此种切口宽大,可行鼻周广泛剥离以便松动皮肤,进行骨性修正,利用增加鼻背的厚度和宽度,改善鼻形。

(三) 常见鼻整形手术

1. 隆鼻术的解剖学要点 鼻背的皮下组织与鼻背附着肌肉交织,形成坚实的鼻背筋膜组织,鼻背筋膜与鼻骨骨膜之间存在一个间隙,在其上端有骨膜反折与筋膜相连,这一筋膜后间隙是放置假体最理想的部位。在硬软骨交界处附近剪开骨膜反折,将骨膜连同鼻背筋膜一并掀起,以便假体上端嵌入。

2. 驼峰鼻及鹰钩鼻的整形解剖学要点 驼峰鼻是一种先天性畸形。临床表现为鼻梁部较宽,有向前方的成角凸出。常见鼻长径过长,下端肥大,和鼻尖呈钩状下垂等畸形。因呈钩状,故又有鹰鼻之称。驼峰鼻多由于先天性原因,在发育过程中局部组织生长过度所致,也偶或由于鼻骨外伤扭曲愈合或后期骨痂增生造成。除形态异常外,并无功能障碍,不会影响嗅觉、发音和呼吸功能。截除骨峰,截骨的多少根据术前测量的结果进行,用鼻骨锯从右向左,再从左向右锯断骨峰,用止血钳将截断的骨片取出。用骨锉将鼻梁不平整的骨面锉平。骨峰也可用骨凿直接铲除。截骨应在梨状孔边缘用圆凿或平凿垂直向下凿开一个缺口,以不穿破鼻腔黏膜为度,再用单侧或双侧保护的窄凿经此切口插入,斜行向上至鼻根。两侧截骨线力求对称一致,上端两线在鼻根处交合。鼻骨下端截骨位置要低,接近鼻根部截骨位置要高。在鼻骨下端截骨,如果位置偏高,术后会出现阶梯畸形。在鼻根部截骨位置要高,如果偏低,有损伤泪囊的危险。完成截骨后,用手指在鼻外的两侧向中央挤压,自外向内挤压时,可听到骨折声,这时两侧鼻骨已在中线靠拢复位,观察外形是否满意。

第七节 口 区

口区的表面界限:上界为鼻底沟,两侧为鼻唇沟,下界为颏唇沟,此区主要结构为口腔,口腔是消化管的起始部,具有摄食、咀嚼、吞咽、感觉、发音、表情和维持正常面容等功能。

颜面是人体美的最集中体现部位,其中口唇的美学地位仅次于眼。优美的唇的形态可以展示人的端庄、淳厚、秀丽、高雅和无限的魅力。口唇及其周围有众多的表情肌分布,其灵活、微妙而细腻的运动,可将一个人的欢乐、愉快、甜蜜、深情、幽默、惊讶、愤怒等的内心情感变化表现无遗。因此其美学重要性甚至有人认为可与眼部并驾齐驱,或有过之。

唇部是一种动态的组织,其正常的功能包括静态和动态两个方面。因此在考虑唇的修复时,除了考虑静止状态下的形态,还要考虑在行使各种功能时的位置关系及需要,尽可能最大限度地恢复其功能。

一、口腔的分部

口腔的前外侧界是唇和颊,上界是颚,下界是口底黏膜及其所覆盖的下颌舌骨肌,前方借口裂与外界相同,后方借咽峡分界。

口腔被上、下牙弓(包括牙槽突、牙龈和牙列)分为两部(图 7-39);前外侧部称口腔前庭,为一马蹄铁形窄隙,介于唇颊黏膜移行于牙槽黏膜的沟槽,称前庭沟。前庭沟黏膜下组成松软,是口腔局部麻醉常用的穿刺部位和手术切口区。

牙弓和牙龈后内侧方称固有口腔。上下牙列咬合时,口腔前庭与固有口腔仍可借最后一个磨牙后方的空隙相通。当牙关闭不能进食时,可通过此空隙下胃管,为患者提供流质食物。

二、口唇的结构与美容相关功能

(一)唇的形态

唇的界限与口区表面界限相当。唇以口裂为界分为上唇和下唇,上、下唇在口角处借菲薄的皱襞——唇联合相连,此处是易于损伤的部位。口裂的宽度与瞳孔间距相当。口角一般

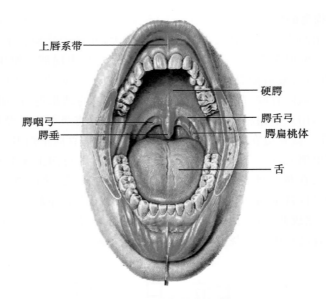

图 7-39 口腔及咽峡的分部

处在尖牙与第一双尖牙相邻处,施行口角开大或缩小术时,应注意此关系。口角过宽或过窄分别称巨口或小口畸形,影响美观和功能,需要整形治疗(图 7-40)。由于感染、维生素缺乏,口角处常伴有糜烂、皲裂而出现口角炎。

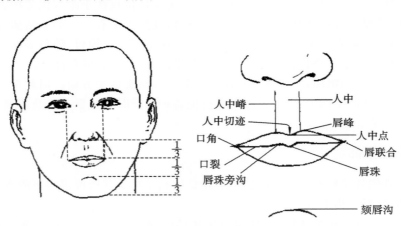

图 7-40 唇的形态

　　鼻唇沟起于鼻翼,向下外至口角外侧,构成上唇的外侧界,青年人下唇与颊无明显界限,而老年人常借颊唇沟分界,它起于口角或鼻唇沟下端内侧近口角处,然后向下后呈弧形至下颌下腺附近。

　　上唇正中有一浅行凹陷,称人中。人中的两侧各有一条纵行的皮嵴,称人中嵴。人中嵴是胚胎发育中鼻额突与上颌突融合的界限。唇高度、厚度及口裂宽度有种族和个体差异。上唇高度是指上唇皮肤的高度,一般占面下 1/3 高度的 1/3(图 7-40)。

　　口唇的皮肤终止于隆起的唇红缘,唇红缘呈弓状又称唇弓,上唇的唇弓与人中嵴交界处最高点,此点称唇峰。

　　口唇的皮肤和黏膜移行区,色彩红润称唇红。唇红是人类的特征,其上皮薄而不角化,结缔组织和毛细血管乳头伸入上皮,密集排列,中浅层上皮细胞含有油粒蛋白,它增强了上皮细胞的透明性,因此,贫血、发绀等症状易在上皮而显示出来。上唇唇红在中线上突出呈结节状,称上唇结节。

(二)唇的层次结构

唇由浅入深分为5层:皮肤、皮下组织、肌层、黏膜下层和黏膜(图7-41)。

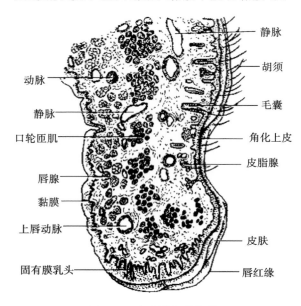

左侧标注(从上到下):动脉、静脉、口轮匝肌、唇腺、黏膜、上唇动脉、固有膜乳头

右侧标注(从上到下):静脉、胡须、毛囊、角化上皮、皮脂腺、皮肤、唇红缘

图 7-41 上唇的矢状切面

1. 皮肤 口唇皮肤感觉灵敏,与皮下组织连接紧密,唇红处只有部分人含有皮脂腺,唇部皮肤是毛囊炎、皮脂腺囊肿和痤疮的好发部位。

2. 皮下组织 又名浅筋膜,较为疏松,与皮肤和口轮匝肌紧密相连,并有部分肌纤维穿过此层,止于皮肤。炎症或过敏时,常出现明显水肿。

3. 肌层 构成唇部的肌肉主要为口轮匝肌。该肌环绕口裂,在前鼻棘和颏上方的中线处有某些骨性附着,纤维环绕唇部,好像袋口的拉绳,使裂口缩小,闭唇,噘嘴,并对欠压施以压力。手术或外伤缝合时,应将其对位缝合,以免愈后形成较宽瘢痕。

口轮匝肌由深、浅两部分组成,适应口轮匝肌的双重功能。深层的功能与摄食有关,具有括约肌的作用,其纤维主要来源于颊肌和切牙肌,深部纤维的边缘部借外翻的黏膜向外翻卷。在口角处,上、下唇外翻的肌纤维彼此交错,提供一种剪样关闭口角的运动。

口轮匝肌浅部与面部表情有关,有浅表的复杂的肌纤维网所支持。上唇的浅层肌纤维由上、下两束构成。下束(鼻唇束)的纤维来自降口角肌,从口角向中线走行,终止于同侧和对侧人中嵴,在中线纤维左右交叉。上束(鼻束)与颧大肌、提上唇肌、提上唇鼻翼肌、颧小肌的纤维相交织。下唇浅部纤维来自提口角肌和降下唇肌。

4. 黏膜下层 由疏松结缔组织和大量唇腺构成。内含上、下唇动脉,在其平唇红缘处形成冠状的动脉环。唇腺为黏液腺,分泌黏液,保护黏膜,一旦阻塞可发生黏液囊肿。

5. 黏膜 由表面的复层鳞状上皮和深面的固有层组成。固有层为致密的结缔组织,它与上皮相接处参差不齐,上皮伸向结缔组织的突起称上皮钉突,固有层伸向上皮的突起称为结缔组织乳头。唇黏膜在前庭沟的中线处形成一个扇形黏膜皱襞,称唇系带。上唇系带较下

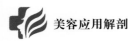

唇系带更加明显,制作义齿时,基托在此处应留有足够的缺隙。儿童上唇系带有时可过中切牙间隙直接连于牙乳头。随着儿童年龄增加,唇系带逐渐缩小,如果持续不退缩,上中切牙间隙不能自行消失,需要手术治疗。唇黏膜有黏液腺开口,排除黏液,润滑黏膜。唇黏膜可发生疱疹、溃疡。

(三)唇的血管、神经和淋巴引流

1. 唇部的血管

(1)上唇的动脉供应　正常上唇由上唇动脉及其分支和鼻翼下缘动脉供应。鼻中隔后动脉和筛前动脉及其他分支也与上唇动脉网吻合。

上唇动脉一般在口角水平稍上方起于面动脉,在口轮匝肌深方,唇红缘稍上方向内走行,在中线处与对侧同名动脉吻合。上唇动脉的主要分支有鼻中隔支和鼻底支。上唇动脉鼻中隔支在人中区起自上唇动脉,垂直上行至鼻中隔前下部,一般为单支或双支,供应人中区和鼻中隔前下部,并与鼻中隔后动脉、筛前动脉、鼻翼下缘动脉和腭大动脉(切牙孔处)穿支相吻合。上唇鼻底动脉垂直上行于人中嵴外侧至鼻底,出现率为24%。

鼻翼下缘动脉在鼻翼下缘水平,多起于面动脉,向内横行,与上唇鼻底动脉、上唇动脉中隔支相吻合。一侧上唇动脉缺失者,可由对侧上唇动脉、同侧面横动脉、眶下动脉和内眦动脉发支供应上唇(图7-42)。

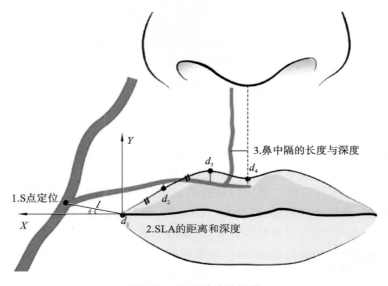

图7-42　上唇动脉的位置

(2)下唇的动脉供应　下唇动脉在口角的稍下方起于面动脉,纡曲前行于三角肌深面,穿口轮匝肌,沿下唇黏膜下层行至中线,与对侧同名动脉吻合。下牙槽动脉的分支——颏动脉也与下唇动脉吻合,下唇动脉供应下唇的皮肤、肌肉、腺体和黏膜。

左、右侧上、下唇动脉同时出现,并围绕口裂吻合成环形动脉弓者只有10%的概率。以手指捏住上唇或下唇的边缘,可扪及唇动脉的搏动。如遇鼻唇部出血,可用拇、食二指夹住口唇暂时止血。

(3)上、下唇静脉　上、下唇静脉与同名动脉伴行,行向外,注入面静脉。

2. 唇部的神经　上唇的感觉神经为眶下神经,出眶下孔,在上唇方肌的深面行向上唇。下唇的感觉神经为颏神经,出颏孔行向前内至下唇。上、下唇的感觉神经在正中线上左右有部分交叉和重叠支配。唇部小手术可在眶下孔或颏孔处进行阻滞麻醉。上、下牙槽神经有穿支至唇部,也参与唇部的感觉功能。

上、下唇的运动神经来自面神经的颊支和下颌缘支。面神经的颊支、下颌缘支受损,可导致颊部存留食物或口角向健侧偏歪,患侧鼻唇沟变浅。

3. 唇的淋巴引流 上唇的淋巴管向外先至颊、颌上和眶下淋巴结,然后转向下颌下淋巴结;有时,也可经颏孔至下颌骨内。上唇的淋巴引流广泛,下唇中部淋巴管可交叉至对侧的这种解剖特点,对上、下唇癌症的诊治具有临床意义。

（四）临床提要

1. 唇裂的解剖学基础

（1）唇裂的口轮匝肌 口轮匝肌沿裂上行的肌束,在患侧终止于鼻翼基部,在健侧终止于鼻小柱基部。后来的一些研究者通过连续切片、计算机三维重建口轮匝肌,认为有些口轮匝肌纤维终止于裂缘附近的皮肤内,既有沿裂缘走行的肌束,也有终止于裂缘附近皮肤的肌纤维。沿裂缘走行的肌束在患侧止于鼻翼基部,在健侧止于鼻小柱。由于患侧鼻翼、健侧鼻小柱肌肉的单侧附着,致使鼻小柱偏向健侧,鼻翼偏向患侧,鼻尖矮钝和鼻翼塌陷。

（2）唇裂的血管 单侧完全唇裂,在健侧,上唇动脉沿唇缘、裂缘至鼻小柱基部,与鼻翼下缘动脉、面动脉上唇段共同形成一个动脉环;在患侧,上唇动脉沿唇缘、裂缘呈弓状走行,于鼻翼基部与面动脉吻合成环状。完全性正中唇裂缺乏鼻小柱和上唇动脉鼻中隔支,而每侧上唇动脉供应类似单侧完全唇裂的外侧部,但鼻翼下缘动脉是存在的。

2. 设计定点 唇部的表面形态,如人中、人中嵴、唇弓、唇封、唇珠、鼻小柱、鼻翼基部、鼻孔和唇红等在面部美学上占有重要地位,在唇裂修复定点设计中具有重要意义。在唇裂修复中尽量保持和恢复这些结构和标志,恢复鼻小柱的正中垂直位,鼻翼、鼻孔的对称性,恢复上唇的高度和外形,使之协调、对称十分重要。

3. 大小口畸形的矫正

（1）大口畸形的矫正手术 大口畸形属先天性少见的颌面部畸形。男性多见,多为单侧,也有双侧者。一般裂隙达颊部,严重的形成面斜裂。口裂和唇腭裂畸形一样,也是愈早实行手术效果愈好。早期手术可早期恢复吮吸、泌涎功能,还能预防牙颌畸形,目前主张小儿生后 3～6 个月可施行手术。

定点:就是确定口角的正确位置。单侧面横裂的口角位置可用健侧口角做标准;双侧面横裂的口角位置可由口角裂隙向外画一水平线,再由双侧瞳孔向下引垂线,与水平线相交的两点即为预成口角的位置。

（2）小口畸形的矫正手术 小口畸形可以是先天的,也可由烧伤、感染而引起的口角瘢痕所致。单侧、双侧均可发生。小口畸形的矫正方法有数种,先介绍一种常见的横"Y"形切开法,即先在预定的口角处定点,从此点分别向上下唇红缘各画一线,并沿小口的唇红缘做切口,连成三角形,切除三角区的皮肤瘢痕,保留皮下组织和肌层。将皮下组织和黏膜做横"Y"形剪开,"Y"形的尖端翻向口角外侧,与口角的皮肤缝合,"Y"的上下部黏膜向外翻,与切口的皮肤缝合。

三、牙的结构与美容相关功能

（一）牙的形态、结构、分类和功能

1. 牙的形态 从外部观察,牙体由牙冠、牙根和牙颈组成(图 7-43)。

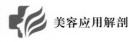

（1）牙冠　由牙釉质覆盖的牙体部分称牙冠,这是解剖牙冠,而临床上,将牙齿暴露在口腔内的部分称临床牙冠。牙冠是牙齿发挥咀嚼功能的主要部分。

（2）牙根　由牙骨质覆盖的牙体部分称牙根,这是解剖牙根。临床上将埋伏于牙槽窝内的牙体部分称为牙根,即临床牙根。牙根是牙齿的支持、固定的部分。

（3）牙颈　牙冠与牙根交界处,或牙釉质与牙骨质的交界处,呈一弧形曲线,称为牙颈或颈缘。有的人牙釉质和牙骨质结合得不紧密,致使深面的牙本质暴露而发生牙本质过敏。

2. 牙的结构　从剖面观察,可见牙由 3 种硬组织和 1 种软组织组成（图 7-43）。

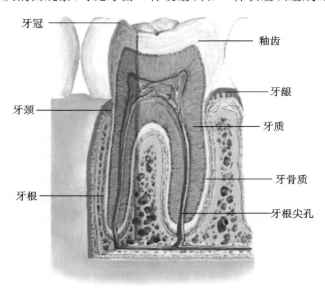

图 7-43　牙的形态和结构

（1）牙釉质　是构成牙冠表层的、半透明的白色硬组织,有一定的光泽度,是人体内钙化程度最高的（无机物占 97%）、最硬的人体组织。牙釉质在牙尖部厚,在牙颈部薄,牙釉质耐磨、抗压。

（2）牙骨质　包绕在牙根表面,淡黄色的硬组织。钙化程度低于骨组织（无机物占 45%~50%）,具有再生、修复、支持功能。

（3）牙本质　是构成牙体的主质,位于牙釉质和牙骨质的深面,淡黄色,硬度与钙化度（无机物占 60%~70%）与骨组织相似,具有营养、再生、防卫和感觉功能。

（4）牙髓　在牙体的内部中心区有一与牙体外形相似而又缩小的空腔称牙腔,内装牙髓,又称为髓腔。牙冠内髓腔扩大成室称髓室。髓室有 6 个壁。髓室向牙尖部位突出成角状称髓角。

髓室与根管移行处称根管口。位于牙根内管状空腔称根管,圆根多为单管,扁根多为双管。根管末端的开口称根尖孔。

髓腔内充满疏松结缔组织,内含血管、神经和淋巴,呈淡红色,称为牙髓。牙髓具有防卫、再生、营养和感觉功能。牙髓神经对痛觉、冷热觉敏感,但定位功能差。

3. 牙的分类　有两种分类方法:一种是根据牙齿的形态、功能分类;另一种是根据牙萌生出的早晚和在口腔内存留时间的久暂来分类（图 7-44）。

（1）根据牙的形态和功能分类　牙的形态和功能相互适应,牙齿分为以下 4 类。

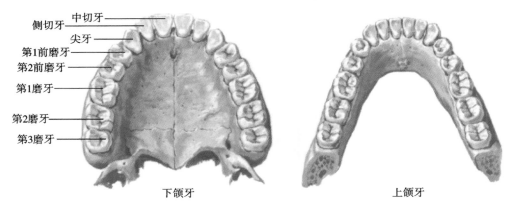

图 7-44 牙的分类

①切牙：位于口腔前部，上下、左右共 8 个。分别称上中切牙、上侧切牙、下中切牙和下侧切牙。切牙都有一锐的切缘，侧面观牙冠呈楔形，颈部厚，切端薄。切牙均为单根。上切牙唇面宽、舌窝深、根圆；下切牙牙冠窄平、舌窝不明显、牙根扁。

②尖牙：俗称犬齿，位于口角处，上下、左右共 4 个，分别称上尖牙和下尖牙，尖牙最大的特点是切端有一高大的牙尖，侧面观牙冠也是楔形，颈部厚，切端薄。牙冠好像四棱的匕首，牙根粗壮、长大。上颌尖牙比下颌尖牙更粗壮、长大。尖牙主要功能是咬穿和撕裂食物。

③前磨牙：又称双尖牙，位于尖牙后方，上下、左右共 8 个，分别称第一前磨牙和第二前磨牙。牙冠成立方形，牙面一般有 2 个牙尖。上颌双尖牙比下颌双尖牙大，根扁，多为分叉，下颌第二双尖牙牙面上有时可有 3 个牙尖。双牙尖具有协助尖牙撕裂和协助磨牙捣碎食物的作用。

④磨牙：位于双尖牙后方，上下、左右共 12 个，牙冠呈立方形，牙面宽大，有 3～5 个牙尖，2～3 牙根。上颌磨牙牙冠牙面呈斜方形，有 3～4 个牙尖，牙根为 3 个；下颌磨牙牙面呈长方形，有 4～5 个牙尖，2 个牙根。磨牙的主要功能是嚼碎食物。切牙和尖牙位于牙弓前方，故称为前牙；双尖牙和磨牙位于牙弓后方，故称后牙。

（2）根据牙齿萌生的早晚及在口腔内存留的久暂分类：

①乳牙：婴儿出生后，第 6 个月左右开始萌出牙齿，至 2 岁半左右全部萌出。从 6～7 岁至 12～13 岁乳牙相继脱落，而为恒牙所代替。因此乳牙在口腔内存留的时间为 5～10 年。2.5 岁～6 岁为乳牙列时期；6～12 岁为混合牙列，是替牙列时期；12～13 岁以后，全口均为恒牙，故称为恒牙列时期。

乳牙共 20 个。分别为切牙、乳尖牙和乳磨牙 3 类。乳牙的形态与同名恒牙相似，但芽体要小，颜色较白，钙化程度要低，易发生龋坏。

乳牙列时期，正值儿童全身和颌面发育的重要阶段，乳牙列具有咀嚼、刺激颌骨发育和引导恒牙萌出的重要功能（图 7-45）。

②恒牙：是继乳牙脱落后的第二副牙齿，非因外伤、疾病不会自行脱落，脱落后也再无牙齿替代。恒牙自 6 岁左右开始萌出，最先萌出的恒牙是上下颌第一恒磨牙，又称六龄牙，排列在第二乳磨牙的远中，不替代任何乳牙。6 岁以后，随后乳牙脱落，恒牙相继萌发，至 12～13 岁，乳牙全部被恒牙代替，第二恒磨牙萌出，即进入恒牙列时期。第三恒磨牙又称智齿，现代人有退化趋势，一般在 18～23 岁之间萌出。有 25% 的人先天缺失智齿，故人类恒牙数在 28～32 个之间。恒牙分切牙、尖牙、双尖牙和磨牙（图 7-44）。

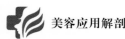

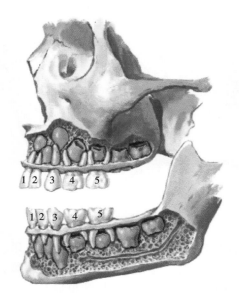

图 7-45　乳牙
1.乳中切牙　2.乳侧切牙　3.乳尖牙　4.第 1 乳磨牙　5.第 2 乳磨牙

（二）牙的美容功能

1. 牙保持面部的协调美观　由于牙齿排列在牙槽中形成连续的弓状称牙弓,对面部的软组织有支持作用。正常牙弓和咬合关系的配合,使得面部比例协调,唇颊部丰满,唇部前突和外翘,肌张力适中,表情自然,运动灵活自由。若缺牙较多、牙槽骨吸收、面下 1/3 变短、唇颊部肌肉松弛、面颊塌陷,致使面部衰老。牙弓和咬合异常也影响面容美观。前牙缺失,变色和排列不齐或有较大的缝隙均影响美观。

2. 变色牙　正常牙齿白洁、半透明、略带淡黄。牙变色主要有"四环素牙""斑釉牙""乳光牙"。牙釉质钙化不全可出现白墨色斑块;牙髓坏死可出现牙齿灰暗,不透明;吸烟、喝茶可在牙面上形成黄褐色烟斑和茶斑等。预防牙色变,可因变色原因而采用不同措施。变色牙,尤其是前牙变色很影响美观,常需要洁治烟斑、茶斑、脱色,光固化修复,树脂贴面修复和烤瓷贴面修复。

3. 牙列不齐　由于各种原因所致的牙列拥挤、牙间出现缝隙或上下牙咬合错位、深覆盖,都影响咬合功能和口面美观。对这类患者,一般需要由专门正畸医生作专门诊治,不适当的正畸治疗可引起颞下颌关节疾病。

4. 牙体缺损　对龋齿、外伤等所致的牙体缺损,应尽量留住牙根,做根管治疗再做牙冠修复或桩冠修复。对无法保留的牙根可以考虑拔出,但失牙后应早期镶牙。

5. 牙位异常　包括牙错位、牙易位和牙阻生。

（1）牙错位　指牙齿没有在正常位置上萌出,而是在正常位置的唇、颊侧、舌侧、近中、远中、牙上、牙下或旋转错位。这种错位常需要矫正或拔出,否则会影响美观和功能。

（2）牙易位　牙与邻牙交换了位置,最常见的是尖牙与第一双尖牙或侧切牙交换了位置。

（3）牙阻生　牙齿埋于颌骨内不能萌出,或萌出不完全,达不到咬合面成为牙阻生。牙阻生多见于智齿,偶尔也见于其他牙不萌出。阻生牙根据牙冠方向分为垂直阻生、水平阻生和倒位阻生。智齿不能完全萌出,牙冠周围覆盖着龈瓣,易造成咬伤、感染形成智齿冠周炎。

6. 牙齿结构和颜色异常

（1）牙釉质发育不全　这种发育不全较少见，只累及牙釉质，可见于乳牙列和恒牙列，遗传性釉质发育不全主要引起基质的形成缺陷，釉质出现小窝、小沟，釉质薄而硬、半透明、易着色，而不易发生龋齿，但易于受损。如果牙釉质发育障碍发生在釉质形成晚期，则主要表现为釉质钙化不全，釉质的厚度、形状正常，但较软而不透明或呈白垩色。釉质很快脱落，易着色，一般为黄色。牙齿较快被磨损，上切牙逐渐成为台阶状。

（2）乳光牙　是牙本质发育不全的表现。牙本质的颜色改变差异很大，从灰色到棕黄色不等。均伴有一种特殊的半透明或乳光色彩。有的牙齿切缘和牙面的釉质早期就已剥落，切缘和牙面磨耗严重，以致牙冠变短。

（3）斑釉质　又称氟斑牙或黄斑牙，是牙齿发育矿化期间，饮用了过量氟的饮水而引起的牙釉质发育不全，系慢性氟中毒的症状之一。斑釉症集中分布于斑釉流行区，此区饮水含氟量超过 1 mg/L。斑釉牙的特征是同一时期萌出的牙齿釉质呈粉笔样白垩色斑块或黄褐色，甚至暗棕色斑块，重者合并牙釉质的实质缺损。

（4）四环素牙　是在牙齿发育期间，服用了四环素引起的。孕妇服用四环素，四环素可通过胎盘使胎儿正在发育的牙齿着色；婴幼儿服用四环素（6 岁以前），可使恒牙被四环素着色而影响美观。四环素主要与牙本质中的钙结合成稳定的四环素钙复合物，在牙齿上形成灰色或棕色的色素沉着。

四、腭的结构与美容相关功能

（一）腭的分部

腭又名口盖，分隔口腔和鼻腔，参与发音、语言和吞咽等活动。腭前部 2/3 有骨作支架，不能活动，称硬腭；后 1/3 由肌肉和黏膜组成，可以活动，称软腭（图 7-46）。

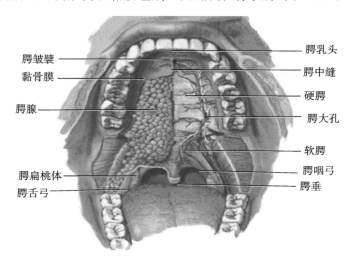

图 7-46　腭的形态和结构

（二）硬腭

硬腭呈穹窿状，有牙弓围绕，硬腭由上颌骨腭突和腭骨水平板及黏骨膜组成。

1. 硬腭的表面解剖结构（图 7-46）

（1）腭中缝　为硬腭中线上纵行的黏膜隆起。

（2）切牙乳头　又称腭乳头。位于腭中缝前端，左右上下切牙的腭侧黏膜隆起。其深面为切牙孔，鼻腭神经和血管由此孔穿出，分布于硬腭前部和腭侧牙龈。因此，切牙乳头是麻醉鼻腭神经的表面标志。由于切牙乳头组织致密，血管、神经丰富，做鼻腭神经阻滞时，常从切牙乳头的一侧刺入。

（3）腭皱襞　位于腭前部，腭乳头后方，腭中缝向两侧放射状排列的黏膜脊。

（4）上颌硬区和上颌隆突　在硬腭中央部，黏膜薄而缺乏弹性，称为上颌硬区。在硬区前部有时可出现不同程度的骨质隆起，即上颌隆突。

（5）腭大孔　位于硬腭后缘前方 0.5 cm，上颌第三磨牙腭侧（76%），相当于腭中缝至龈缘的中外 1/3 处。此处黏膜凹陷，其深面为腭大孔。腭大神经和腭大血管从此孔穿出，向前内行，分布于硬腭后 2/3 和腭侧牙龈。

（6）翼突钩　位于上颌第三磨牙后内侧 1～1.5 cm 处，触摸到此处有一骨质隆起，即翼突钩。腭裂手术时，为了松弛腭部黏骨膜瓣，有时需凿断翼钩。

2. 硬腭层次及结构　硬腭由口腔面向深层依次为黏膜、黏膜下层、骨膜和骨。

（1）黏膜　硬腭黏膜属咀嚼黏膜。浅红色，牢固地附于骨膜上，其上皮有较厚的角化层，能耐受较大的咀嚼压力，固有层内有粗大的纤维束，结缔组织乳头较长。

（2）黏膜下层　在腭中缝和腭黏膜外缘区无黏膜下层。而在中线两侧部分，有明显的黏膜下层。黏膜下层在腭前部含有脂肪，在后部含有腺体。

（3）骨膜　硬腭骨膜附于黏膜下层和黏膜较附于骨者更为致密、牢靠。腭裂修复术时，常将黏膜、黏膜下层和骨膜视为一层，从骨面上剥离，形成血液循环丰富的黏骨膜瓣，用以修复裂隙。

（三）软腭

1. 表面标志　软腭为能动的肌肉隔膜，厚 1 cm，从硬腭后缘向后伸延。软腭中部稍向前方腭中缝两侧，左右各一个腭小凹，是腭帆提肌在软腭的止点，可作为总义齿基托后缘的标志。软腭后缘游离、斜向后下，称为腭帆，其中央伸向后方的突起称为腭垂。软腭后部两侧形成前、后两条弓形皱襞，前方者向下移行于舌，称为腭咽弓。两弓之间为一三角形凹陷称为扁桃体窝，容纳扁桃体（图 7-46）。腭帆的游离缘、腭垂、两侧的腭舌弓和舌根共同围成咽峡。

2. 层次　软腭主要由黏膜、黏膜下层、腭腱膜和腭肌等构成。此处黏膜与硬腭黏膜相延续，但上皮面无角化，固有层内乳头短而少。黏膜下层含有较多的黏液腺（腭腺）。在腭垂（悬雍垂）、腭舌弓、腭咽弓处黏膜下层特别疏松，炎症时易发生水肿。黏膜下层深面为腭腱肌和腭肌。腭腱肌位于软腭前 1/3，构成软腭支架，向前附于硬腭后缘。实际上，腭腱膜是腭帆张肌的腱膜，张于两侧翼突钩和硬腭后缘之间，腭部的其他肌肉也附于其上。腭腱膜前端较厚、后端较薄弱。由于腭腱膜的支托，软腭前部呈水平状。软腭后 2/3 腭腱膜后部是由腭肌纤维交织成的肌隔膜。软腭的肌肉有 5 对。

（1）腭帆张肌　为三角形薄片状肌，起于翼突内侧板基部、咽鼓管软骨的骨面，在翼内肌和翼突内侧板之间、鼻后孔外侧垂直下行，在翼钩上方移行为腱，至翼钩水平成直角转向内，跨过翼钩，水平向中线与对侧腱膜相连，改名为腭腱膜。腭帆张肌收缩可拉紧软腭开放咽鼓管。

（2）腭帆提肌　起于颞骨岩部下面、咽鼓管软骨的膜部，纤维成圆柱状，行向前内下，至软腭上方肌束散开，分 3 部分止于软腭；前份参与腭腱膜的形成；中份为该肌的主要部分，横过中线与对侧同名肌相延续，形成开口向后上的提肌吊带；后份与腭垂肌纤维相融合。此肌收缩拉软腭向上后,并能使咽侧壁向内靠拢、缩小咽腔,是完成腭咽闭合的主要肌肉。此外,腭帆提肌收缩可开放咽鼓管。

(3)腭咽肌 起于甲状软骨后缘及咽侧壁,纤维行向内上,经腭咽弓深面至软腭,在软腭内被腭帆提肌穿过并以此分为前外侧束和后内侧束;前外侧束行于腭帆张肌和腭帆提肌之间,附于硬腭后缘和腭腱膜口腔面,并有部分纤维与对侧同名肌纤维相交织;后内束附于腭腱膜背面。腭咽肌收缩可将咽侧壁拉向上、前、内,紧张腭咽弓,并使紧张的腭帆下降,吞咽时,拉咽喉上升。腭咽肌和腭帆提肌同时收缩,软腭向后运动,有助于腭咽闭合和发音。

(4)腭舌肌 为一细小肌束,起于舌横肌,经腭舌弓深面,止于腭腱膜口腔面。此肌收缩、拉软腭向下,缩小咽峡;在说话时,腭舌肌在发音需要升起舌后份时起作用,并参与发鼻音。

(5)腭垂肌 起自颚骨的鼻后棘和腭腱膜的背、腹两面和中线处,沿腭中线向后下行,为一对圆柱形小肌束,止于腭垂的黏膜下。此肌收缩可上提腭垂,在软腭鼻腔面形成一纵行隆起,它有助于腭咽闭合。

(四)临床提要

1. 腭裂的分类 腭裂是口腔常见的先天畸形,常与唇裂伴发。腭裂造成口鼻相通,使进食、吮吸和发音皆受到一定的障碍;鼻腔失去对尘埃、冷空气的过滤和加湿作用,故患者常发生上呼吸道感染。腭裂在临床上常采用以下的分类方法。

①软腭裂:只是软腭裂开,有时只限于腭垂裂开,状如燕尾,一般不伴有唇裂。

②部分腭裂:也称不完全腭裂,软腭完全裂开,同时伴有部分硬腭裂;有时可伴有单侧不完全唇裂,但牙槽嵴是完好无损的。

③单侧完全腭裂:腭隙自腭垂至切牙区完全裂开,并斜向外侧,与颌前骨分离。牙槽骨处裂缝隙有时相接,有时裂隙较宽,常伴有单侧完全唇裂。

④双侧完全腭裂:从口腔面观,左右腭在中线处裂开,不与鼻中隔(犁骨)相连,在硬腭前方也不与颌前骨相连,形成"Y"字形裂隙。常伴发双侧唇裂。此时鼻中隔、颌前骨和前唇孤立于中央。

2. 唇腭裂的系列治疗 唇腭裂畸形,不仅影响说话、进食、美观、听力,而且给患儿和家长带来很大的心理和精神创伤。其治疗涉及儿科、五官科、口腔正畸科、整形外科、语言训练和心理治疗。国外一些经济发达国家,专门组织(或成立)上述各科专家小组,对唇腭裂患儿进行全面检查,并制订出综合治疗方案和治疗程序时间表,各科互相配合、发挥各自的专长,使得唇腭裂治疗获得更加满意的效果。

3. 腭裂的外科整复 腭裂整复术不仅要封闭裂隙,而且要恢复腭咽闭合功能,使发音和语言功能恢复正常。为此,许多作者主张尽量早期修复腭裂,才能保证语言恢复;但过早手术不仅增加了手术的危险性,而且腭部黏骨膜瓣的广泛剥离,会影响颅面的正常发育。国内目前主张腭裂手术在1岁左右时进行。

为了延长软腭和重建腭帆提肌吊带,有人采用倒双"Z"字瓣修复腭裂,有人在术中重建腭帆提肌吊带;有人增加咽瓣以缩小咽腔,有人增加颊黏膜以使软腭充分后退、恢复腭咽闭合功能。在裂隙较宽的腭裂,单纯靠游离腭部黏骨膜瓣拉拢缝合张力过大,有人主张凿断翼钩,松弛腭部,这样易于封闭腭裂;但有人认为凿断翼钩、松弛腭腱膜,会使腭帆张肌、腭帆提肌失去开放咽鼓管的功能,引发渗出性中耳炎,影响听力。

五、口区的美容相关技术

（一）重唇的整复

1. 手术解剖学原理 重唇多见于男性，当进食、说话和发笑时，近红唇的内回又出现一条红唇，故称重唇。重唇可呈对称性，发生在两则，亦可呈一条索状位于整个上唇内面，当张口和谈笑时尤为明显。上述畸形可使唇部外形极为难看，因而是先天性上唇外形改变的一种严重畸形。重唇与厚唇不同的是并非肌肉，而是肥大增生的黏液腺，手术时仅需将增多的重唇切除即可。

2. 手术设计 先由唇弓中点向下作一垂线，在上唇红与口内黏膜连接处定 A 点，然后在上唇相应高度定 B 和 C 点，位于近口角两侧各定 D 和 E 点。$DBACE$ 线为上唇厚度线，且应呈弧形，在侧各点相对应下方定 D'、B'、C'、E' 点。条索状重唇，定点原则同上（图 7-47）。

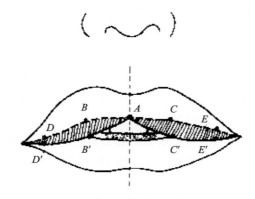

图 7-47 重唇的手术设计示意图

（二）厚唇的整复

1. 厚唇解剖学原理 厚唇是指上下红唇部过于肥厚。厚唇多见于下唇，侧面观下唇常突出于上唇前方，宽度也大于上唇。厚唇的原因不明，与人种有关，有些与遗传有关。唇黏膜与唇腺的慢性炎症性增生亦可表现为厚唇。

2. 手术切除厚唇 沿唇红（外露部）与口内黏膜（隐蔽部）设计线将厚唇切除，直至黏膜下，包括肌层。因唇组织松软，应准确沿设计切口线切开，切口要整齐，以免未按设计线切开，影响唇部不对称。上唇结节切开时，位于下方应多留一部分唇红组织，或按 V 形设计切口外，以免破坏上唇结节。口唇动脉环应避免损伤，如不慎切破应予以结扎，厚唇切除后的创缘唇黏液腺应去除，尤其对切破的黏液腺更应去除，以免日后发生黏液囊肿。唇部血供丰富，出血较多，如无活跃的动脉出血，可用压迫止血。

第八节 面 侧 区

面侧区包括颊区、腮腺区和面侧区深部。

一、颊区的结构与美容相关功能

颊区位于面颊两侧,其上界限为颧骨及颧弓下缘,下方为下颌骨下缘,前界至鼻唇沟,后界达咬肌前缘颊区,层次结构由浅往深分为5层(图7-48)。

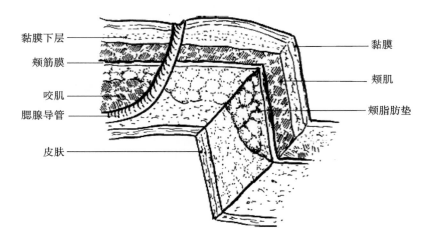

黏膜下层
颊筋膜
咬肌
腮腺导管
皮肤

黏膜
颊肌
颊脂肪垫

图 7-48 颊区的结构

1. 皮肤 颊区皮肤薄而柔软,细嫩富有弹性,含有较多的皮脂腺、汗腺和毛囊,是皮脂腺囊肿与疖肿的好发部位。颊区皮肤血供非常丰富。

2. 浅筋膜 浅筋膜由疏松结缔组织构成,其中颊部脂肪较多称为颊脂体,位于颊肌的浅面,小儿的颊脂体较发达,到老年则多会消失。浅筋膜内有笑肌、颧肌和颈阔肌。有神经、血管和腮腺管等穿行,血管丰富,故创伤后愈合快,但出血较多。面部的静脉与颅内静脉有交通,故面部的感染可能向颅内蔓延。

3. 颊肌 为一方形薄肌,位于上、下颌骨间,腮腺导管穿过颊肌进入口腔,其浅面有颊咽筋膜覆盖。

颊间隙:位于颊肌与咬肌之间,略呈倒立锥形,前界为咬肌前缘,后界为下颌支前缘及颞肌前缘。间隙内除含蜂窝组织、脂肪组织及颊脂肪垫外,尚有面神经分支、腮腺导管、面动静脉通过,颊淋巴结、颌上淋巴结等位于其中。颊间隙感染是指颊间隙急性化脓性感染,主要表现有下颌或上颌磨牙区前庭沟红肿,前庭沟变浅呈隆起状,触之剧痛,有波动感,穿刺易抽出脓液,面颊皮肤红肿相对较轻。

4. 黏膜下组织 含有许多黏液腺。

5. 黏膜层 腮腺导管开口于平对上颌第二磨牙牙冠的颊黏膜上。

二、腮腺区

腮腺区前界为下颌支前缘,后界为胸锁乳突肌上部后突及外耳道,上界为颧弓下缘,下界平下颌角或低于下颌角1~2 cm;深部的茎突至咽、舌诸肌及血管、神经;浅面覆以浅筋膜和皮肤。本区内的结构有腮腺、咬肌、上颌动脉、面神经、面后静脉及颈外动脉等。

此区的层次由浅入深大致为皮肤、浅筋膜、浅层的血管、神经分支和腮腺管、腮腺咬肌筋膜、腮腺浅部和穿行于腮腺内部及深面的血管、神经、咬肌、下颌支以及腮腺深部等(图7-49)。

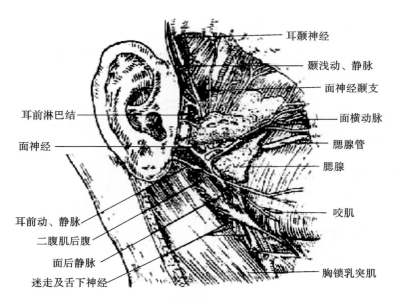

图 7-49 腮腺区的结构

（一）腮腺

1. 位置 腮腺是三大唾液腺中最大的一对,位于外耳道的前下方,上平颧弓,下至下颌角,后抵乳突前缘,前缘达咬肌表面。腮腺体积个体差异较大,重 15～30 g,其形态不规则,约呈楔形,楔形的底位于浅面,尖向前内正对咽侧壁,由于腮腺包绕在咬肌、下颌支和翼内肌的后方,故可将腮腺分为浅部、深部及峡部。浅部覆盖于下颌支和咬肌后份的浅面,呈三角形;深部位于下颌支深面,呈锥体状突向咽侧壁。当深部发生肿瘤时,因位置较深从表面不易察觉,从口腔内咽侧壁上可见隆起。浅部和深部的连接处为峡部,位于下颌支的后缘。

2. 形态与分部 腮腺体积个体差异较大,重 15～30 g,其形态不规则,约呈楔形,楔形的底位于浅面,尖向前内正对咽侧壁,由于腮腺包绕在咬肌、下颌支和翼内肌的后方,故可将腮腺分为浅部、深部及峡部。浅部覆盖于下颌支和咬肌后份的浅面,呈三角形;深部位于下颌支深面,呈锥体状突向咽侧壁。当深部发生肿瘤时,因位置较深从表面不易察觉,从口腔内咽侧壁上可见隆起。浅部和深部的连接处为峡部,位于下颌支的后缘。

（二）腮腺管

腮腺管长 3.5～5 cm,由腮腺浅部前缘发出,于颧弓下缘约 1.5 cm 处横行向前,越过咬肌浅面,穿过颊肌,开口于颊黏膜上的腮腺管乳头,此处平对上颌第二磨牙。由耳轮脚向鼻翼和口角连线中点作一连线,该线的中 1/3 即腮腺管的表面投影。与腮腺管伴行的有面神经的颊支,面横动、静脉。因此,颊区手术切口应该与腮腺管平行。

（三）副腮腺

副腮腺多位于腮腺管起始部上方,在腮腺前缘、颧弓和腮腺管之间,导管汇入腮腺管,是与腮腺不连续而独立存在的小腺体,其出现率约为 20%。副腮腺与腮腺的组织结构相同,发生肿瘤的组织来源和类型也与发生在腮腺的相同,因此临床上行腮腺全切治疗腮腺肿瘤时应将副腮腺一起切除,以免遗漏而引起肿瘤复发。

（四）腮腺的毗邻及穿经腮腺的结构

位于面侧区，上缘邻接颧弓、外耳门道及颞下颌关节；下缘平下颌角，前邻接咬肌、下颌支和翼内肌后缘；后邻乳突前缘和胸锁乳突肌上部前缘；浅面与耳大神经的末梢和腮腺浅淋巴结相邻；深面与茎突及茎突诸肌、颈内静脉、颈内动脉及后四对脑神经相邻。

纵行穿经腮腺的结构有颈外动脉、下颌后静脉、颞浅动、静脉和耳颞神经；横行穿经腮腺的结构有上颌动、静脉，面横动、静脉和面神经的分支。

腮腺浅面覆以皮肤、浅筋膜与部分颈阔肌、耳大神经分支及腮腺浅淋巴结。腮腺实质内及其深面有血管和神经穿行。通常把与腮腺深部相邻的茎突，起于茎突的肌肉，以及颈内动、静脉，舌咽神经、迷走神经、副神经及舌下神经等结构，称为"腮腺床"。

三、面侧区深部

面侧深区位于颅底下方，口腔及咽的外侧，为一有顶、底和四壁的腔隙。顶为蝶骨大翼的颞下面；底平下颌骨下缘；前、后壁分别为上颌骨体的后面和腮腺深部；内侧壁为翼突外侧板和咽侧壁，外侧壁为下颌支。面侧深区内有翼内肌、翼外肌以及出入颅底的血管、神经通过。

面侧深区的结构主要包括：咀嚼肌、颞下颌关节、颌面部的筋膜间隙以及通过深部的血管和神经。

（一）咀嚼肌

咀嚼肌主要参与咀嚼与吞咽活动，包括咬肌、颞肌、翼内肌和翼外肌（图 7-50）。

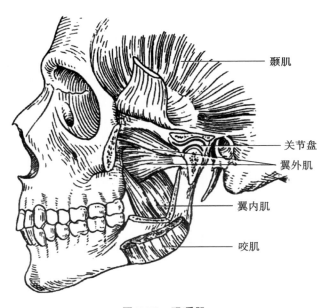

图 7-50　咀嚼肌

1. 咬肌　是咬合动作的主要执行肌肉，位于下颌支浅面，分两层。浅部纤维起自颧弓前 2/3，深部纤维起于颧弓后 1/3 及其内面（图 7-50）。

2. 颞肌　被颞深筋膜覆盖，为扇形扁肌，颞窝是其起点，肌束向下汇聚，通过颧弓深面，以强大的肌腱止于颌骨冠突。

3. 翼内肌　起于翼突窝及上颌结节向外上方止于下颌角内面的翼肌粗隆。

4. 翼外肌 起于蝶骨大翼的颞下面及翼突外侧板的外侧面,纤维行向后外,止于下颌颈、关节盘和关节囊。

（二）颞下颌关节

人体最复杂的关节之一,由颞下颌关节关节窝、关节盘、关节面、关节囊以及韧带组成。其特点为具有一定的稳定性和多方向的活动性。参与咀嚼、吞咽、语言和表情等各种活动（图7-51）。

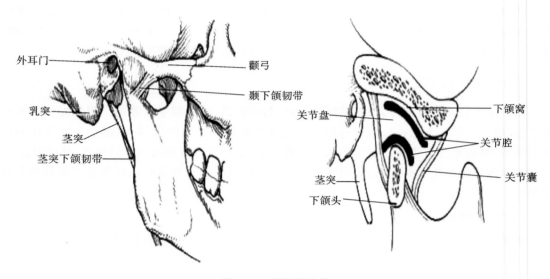

图 7-51 颞下颌关节

颞骨关节面的凹部为关节窝,容纳髁状突。颞下颌关节关节窝与外耳道和中耳相连,下颌骨髁状突呈横椭圆形,髁状突顶被一横嵴分为前后两个斜面。前斜面是关节的功能区,覆盖纤维软骨,很多关节病最早破坏此区。凸部为关节结节,是主要承受咀嚼压力区。关节窝比髁状突大,髁状突可以在关节窝内灵活地做回旋运动,这对咀嚼有着非常重要的意义。关节盘为卵圆形,由致密的纤维软骨构成,两面是凹陷的,位于髁状突和关节窝之间。关节盘的四周与关节囊相连,关节囊薄而松,这使得颞下颌关节极易脱位。每侧颞下颌关节的外侧都有颞下颌韧带、茎突下颌韧带和蝶下颌韧带共三条关节韧带。三条韧带共同发挥作用,保证颞下颌关节的正常运动。

四对咀嚼肌受下颌神经的分支支配,作用于颞下颌关节,共同完成咀嚼吞咽动作。两侧颞下颌关节运动,可以做三种不同方向的运动:张口、闭口运动以及向一侧方向运动。闭口时下颌骨上提,咬肌、咬肌、颞肌和翼内肌收缩;张口时两侧翼外肌同时收缩,下颌骨向前;一侧翼外肌收缩可使下颌骨转向对侧;颞肌后部纤维收缩可使下颌骨向后。

（三）颌面部的筋膜间隙

面侧区的间隙位于颅底与上、下颌骨之间,是散在于骨、肌肉与筋膜之间的间隙。间隙之间彼此相通,内充满疏松结缔组织,感染可沿间隙扩散。有颞间隙、颞下间隙、咬肌间隙、翼下颌间隙和颊间隙。

1. 颞间隙 位于颞区,借颧弓和颞下嵴的平面与颞下间隙分界。颞间隙可分为颞浅间隙和颞深间隙两部。前者位于颞深筋膜与颞肌之间,后者位于颞肌与颞窝之间。

2. 颞下间隙 该间隙位于翼下颌间隙的上方,前界为上颌骨的后面,后界为茎突及茎突诸肌，内侧为蝶骨翼突外侧板，外侧界为下颌支上份及颧弓，上界抵蝶骨大翼的颞下嵴及颞下面，下界为翼外肌下缘平面。

此间隙在位置上处于颌面部诸间隙的中央，在间隙内有翼丛、上颌动脉及其分支和上、下颌神经的分支通过，从而使颞下间隙与邻近的翼颌间隙、颊间隙、咽旁间隙等相通，并可借眶下裂同眶腔、借卵圆孔和棘孔与颅内相通。因此颞下间隙的蜂窝组织炎很少单独存在，常与相邻间隙特别是翼颌间隙的感染同时存在。

3. 咬肌间隙 咬肌间隙位于咬肌深面与下颌支上部之间。前界为咬肌前缘与颊肌，后界为下颌支后缘及腮腺组织，上界是颧弓下缘，下界为下颌骨下缘，内侧界为下颌支的外面，外侧界为咬肌及腮腺的深面。此间隙前临下牙槽的第三磨牙，如智齿冠周炎、牙槽脓肿、下颌骨骨髓炎时可扩散至此间隙。

4. 翼下颌间隙 又称翼颌间隙，位于下颌支与翼内肌之间。前临颊肌，后临腮腺，内侧界为翼肌及其筋膜，外侧界为下颌支的内板及颞肌内面，上界为翼外肌，下界为下颌支与翼内肌相贴近的夹缝。该间隙经下颌切迹向外通咬肌间隙。间隙内有舌神经、下牙槽神经及动、静脉穿行，下牙槽神经阻滞术就是将局麻药物注入翼颌间隙内。

5. 颊间隙 狭义的颊间隙是指咬肌与颊肌之间存在的一个狭小的筋膜间隙。广义的颊间隙上界是颧骨下缘，下颌骨下缘为其下界，前界从颧骨下缘至鼻唇沟经口角至下颌下缘的连线，后界临咬肌前缘，深面为翼下颌韧带。间隙内有蜂窝组织、脂肪组织及颊脂肪垫，还有面神经分支、腮腺导管、面动静脉通过。

四、面侧区结构变化与美容

脸型占着非常重要的位置，脸型过大会给人以"不秀气"的感觉，对于身材娇小的女性，脸型过大会影响美观。而脸型肥大有多种原因，一般是下颌角、咬肌或颊脂肪垫肥大三种原因引起的，可以通过面型的整形手术、药物治疗或取颊脂肪垫的方法来改变脸型。

1. 下颌角结构改变 下颌角突出又称下颌角肥大，多数人的下颌角的弧度在120°左右，可使人面部有较好的曲线，如果下颌角与面部轮廓夹角小于这个数值，会使得面部是方形的。

下颌角整形是通过部分切除位于下颌角处的下颌骨，以达到让脸形变小变瘦的目的。这一手术往往与部分咬肌切除同时进行，以改善良性咬肌下颌骨肥大者的面部外形轮廓。

（1）术前 通过对颊部的触诊了解下颌角突出程度和咀嚼肌发达程度，并通过放射线摄影明确下颌骨各部突出程度和左右侧要除去的骨头大小。经过综合分析最终决定术中使用的电锯种类。

（2）入路 手术在腔内切口，所以术后不留疤痕。术中不仅可去掉肥大的下颌角，根据具体情况可去除肥大的下颌缘和一部分咬肌，达到完美的效果。

（3）术式 手术在全身麻醉下施行，时间需要1~2 h。

截骨术：切口起自下颌升支前缘咬合平面上外侧，沿前庭沟偏颊侧5 mm至下颌第一双尖牙，切开黏膜骨膜。利用"脱套"技术骨膜下分离，暴露下颌骨升支的中下部、下颌角和下颌体的后部。按术前设计用小圆钻标记，用长柄圆钻和摆动锯弧形截骨，截透下颌骨外板及部分内板，尚存的部分骨连结用弯形骨凿凿开。分离内侧的翼内肌的附肌，将截下的下颌角完整取出，截骨线打磨修整至光滑流畅。

磨削术：又称铣骨术，切口设计及骨膜剥离同前，利用铣头磨削下颌骨外下侧，使之成楔状改变，故此手术的效果，与前者方法不同，前者外观及触摸感均有明显改变。

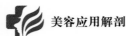

（4）术后注意事项　术后一般不须禁食,应用抗生素、止血药和足量的生理需要量的液体。以弹力绷带压迫,减少面部水肿,一般术后 3 天时肿胀最为明显,然后肿胀逐渐消退。术后 10 天左右明显的肿胀已基本消退。术后 1 个月内尽量避免刺激性饮食和硬的饮食。术后会出现暂时性的张口困难,一般不要特意进行张大口练习,半年后效果稳定。

2. 咬肌结构改变　咬肌肥大又称咬肌良性肥大。人体咀嚼肌包括咬肌、颞肌、翼内肌、翼外肌等。所以咬肌肥大的发生一般又认为与人咀嚼习惯和饮食习惯有关。也有研究表明咬肌肥大与遗传因素有关,从临床上看确有家族性咬肌肥大的现象。咬肌肥大多伴有下颌角肥大、下颌角外翻等情况发生,所以临床上又将咬肌肥大称为下颌角肥大,手术中单纯去除肥大咬肌的情况比较少,如咬肌确实肥大一般情况下多在去除下颌角的同时去除部分咬肌。

（1）BOTOX　即俗称的"瘦脸针",通过注射肉毒杆菌到咬肌部位从而阻断神经与肌肉的神经冲动,麻痹过于发达的肌肉,使之萎缩。

（2）咬肌切除　手术经口腔进行,术中注意彻底消毒,尽量使口内的细菌降低,降低术后感染率。咬肌去除时应去除咬肌的内侧,避免伤及面神经的下颌缘支。咬肌去除量根据术前检查的情况而定。因咬肌去除多数同时需去除下颌角,术后 3～6 个月后咬肌本身会有一定程度的萎缩,所以咬肌去除量一般不超过咬肌厚度的三分之一。

3. 颊脂肪垫结构改变　从美学角度看,颊部形状应不要过于饱满,呈轻度的低凹。颊部四周的轮廓结构可以清楚辨认,腮腺和咬肌的前缘为其后界,鼻唇沟的后缘为其前界,突起的颧突和颧弓是其上界,轮廓清晰的下颌骨体缘和下颌角是颊部的下界。

取颊脂肪垫:最近的研究认为,颊部形状很大程度上与颊脂肪垫的组成和位置有关,颊脂肪垫切除术经口内切口去除部分颊脂肪垫,同时注意避免损伤面神经与腮腺导管,来达到改善面颊部容貌的目的。有明显的方形下颌骨,但外观却无此症状,故一样有明显的手术效果。

五、面侧区的美容技术临床提要

（1）浅筋膜中的弹性纤维及肌纤维与皮肤真皮层相连,形成皮肤的自然皮纹,面部手术的切口,应尽可能与皮纹一致。

（2）浅筋膜层较为疏松,皮下脂肪较丰富,是填充面颊部材料的适宜部位。

（3）颊间隙感染是指颊间隙急性化脓性感染,主要表现有下颌或上颌磨牙区前庭沟红肿,前庭沟变浅呈隆起伏,触之剧痛,有波动感,穿刺易抽出脓液,面颊皮肤红肿相对较轻。

（4）副腮腺与腮腺的组织结构相同,发生肿瘤的组织来源和类型也与发生在腮腺的相同,因此临床上行腮腺全切治疗腮腺肿瘤时应将副腮腺一起切除,以免遗漏而引起肿瘤复发。

（5）颞间隙感染常由咬肌间隙、翼下颌间隙、颞下间隙、颊间隙感染扩散而来。耳源性感染、颞部疖痈以及颞部损伤继发感染可首先波及颞间隙。颞间隙感染形成脓肿时应切开引流,临床根据脓肿的大小、深浅而采用不同形式的切口。如果为多个间隙感染,还应在颌下区另作切口行上下贯通式引流。

（6）口腔颌面部间隙感染有直接蔓延、淋巴蔓延和血液蔓延三种方式,其中直接蔓延为最主要的蔓延方式。

第九节 外 耳

一、外耳的结构与美容相关功能

外耳具有收集声波的功能,左右各一,由耳廓、外耳道及鼓膜三部分组成,影响美容的主要是耳廓。

(一)耳廓

耳廓位于头部两侧,外形为漏斗状,凸面向后,凹面向前,主要由弹性软骨做支架,外覆皮肤而成。耳廓下为耳垂,其内无软骨,主要由结缔组织和脂肪构成,为临床常用的采血部位。

1. 耳廓的形态(图 7-52)

(1)前外侧面 周缘卷曲,称为耳轮,耳轮在外耳门上缘的连续部,称为耳轮脚。耳轮前方有一平行弧形隆起,称为对耳轮。耳轮与对耳轮之间狭长的浅窝称三角窝。对耳轮向下终于一结节样隆起,称对耳屏。对耳屏的对面,外耳门的前方一结节状隆起称耳屏,对耳屏与耳屏之间的切迹称屏间切迹。耳屏与耳轮脚之间有一切迹,称前切迹或屏上切迹。耳屏、对耳轮下角、对耳轮、对耳屏、屏间切迹等所围成的凹陷部,称耳甲。耳甲被耳轮脚分成上、下两部;上部为耳甲艇,下部为耳甲腔。耳甲腔底有外耳门。在耳轮游离缘后上部,有时可见一小结节,称耳廓结节。

(2)后内侧面 直接与头侧部相接,此面与前外侧面凹凸相应,即对向耳周、耳甲、三角窝者,分别称耳周隆起、耳甲隆起和三角窝隆起。对向对耳轮、对耳轮下脚和耳轮脚者,分别称为对耳轮窝、对耳轮横沟、耳轮脚沟。

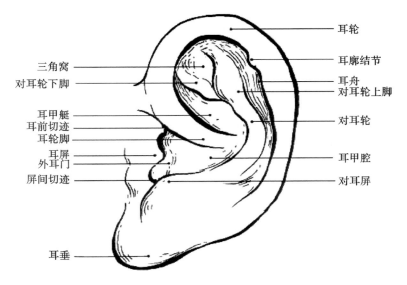

图 7-52 耳廓的形态

2. 耳廓的层次结构

(1)耳廓皮肤 耳廓的皮肤较薄,前外侧面皮肤与耳廓软骨贴附较紧,后内侧面的皮肤则较疏松。皮肤上有细毛,皮下分布有皮脂腺,汗腺数量较少,散在分布。

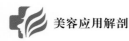

（2）耳廓软骨　是一整块形状与耳廓外形相似的弹性软骨，耳垂处无软骨分布。

（3）耳廓韧带　可分为与颅骨连接的外部韧带和连接软骨本身的内部韧带两种。

（4）耳廓肌肉　可分为两类，一类为起于颅骨或头皮的颅骨外肌，另一类是起自耳廓软骨自身的耳廓内肌。人类耳廓肌多已废退，故人耳几乎不能运动。

（二）外耳道

外耳道是外耳门至鼓膜之间的一条弯曲管道，在成人平均长度为 2.5～3.5 cm。外耳道内侧 2/3 部位于颞骨内，称骨部；外侧 1/3 部以软骨为基础，称软骨部。骨部的前壁骨部、下壁和后壁的大部分由颞骨的鼓部组成。鼓部在外耳道的内侧端形成鼓沟，鼓膜的紧张部附着于此。鼓沟上部分缺口称鼓切迹，鼓膜的松弛部附着于此。软骨部的前下壁有裂隙，为外耳道和腮腺之间提供互相感染的途径。下颌关节位于外耳道的前方，关节运动时可使外耳道软骨部变形。外耳道的方向：软骨部是向内向后上方，至骨部则转向前下方，故检查时应将耳廓向后上方牵拉使成直线，才易看清鼓膜，但在小儿仅有弧形弯曲，检查时需将耳廓向后下牵引。整个外耳道覆盖皮肤，仅软骨部的皮下组织有毛囊、皮脂腺及耵聍腺，故易感染而患耳疖。因皮肤和软骨附着较紧，故疖肿疼痛剧烈。耵聍腺分泌的黄褐色黏稠物称耵聍，干燥后形成痂块，有保护作用。

（三）鼓膜

鼓膜位于外耳道与中耳之间，为椭圆形半透明薄膜，呈倾斜位。鼓膜的中心向内凹陷，称鼓膜脐。鼓膜的上 1/4 区活体观察时，薄而松弛，呈淡红色，称松弛部；下 3/4 区活体观察时，坚实紧张，呈灰白色，称紧张部。从鼓膜脐向前下方有一三角形反光区，称光锥。由于鼓膜很薄，中耳炎或强声作用易导致鼓膜穿孔。

二、外耳结构的变化与美容

正常耳廓对称，位于头颅两侧，上端平眉毛水平线，下端平鼻底水平线。根据亚洲人的容貌特征，健康、正常的耳廓应该满足以下一些数据标准：耳廓与头颅侧面夹角呈 30°，耳甲与颅侧壁呈 90°角，耳甲与耳周亦呈 90°角，耳廓的长轴与鼻梁的夹角约为 15°，乳突至耳轮缘约 1.7 cm，耳廓长约 6.5 cm，宽约 3.5 cm，耳甲厚度平均约为 1.5 cm。

耳垂位于耳轮下端，长度一般在 16 mm 左右。耳垂形态差异比较大，少数人甚至无耳垂，耳垂形态大致可分为圆形、扁形和三角形，其附着于面部皮肤的程度可完全游离、部分粘连甚至完全粘连。从对耳屏到耳垂最下端约为 2 cm。与面部所成角度因人而异，变化较大，一般认为不影响佩戴耳饰即正常。

1. 耳廓畸形　一般认为，耳廓在大小和形态上变化很大，现有研究表明不存在标准耳的说法，即便同一个人左右耳廓形状也不尽相同，并且耳轮的细小变化也不会影响耳廓外形。只有明显影响美观和听力的耳廓畸形需要手术矫形。以下是一些明显的畸形，已影响美观。

（1）招风耳　为常见的先天性耳廓畸形，有研究表明这是由于胚胎期耳甲软骨过度发育或对耳轮形成不全导致的。正常耳廓的耳甲与耳舟呈 90°，招风耳的耳甲与耳舟的角度增大至 155°以上，对耳轮上脚扁平。较严重者，耳甲与耳舟的角度完全消失，对耳轮上下脚完全消失，耳廓与头颅侧面呈 90°，更为严重者耳轮缘不卷曲，整个耳廓无卷曲回旋部分（图 7-53）。

（2）小耳　小耳分为 4 度：形态大致正常，小于正常耳为Ⅰ度；耳廓外形大致相似，耳轮呈纵行发育不全为Ⅱ度；耳廓外形与正常无相似之处为Ⅲ度；无耳廓为Ⅳ度。

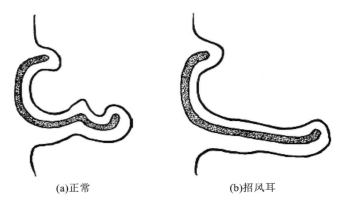

(a)正常　　　　　　　　(b)招风耳

图 7-53　招风耳的形态

（3）大耳　因耳廓过度发育,外形明显比正常人大。

（4）隐耳　主要表现为耳廓上半部埋没于颞部头皮的皮下,是耳廓的一种先天性发育畸形,无明显的耳后沟。外牵拉耳廓则可见,松开后则缩回。根据病变累及的皮肤和耳轮骨将其分为轻度、中度、重度三种。轻度者,仅耳廓上部皮肤短缺,软骨发育正常;中度者则累及耳轮骨;重度者,皮肤严重短缺,耳廓上部的耳轮骨也明显发育不良,耳轮向前卷曲,舟状窝变形,对耳轮亦屈曲变形(图 7-54)。

（5）副耳　为下颌褶这条线上过度生长的结果,常位于耳屏前方,上、下大小不一,一般耳廓正常。

（6）多耳　系一侧出现一个以上的耳廓,少数病例可见副耳簇合成群。耳廓与头皮粘连,通常是上部与头皮粘连,某种因素使耳廓后部与头皮头部分离不完全,正常情况下,这种分离通常发生在胚胎第 16 周。

（7）杯状耳　也是一种先天性的畸形,有一定的遗传性,双侧者多见,外形介于招风耳和小耳之间。其主要特征是:耳廓卷曲;耳廓前倾,耳舟、三角窝变窄;耳廓长度变短。耳廓纵裂或横裂由第一鳃裂的闭合畸形和第一鳃弓及第二鳃弓融合不全所致(图 7-55)。

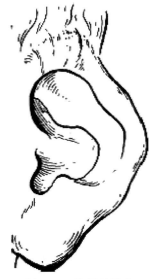

图 7-54　隐耳的形态

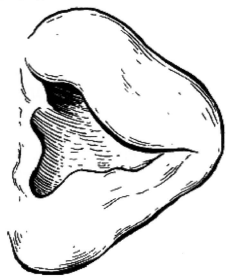

图 7-55　杯状耳的形态

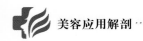

2. 耳廓外伤 耳廓显露于头颅两侧,易遭受各种外伤,如挫伤、撕裂伤、切割伤、咬伤、刺伤和火器伤。耳廓外伤如果处理不当,易发生感染,导致不同程度的耳廓缺损和畸形。耳廓的缺损变形将严重影响美容,故治疗时应尽量恢复耳廓外形及两侧的对称。耳廓外伤的治疗原则是前期处理血肿,清创缝合以及控制感染,如有畸形则晚期可行手术整形。

三、外耳的美容技术临床提要

人们对耳廓的美远不如眼睛和鼻子重视,但随着社会的发展和人们物质生活的提高,妇女发式多样,佩戴眼镜的人也大大增加,人们观念上有了较大的变化。对于耳廓大小、位置、形态有变异的人,要求整形的人越来越多。当耳廓因先天或后天的原因而部分损伤或缺如时,不但影响功能与外形,更主要的是患者心理上的压力较大,耳畸形患者往往留有长发盖住患耳,并且求治心切。

耳廓常见的美容整形如下。

1. 扎耳眼术 扎耳眼的目的是为了佩戴耳饰,早在公元前600年前古印度就有扎耳眼戴耳饰的记载。现在开展得很普遍,不管大小美容诊所、美容院,甚至有的在家里均在开展扎耳眼的手术。

耳垂穿孔的方法:穿线法、穿孔枪法、激光法。无论哪种方法,在手术中均应注意消毒,术后包扎耳垂2~3天,以防感染。

耳垂穿孔常见并发症为耳垂感染,如发生感染须拆除缝线或去除耳环,如发生耳垂脓肿则须切开引流抗感染。另一种常见并发症是疤痕疙瘩,故有疤痕倾向的人不宜作扎耳眼手术,如发生疤痕早期可注射去炎确舒松等药物,较大的疤痕疙瘩只有行疤痕切除、耳垂整复术。

2. 附耳的整形 附耳系耳屏前方的赘生组织,俗称"子耳朵"常出现于耳屏至口角的连线上,由第一鳃弓发育异常所引起。附耳形状大小各异,多数含有软骨组织。

治疗方法是选择一个疤痕较小的切口,将附耳切除,并切除深层的软骨组织,但对合并有同侧面部发育不良者,则不宜切除皮下之软骨组织。

3. 招风耳的整形 招风耳是一种比较常见的耳廓畸形,是由于胚胎发育过程中耳轮形成不全或耳甲软骨过度发育所致。两种畸形可同时存在,也可表现为一种,双侧耳畸形居多,也有单侧的,本病有遗传倾向。

由于招风耳整形手术均在局麻下施行,创伤不大,所以要求改善外形的均可考虑手术。但如耳廓局部有炎症或有急慢性中耳炎者,宜先控制感染后再手术;糖尿病或凝血机制有问题者,宜先予以纠正,再考虑是否手术;有疤痕增生趋向者不宜手术。双侧耳廓整形可在一次手术中完成。

4. 菜花耳畸形的整形 菜花耳的治疗比较困难,当炎症控制后,在耳轮边缘0.5cm处作切口,小心在耳廓高低不平的皮肤与软骨间剥离,将增厚的软骨削薄塑形,然后将皮瓣盖于修整好的软骨上,用松软的棉花纱布填塞,妥善包扎耳部。

由于操作困难,皮瓣游离过宽易坏死,故常需几次手术才能整复菜花耳,且效果往往不理想,对此医生与受术者均要有思想准备。

5. 隐耳畸形的整形 隐耳畸形不但影响外观,同时还有功能影响(如不能戴眼镜,洗澡时水流入外耳道等),故一般均要求手术矫正。一岁以内的患儿可设计一持续牵引的支架,一岁以后则需手术治疗。成人可用局部麻醉,小儿则需全身麻醉,双侧可一次手术完成。

6. 杯状耳的整形 较常用的手术方法是在耳廓后内侧面,距耳轮缘至少 1 cm 处作一与耳轮上缘平行的切口,以暴露卷曲变形的软骨,然后弧形掀起,适当地放置于耳舟处软骨的后内侧面,用细丝线间断缝合数针固定。如形成的耳轮缘卷曲不明显,可应用划痕法使其卷曲。此法可延长耳廓的长度,恢复耳轮的正常外形。对于伴有明显招风耳畸形者,则可按招风耳的整形方法形成对耳轮、减少耳甲宽度等,但形成的新耳廓三角窝、对耳轮角不明显。术后常规应用抗生素 3 天,10 天后去除辅料,拆线。

7. 丰耳垂术 一般有手术方式和非手术方式,前者如人工真皮填充术,后者则使用自体脂肪或外来组织,如玻尿酸、伊维兰、胶原蛋白、人体组织补片植入丰耳垂。

（刘　强　周　羽　朱　健）

第八章　颈部的美容解剖

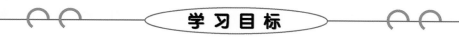

学习目标

掌握：颈部的表面解剖、颈筋膜间隙及交通；颈动脉三角的境界、层次；颈动脉鞘的构成、内容及毗邻关系；颈部浅静脉的特点及其临床意义；颈部肌皮瓣的解剖特点及美容临床应用；颈部浅层的层次结构。

熟悉：颈部皮神经的分部。

第一节　概　　述

颈部位于头部、胸部和上肢之间，脊柱颈段是颈部的支持结构，由位于颈部的消化管道、呼吸管道及纵行其两侧的颈部大血管、神经等结构和包裹于上述结构周围的筋膜、肌肉、皮下组织及皮肤共同构成。颈根部除有斜行的血管神经束外，还有胸膜顶和肺尖由胸腔突入。甲状腺和甲状旁腺也是颈部的重要器官。

颈部诸结构之间有结缔组织填充，形成许多筋膜鞘和筋膜间隙。颈部肌肉分为颈浅肌群，舌骨上、下肌群和颈深肌群，可使头、颈灵活运动，并参与呼吸、吞咽和发音等。颈部淋巴结丰富，主要沿浅静脉和深部血管、神经排列。

一、界限

颈部的上界以下颌骨下缘、下颌角、乳突尖、上项线和枕外隆凸的连线与头部分界，下界以胸骨颈静脉切迹、胸锁关节、锁骨上缘和肩峰至第 7 颈椎棘突的连线与胸部及上肢分界。

二、分区

颈部通常被分为前、后两部分，即固有颈部和项部（图 8-1）。两侧斜方肌前缘之前和脊柱前方部分为固有颈部，即通常所指的颈部；两侧斜方肌前缘之后和脊柱后方的区域称为项部。

固有颈部分为颈前区、胸锁乳突肌区和颈外侧区。颈前区的内侧界为颈前正中线，上界为下颌骨下缘，外侧界为胸锁乳突肌前缘。颈前区以舌骨为界分成舌骨上区和舌骨下区。舌骨上区含颏下三角和左、右下颌下三角；舌骨下区含左、右颈动脉三角和肌三角。颈外侧区位于胸锁乳突肌后缘、斜方肌前缘和锁骨中 1/3 上缘之间。肩胛舌骨肌将颈外侧区分为枕三角与锁骨上三角，胸锁乳突肌区即为该肌所覆盖的区域。

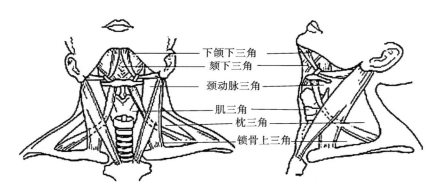

图 8-1 颈部的分区

三、体表标志

1. 舌骨 约平第 3 颈椎高度,舌骨体平颏隆凸。循舌骨体向两侧可触及舌骨大角,是寻找舌动脉的体表标志。

2. 甲状软骨 平第 4～5 颈椎高度,位于舌骨与环状软骨之间。甲状软骨上缘约平第 4 颈椎高度,颈总动脉在此处分为颈内、外动脉。成年男子甲状软骨左、右板融合处的上端向前突出,形成喉结。

3. 环状软骨 约平第 6 颈椎高度,位于甲状软骨下方。环状软骨弓两侧平对第 6 颈椎横突,是喉与气管及咽与食管的分界标志,也可作为计数气管环的标志。

4. 颈动脉结节 第 6 颈椎横突前结节,平环状软骨弓。颈总动脉在其前方,因此压迫此处,可暂时阻断颈总动脉血流。

5. 胸锁乳突肌 后缘中点有颈丛皮支穿出,为颈部皮肤浸润麻醉的阻滞点。胸锁乳突肌的胸骨头、锁骨头与锁骨的胸骨端上缘之间为锁骨上小窝。

6. 锁骨上大窝 位于锁骨中 1/3 上方。在窝底可触及锁骨下动脉的搏动、臂丛和第 1 肋。

7. 胸骨上窝 位于胸骨颈静脉切迹上方的凹陷,此处可触及气管颈段。

8. 神经点 颈丛皮支浅出颈筋膜的集中点,约在胸锁乳突肌后缘处,是颈部皮神经阻滞麻醉的部位。

四、颈部主要血管、神经及胸膜顶的体表投影(图 8-2)

1. 颈总动脉和颈外动脉的体表投影 上方以下颌角与乳突尖连线的中点向前下画线,右侧至胸锁关节,左侧至锁骨上小窝。以甲状软骨上缘为分界,上段为颈外动脉,下段为颈总动脉。

2. 锁骨下动脉的体表投影 自胸锁关节至锁骨下缘中点之间画的一条凸向上的弧线,线的最高点在锁骨上方约 1.2 cm 处。

3. 颈外静脉 下颌角至锁骨中点之间的连线。该静脉位于皮下,沿胸锁乳突肌表面下降,是行颈外静脉穿刺抽血或输液的常选部位。

4. 锁骨下静脉的体表投影 自锁胸关节至锁骨下缘内、中 1/3 交点处所做的连线。

5. 颈丛皮支浅出点的体表投影 位于胸锁乳突肌后缘中点。

6. 臂丛的体表投影 胸锁乳突肌后缘中、下 1/3 交界处至锁骨中、外 1/3 交点稍内侧的连线。

0

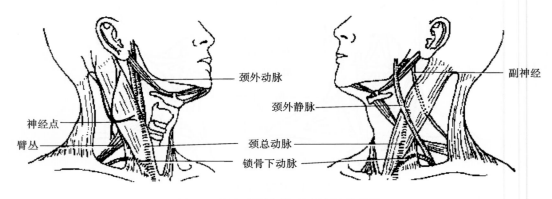

图 8-2　颈部主要血管、神经的体表投影

7. 胸膜顶的体表投影　位于锁骨内 1/3 上方,相当于锁骨上小窝处,最高点距锁骨上缘 2~3 cm。

第二节　颈部的层次结构

一、颈部的浅层结构

颈部的浅层结构包括颈部的皮肤、浅筋膜及浅筋膜内的肌、血管和神经。颈部皮肤较薄,移动度较大,有横向皮纹,故手术时宜作横切口,以利于愈合。浅筋膜含有脂肪,在颈前外侧部脂肪层的深面,有一菲薄的皮肌,称颈阔肌(图 8-3)。

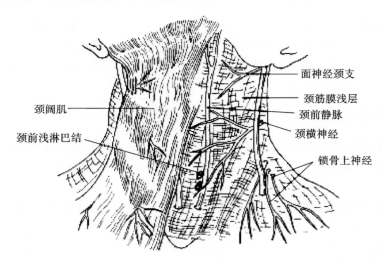

图 8-3　颈阔肌及颈部浅层结构

(一)浅静脉

1. 颈前静脉　起自颏下部浅静脉,沿颈前正中线两侧下行,至胸锁乳突肌下份前缘,进入锁骨上间隙,经该间隙深面,汇入颈外静脉末端或锁骨下静脉,少数汇入头臂静脉。左、右

颈前静脉在胸骨上间隙内借横行的颈静脉弓相吻合。若左、右颈前静脉合为一支,沿颈前正中线下行,则称颈前正中静脉。

2. 颈外静脉 颈外静脉是颈部最粗的浅静脉,由下颌后静脉后支及耳后静脉在下颌角附近汇合而成(图8-4)。沿胸锁乳突肌表面下行,越过该肌后缘,于该肌后缘中点进入颈外侧区,在锁骨上缘中点上方约2.5 cm处穿深筋膜,约2/3汇入锁骨下静脉,约1/3汇入颈内静脉。该静脉末端虽有一对瓣膜,但不能阻止血液逆流,当上腔静脉血回流受阻时,可致颈外静脉怒张。颈外静脉穿深筋膜处,静脉与深筋膜彼此紧密愈着,当静脉壁受伤破裂时,管腔不易闭合,可致气栓。

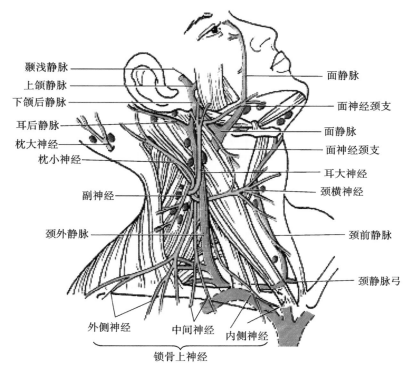

图 8-4　颈部浅层结构

(二) 浅神经

1. 颈丛皮支 颈丛皮支共4条,从胸锁乳突肌后缘中点浅出,位置表浅且相对集中,常为颈部手术阻滞麻醉的穿刺点。

(1) 枕小神经　勾绕副神经后,沿胸锁乳突肌后缘上升,分布至枕部及耳廓背面上部的皮肤。

(2) 耳大神经　颈丛皮支中最大的分支,绕胸锁乳突肌后缘,并沿胸锁乳突肌表面上行,分布于耳廓及腮腺区皮肤。

(3) 颈横神经　横过胸锁乳突肌中份,穿颈阔肌浅面向前,分布至颈前区皮肤。

(4) 锁骨上神经　分为3支,行向外下方。在锁骨上缘处穿出,分别分布至颈前外侧部、胸前壁上部和肩部等处皮肤。

2. 面神经颈支 自腮腺下端穿出,在颈阔肌深面行向前下方,支配颈阔肌。腮腺手术时,可以作为追踪面神经的标志。

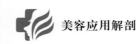

二、颈部的筋膜及筋膜间隙

颈部的深筋膜又称颈筋膜,位于浅筋膜和颈阔肌深面的深筋膜,围绕颈、项部的诸肌及颈部的器官和血管神经束的周围。颈筋膜可分为浅、中、深三层,各层之间的疏松结缔组织构成筋膜间隙。

(一) 颈筋膜(图 8-5)

1. 浅层 又称封套筋膜,围绕整个颈部,向上附于颈部上界各骨面并延至面部腮腺咬肌区附着于颧弓和颅底,向下附于颈、胸和上肢交界线,向前在颈前正中线处左、右相延续,向两侧包绕斜方肌和胸锁乳突肌并形成两肌的鞘,向后附于项韧带和第 7 颈椎棘突,对颈项部深层结构形成封套式包裹。在舌骨上部,此筋膜分为深浅两层包裹二腹肌前腹和下颌下腺。在面后部,深浅两层包裹腮腺。在颈静脉切迹上方,分为深、浅两层。向下分别附着于颈静脉切迹的前、后缘。颈筋膜浅层在距胸骨柄上缘 3~4 cm 处分为前、后两层,分别附着于胸骨柄的前、后缘,形成胸骨上间隙,内有胸锁乳突肌胸骨头、颈前静脉下段、颈静脉弓、淋巴结和脂肪组织等。

2. 中层 又称气管前筋膜或内脏筋膜。此筋膜位于舌骨下肌群深面与喉和气管之间,包裹着咽、食管颈部、喉、气管颈部、甲状腺和甲状旁腺等器官,又称内脏筋膜。在甲状腺与气管、食管上端邻接处,腺鞘后层增厚形成甲状腺悬韧带。此筋膜前下部覆盖于气管前方,称为气管前筋膜;后上部覆盖颊肌和咽缩肌者称为颊咽筋膜。气管前筋膜向上附于环状软骨弓、甲状软骨斜线及舌骨,向下经气管前方及两侧入胸腔,与心包上部相续。

3. 深层 即椎前层,又称椎前筋膜。位于椎前肌及斜角肌前面,上起颅底,向下续于前纵韧带及胸内筋膜,两侧覆盖臂丛、颈交感干、膈神经、锁骨下动脉及锁骨下静脉。此筋膜向下外方,由斜角肌间隙开始包裹锁骨下动、静脉及臂丛,并向腋窝走行,形成腋鞘,又称颈腋管。

(二) 筋膜间隙(图 8-5)

l.胸骨上间隙 封套筋膜在距胸骨柄上缘 3~4 cm 处,分为深、浅两层,向下分别附于胸骨柄前、后缘,两层之间为胸骨上间隙,内有颈静脉弓、颈前静脉下段、胸锁乳突肌胸骨头、淋巴结及脂肪组织等。

2. 气管前间隙 位于气管前筋膜与气管颈部之间,内有甲状腺最下动脉、甲状腺下静脉和甲状腺奇静脉丛等。小儿还有胸腺上部、左头臂静脉和主动脉弓等。

3. 咽后间隙 位于椎前筋膜与颊咽筋膜之间,其延伸至咽外侧壁的部分为咽旁间隙。内有淋巴结及疏松结缔组织。

4. 椎前间隙 位于脊柱、颈深肌群与椎前筋膜之间。颈椎结核脓肿多积于此间隙,并经腋鞘扩散至腋窝。当脓肿溃破后,可经咽后间隙向下至后纵隔。

三、颈阔肌肌皮瓣和颈外侧的美容应用解剖

(一) 颈阔肌肌皮瓣的应用解剖

1. 颈阔肌 颈阔肌在颈前外侧部脂肪层的深面,为一菲薄的皮肌。该肌起自胸大肌和三角肌筋膜,越过锁骨斜向上内方,前部纤维附于下颌骨下缘,后部纤维附于腮腺咬肌筋膜,并移行于降下唇肌和笑肌。肌三角内侧部和枕三角上部未被此肌覆盖。颈阔肌深面有浅静

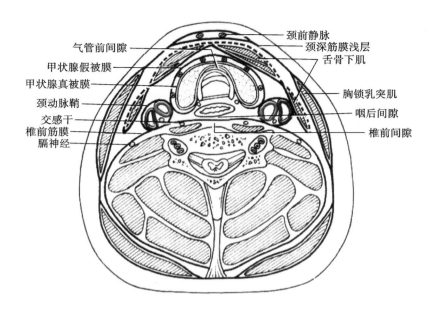

图 8-5 颈筋膜(横断面)

脉、颈横神经和面神经颈支等。颈阔肌中线处的肌纤维明显地较后上部薄,而中份偏后处的肌纤维较前份为厚,为理想的取瓣区。

2. 颈阔肌肌皮瓣的血液供应 血供丰富,出现率较高的有肩胛背动脉的颈阔肌支、甲状腺上动脉颈阔肌支、面动脉颈阔肌支和颏下动脉,另外耳后动脉、肩胛上动脉和枕动脉等也有小分支进入。临床上可用以上的动脉做成蒂形肌皮瓣,上部血管蒂可用颏下动脉,下部血管蒂可用颈横动脉及其肌支。

颈阔肌肌皮瓣区主要通过颈前静脉和颈外静脉回流,另外颏下静脉、面静脉和舌下静脉等也接受一些细小的静脉注入,因此静脉回流也是多通道的。

3. 颈阔肌肌皮瓣的神经 颈阔肌的运动神经为面神经颈支,由下颌角的下方入肌,做肌瓣或皮瓣时,与颏下动脉一并做成蒂,可修复面部表情肌缺损。

4. 颈阔肌肌皮瓣的临床应用 颈阔肌肌皮瓣位置表浅,而且其浅面皮肤色泽和面部相似,肌肉菲薄而宽阔,其厚度及弹性与口腔黏膜相近,可供面积大,肌蒂薄而柔软,供区易制备,是修复颊面组织和口腔软组织较理想的供区之一。

（二）颈外侧皮瓣的应用解剖

1. 颈外侧皮瓣的血液供应 颈外侧部后份皮下多已不含有颈阔肌纤维,颈后三角和斜方肌浅面皮肤血供主要来自颈横动脉发出的颈浅动脉的皮支,有 1~3 支不等;回流静脉为各动脉的伴行静脉,以颈横动脉的伴行静脉为主要回流静脉。

2. 颈外侧皮瓣的神经 该部位主要受副神经和 C_3、C_4 神经的支配。

3. 颈外侧皮瓣的临床应用 临床上可以取颈浅动脉为蒂,设计成单侧或双侧的转移瓣,修复颈前部烧伤后的瘢痕挛缩或颏胸粘连等畸形。

四、颈部的美容技术临床提要

（一）颏下脂肪袋的美容整形

颏下脂肪袋又称"双下巴""重下颏"等,通常是由于颏下皮下脂肪堆积过多引起。在老年患者,可因皮肤松弛而呈皱褶状下垂,在外观上酷似"水牛颈"。

颏下脂肪袋的美容整形,可根据颏下脂肪堆积和皮肤松弛的程度,以颏下正中线为轴,在其两侧画出顶角对立的两个三角形。在局麻下切开皮肤,去除多余的皮下组织和皮肤,将两个三角形皮瓣易位行"Z"成形术。若患者以颏脂肪堆积为主,皮肤松弛不明显,也可做与颈部皮纹平行的梭形切口,之后行缝合成形术。对单纯颏下脂肪堆积而皮肤较紧张的年轻患者,可考虑行局部脂肪抽吸术。

（二）蹼颈的美容整形

蹼颈为颈部少见的先天畸形,双侧居多,偶见单侧,多见于女性。蹼颈临床表现为乳突与肩峰间的皮肤和皮下组织呈蹼状皱襞,颈项粗短,可伴有唇裂、小颌畸形、耳畸形、卵巢发育不全和呆滞等。蹼颈的美容整形,以早期手术矫正为好。

（于翠萍　李慧超）

第九章 胸部的美容解剖

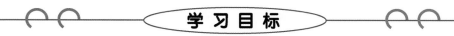

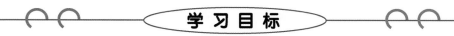

学习目标

掌握：胸前壁浅层的结构；乳房的形态、结构、血管供应、淋巴引流及神经分布。
熟悉：隆乳术的应用解剖；胸部的境界、分区及体表重要标志。
了解：胸部皮瓣、肌皮瓣的应用解剖。

第一节 胸　廓

一、胸廓的组成

胸廓由 12 块胸椎、12 对肋、1 块胸骨和它们之间的骨连结共同构成(图 9-1)。

(一)胸骨

胸骨位于胸前壁正中,自上而下由胸骨柄、胸骨体和剑突三部分组成(图 9-2)。胸骨柄上部宽厚而下部窄薄,上缘中部凹陷称颈静脉切迹,两侧有锁切迹与锁骨相关节。胸骨柄和胸骨体相连处微向前突,称为胸骨角,易在体表摸到,两侧平对第 2 肋,是计数肋和肋间隙序数的标志。胸骨角向后平对第 4 胸椎体下缘。胸骨体呈长方形,外侧缘有与第 2～7 肋软骨相关节的肋切迹。剑突扁薄,末端游离,形态变化较大。

(二)肋

肋由后部的肋骨和前部的肋软骨构成,共 12 对。第 1～7 肋的前端直接与胸骨相连,称真肋;第 8～12 肋不直接与胸骨相连,称假肋,其中第 8～10 肋的肋软骨依次连于上位肋软骨,构成肋弓,第 11～12 肋前端游离于腹壁肌层中,故称浮肋。

1. 肋骨　为扁骨,后端稍膨大称肋头,有关节面与胸椎的上、下肋凹相关节。肋头外侧稍细的部分称肋颈。肋体长而扁,内面近下缘处有一浅沟称肋沟,肋间血管、神经行于其中,肋体后份的急转处称肋角。颈、体交界处的后外侧有突出的肋结节,其关节面与胸椎的横突肋凹相关节(图 9-3)。

2. 肋软骨　位于各肋骨前端,由透明软骨构成,终生不骨化。

(三)胸椎

胸椎共 12 块,参与构成胸廓。

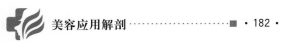

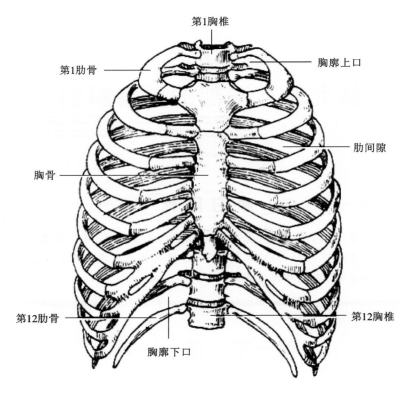

图 9-1　胸廓的组成

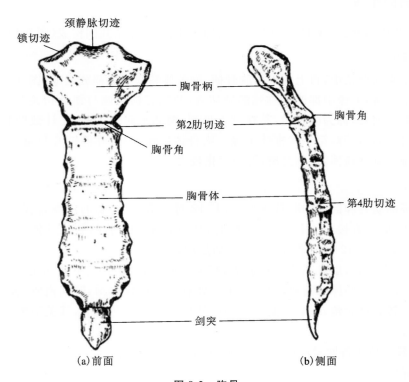

（a）前面　　　　　　　　　（b）侧面

图 9-2　胸骨

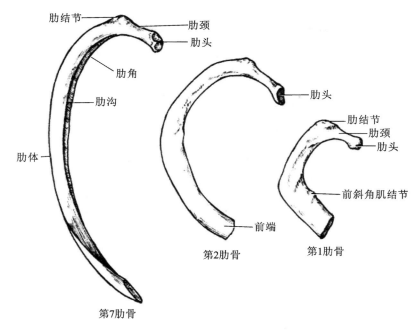

肋结节
肋颈
肋头
肋角
肋沟
肋头
肋结节
肋颈
肋头
肋体
前斜角肌结节
前端
第2肋骨
第1肋骨
第7肋骨

图 9-3 肋骨

二、胸廓的连结

（一）椎骨的连结

椎骨之间借椎间盘、韧带和关节等相连结。

1. 椎间盘 连结相邻两个椎体间的纤维软骨盘，由髓核和纤维环两部分构成（图9-4）。髓核位于椎间盘的中央稍偏后，柔软而富有弹性。纤维环环绕在髓核周围，由数层同心圆排列的纤维软骨构成，质坚韧，牢固连结相邻椎体，并保护和限制髓核向外膨出。因此，整个椎间盘既坚韧又富有弹性，除对椎体起连结作用外，还可缓冲震荡，起"弹性垫"样作用，并保证脊柱能向各个方向运动。整个脊柱有 23 个椎间盘，各部椎间盘厚薄不一，腰部最厚，颈部次之，胸部最薄，故脊柱腰部活动度最大。当纤维环破裂时，髓核容易向后外侧脱出，突入椎管或椎间孔，压迫脊髓或脊神经根，导致相应的症状，临床上称椎间盘突出症。

2. 韧带 前纵韧带为紧密附着于所有椎体及椎间盘前面的扁带状韧带。后纵韧带位于椎管前壁所有椎体及椎间盘的后面。棘上韧带为附着于各棘突末端的纵行长韧带。黄韧带为连结相邻椎弓板间的短韧带，协助围成椎管后壁。棘间韧带为连于相邻棘突间的短韧带。其中前纵韧带有限制脊柱过度后伸的作用；后纵韧带、黄韧带、棘间韧带和棘上韧带均有限制脊柱过度前屈的作用（图9-4、图9-5）。

3. 关节 脊柱的关节主要有关节突关节和寰枢关节，此外，脊柱与颅之间还有寰枕关节。

（1）关节突关节 由相邻椎骨的上、下关节突构成的联合关节，属于微动关节。

（2）寰枢关节 包括寰枢外侧关节和寰枢正中关节，三个关节联合运动，可使头部做旋转运动。

（3）寰枕关节 由寰椎侧块上的上关节凹与枕髁构成，属联合关节，可使头前俯、后仰和

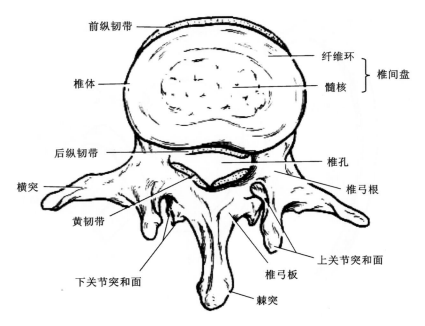

图 9-4　椎间盘（上面）

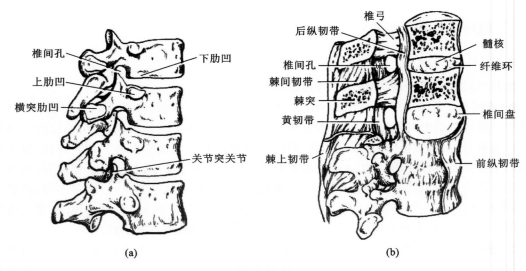

(a)　　　　　　　　　　(b)

图 9-5　椎骨间的连结

侧屈运动。

（二）肋与椎骨的连结

肋后端与胸椎之间形成的关节,包括肋头关节面与胸椎体肋凹形成的肋头关节和肋结节关节面与横突肋凹间的肋横突关节,二者合称肋椎关节。

（三）肋与胸骨的连结

肋的前端借肋软骨与胸骨体的肋切迹构成胸肋关节。第 8～10 肋前端借肋软骨依次与上位肋软骨相连,形成肋弓。第 11、12 肋前端游离。

三、胸廓的形态

成人胸廓呈前壁短后壁长，上窄下宽，前后略扁的圆锥形。胸廓上口较小，朝向前上，由第1胸椎、第1肋和胸骨柄上缘围成，是颈部与胸腔之间的通道。胸廓下口较大且不整齐，由第12胸椎，第12、11肋骨前端，肋弓和剑突围成。两侧肋弓之间的夹角称胸骨下角，中间夹有剑突，剑突与肋弓间的夹角为剑肋角，左剑肋角的顶是临床上心包穿刺的部位。相邻两肋之间的间隙称肋间隙，共有11对。

胸廓的形状和大小与年龄、性别、体型、健康状况等因素有关。新生儿胸廓横径与前后径近似，呈桶状；老年人胸廓则扁而长。成年女性的胸廓短而圆，各径线均小于男性。佝偻病患儿的胸廓前后径大，胸骨向前突出，形成所谓"鸡胸"。肺气肿患者的胸廓各径线都增大，形成"桶状胸"。

第二节　概　　述

胸部上接颈部，下连腹部，两侧连于上肢。胸部的骨性支架为胸廓，由胸壁、胸腔和胸腔内器官组成。胸腔容纳左、右胸膜腔和肺，中部由纵隔占据，有心包、心、出入心的大血管、气管、支气管、食管、胸导管、胸腺，以及神经、淋巴管和淋巴结等。胸腔向上经胸廓上口与颈部相通，向下以膈为界与腹腔相隔。

一、境界和分区

（一）境界

胸部上界自颈静脉切迹、胸锁关节、锁骨上缘、肩峰至第7颈椎棘突的连线与颈、项部分界，下界自剑胸结合向两侧沿肋弓、第11肋前端、第12肋下缘至第12胸椎棘突与腹部分界。胸部与上肢的界限是三角肌前后缘。上述分界线并不代表胸腔的真正范围，这是由于膈呈凸向胸腔的穹窿形，故胸廓不仅保护胸内脏器，同时也掩盖上腹部部分器官，而胸腔内的器官也突出胸廓上口，伸入到颈根部。

（二）分区

1. **胸壁**　可分为胸前区、胸外侧区和胸背区。胸前区（又称胸前部）为颈静脉切迹、胸锁关节和锁骨上缘以下，剑胸结合和肋弓前部以上，两侧腋前线以前的胸壁部分（以前正中线分左右）。胸外侧区（又称侧胸部）为介于腋前、后线之间的胸壁部分。胸背区详见"脊柱区"的内容。

2. **胸腔**　由胸壁和膈围成，内衬以胸内筋膜，可分为中部的纵隔和容纳肺及胸膜腔的左、右部。

二、体表标志及标志线

（一）体表标志

1. **锁骨**　锁骨的全长均可触及。锁骨下窝位于锁骨中、外1/3交界处的下方，其深方有腋血管和臂丛通过。

2. 颈静脉切迹 成人男性的颈静脉切迹平第 2 胸椎,女性平第 3 胸椎。

3. 胸骨角 胸骨角两侧连结第 2 肋软骨,是计数肋和肋间隙的标志。胸骨角平主动脉弓起止处、气管权、左主支气管与食管交叉处和第 4 胸椎体下缘。

4. 剑突 剑突的形状变化较大,剑胸结合平第 9 胸椎。

5. 肋和肋间隙 由于第 1 肋的大部分位于锁骨的后方,故难以触及。

6. 肋弓 肋弓是肝、胆囊和脾的触诊标志。两侧肋弓和剑胸结合构成胸骨下角。剑突与肋弓构成剑肋角,左侧剑肋角是心包穿刺常用的进针部位。

7. 乳头 男性乳头位于锁骨中线与第 4 肋间隙相交处,女性乳头的位置变化较大。

（二）标志线（图 9-6）

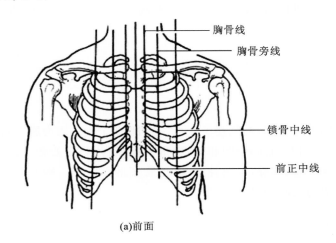

(a)前面

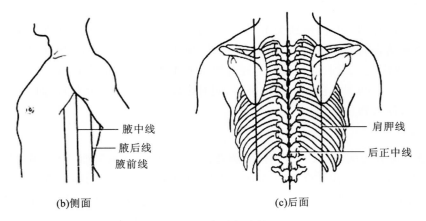

(b)侧面　　　　　(c)后面

图 9-6　胸部的标志线

1. 前正中线 经胸骨正中所作的垂直线。

2. 胸骨线 经胸骨外侧缘最宽处所作的垂直线。

3. 锁骨中线 经锁骨中点所作的垂直线。

4. 胸骨旁线 经胸骨线和锁骨中线之间的中点所作的垂直线。

5. 腋前线 经腋前襞与胸壁相交处所作的垂直线。

6. 腋后线 经腋后襞与胸壁相交处所作的垂直线。

7. 腋中线 经腋前线和腋后线之间的中点所作的垂直线。

8. 肩胛线　两臂下垂时经肩胛下角所作的垂直线。

9. 后正中线　相当于沿棘突尖所作的垂直线。

第三节　胸　　壁

胸壁由胸廓和软组织构成。由浅入深为皮肤、浅筋膜、深筋膜、胸廓外肌层、胸廓和肋间肌以及胸内筋膜等构成。胸膜腔的手术入路须切开皮肤、浅筋膜、深筋膜、胸廓外肌层、肋间肌,分离或切断肋骨,切开胸内筋膜和壁胸膜。

一、胸壁层次

（一）浅层结构

1. 皮肤　胸前、外侧区皮肤较薄,乳头区最薄,后壁较厚。除胸骨表面皮肤外,均有较大的活动性。胸前部皮肤面积大,颜色和质地与面部相近,可用于颌面部创伤的修复。

2. 浅筋膜　内含脂肪、皮神经、浅血管、浅淋巴管和乳腺。

（二）胸壁的深层结构

1. 深筋膜　胸前、外侧区的深筋膜分为浅、深两层。

（1）浅层　覆盖于胸大肌表面,向上附着于锁骨,向内侧与胸骨骨膜相连,向下、向后分别与腹部和胸背部深筋膜相延续。

（2）深层　位于胸大肌深面,上端附于锁骨,向下包裹锁骨下肌和胸小肌,并覆盖在前锯肌表面,其中张于喙突、锁骨下肌和胸小肌上缘的部分称锁胸筋膜。胸肩峰动脉的分支和胸内、外侧神经穿出该筋膜至胸大、小肌,头静脉和淋巴管则穿过此筋膜入腋腔。手术切开锁胸筋膜时应注意保护胸内、外侧神经,以防损伤导致胸大、小肌瘫痪。

2. 肌层　胸前、外侧区肌层由胸肌和部分腹肌组成。由浅至深可分为四层。第一层为胸大肌、腹外斜肌和腹直肌上部;第二层为锁骨下肌、胸小肌和前锯肌;第三层为肋间肌;第四层为胸横肌。

（1）胸大肌　位于胸前区,按起始部位不同,可分为锁骨部、胸肋部和腹部。由胸内、外侧神经支配。血供主要来自胸肩峰动脉的胸肌支和胸廓内动脉的穿支,前者与胸外侧神经、后者与肋间神经前皮支各组合成血管神经束（图9-7）。

（2）前锯肌　位于胸外侧区,为一宽薄扁肌,由胸长神经支配。主要由胸背动脉供血。若手术不慎损伤胸长神经,可出现"翼状肩"。

胸大肌和前锯肌位置表浅,较为宽大,可供肌瓣移植,临床常用胸大肌作胸部手术中填充残腔或修补胸壁缺损。此外,胸小肌和肋骨带血管蒂的肌皮瓣移植修补下颌骨和面部有实用意义。

3. 肋间隙　肋与肋之间的间隙称肋间隙,间隙内有筋膜、肋间肌、血管、神经等结构（图9-8）。肋间隙的宽窄不一,一般上部较宽,下部较窄,前部较宽,后部较窄。由于第6、7肋软骨相互靠拢,故在胸骨旁的第6肋间隙很窄,几乎不存在。肋弯曲有弹性,第5～8肋曲度较大,而且缺乏保护和活动度,因此,肋骨骨折多发生在第5～8肋。骨折断端若向内移位,可刺破胸膜、肺和肋间血管,引起血胸、气胸和肺不张。12对肋之间形成11对肋间隙,肋间隙内有

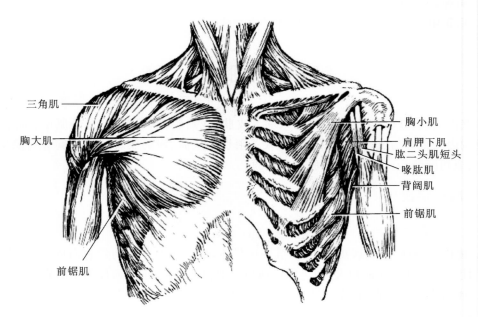

图 9-7　胸大肌

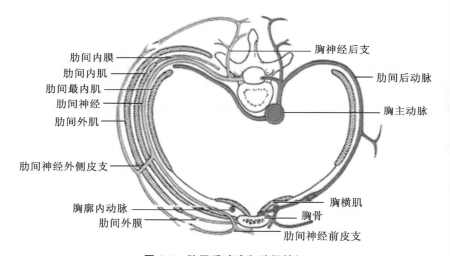

图 9-8　肋间后动脉和肋间神经

肋间肌、肋间后血管和肋间神经，肋间肌有肋间外肌、肋间内肌和肋间最内肌。

（1）肋间外肌　位于肋间隙浅层，从肋结节至肋骨前端接肋间外膜，后者向内侧至胸骨侧缘，肌纤维斜向前下。

（2）肋间内肌　位于肋间外肌深面，肌纤维斜向前上。自胸骨侧缘向后至肋角处接肋间内膜，后者向内侧与脊柱相连。肋骨切除术时，应沿肋缘顺肋间内、外肌纤维方向剥离骨膜，即沿肋下缘从前向后，沿肋上缘从后向前剥离。

（3）肋间最内肌　位于肋间内肌深面，肌纤维方向与肋间内肌相同，两肌之间有肋间血管、神经通过。该肌薄弱不完整，仅存在于肋间隙中 1/3 部，而前、后部无此肌，故肋间血管、神经直接与其内面的胸内筋膜相贴，当胸膜感染时，可刺激神经引起肋间神经痛。

4. 胸横肌与胸内筋膜

（1）胸横肌 位于胸骨体和肋软骨的后面，起于胸骨体下部，肌束呈扇形向上，止于第3～6肋软骨内面。

（2）胸内筋膜 是一层致密的结缔组织膜，衬于肋和肋间隙内面。胸内筋膜与壁胸膜之间有疏松结缔组织，手术时，将手或器械伸入此层，可使壁胸膜与胸壁分离。位于脊柱两侧的胸内筋膜较厚，临床上可经此处剥离壁胸膜，施行后纵隔手术。筋膜向下覆于膈的上面，称膈胸膜筋膜或膈上筋膜。向上覆于胸膜顶上面并增厚，称胸膜上膜。

二、胸壁的血管、淋巴和神经

（一）血管

1. 浅血管（图9-9）

（1）动脉 主要是胸廓内动脉、肋间后动脉和腋动脉的分支。

①胸廓内动脉穿支：在距胸骨侧缘约1 cm处穿出，一般与肋间神经前皮支伴行，分布至胸前区内侧部。女性的第2～4穿支较粗大，发出分支至乳房，在行乳癌根治术时注意结扎这些血管。

②肋间后动脉的分支：与肋间神经外侧皮支伴行，分布于胸前、外侧区的皮肤、肌和乳房。

（2）静脉 胸廓内静脉的穿支和肋间后静脉的属支，分别注入胸廓内静脉和肋间后静脉。

胸腹壁静脉：起于脐周静脉网，沿腹壁上部至胸前外侧部上行，汇入胸外侧静脉，收集腹壁上部、胸前外侧区浅层的静脉血。此静脉是上、下腔静脉之间的重要交通之一，当门静脉高压时，借此静脉建立门-腔静脉侧支循环，血流量增大时曲张。

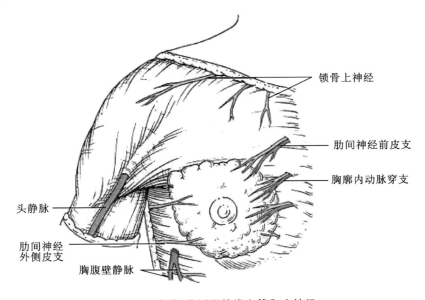

图9-9 胸前、外侧区的浅血管和皮神经

2. 深血管

（1）胸廓内血管

①胸廓内动脉：起自锁骨下动脉第一段下面，向下经锁骨下静脉后方，紧贴胸膜顶前面入

胸腔,沿胸骨外侧约 1.25 cm 处下行,至第 6 肋间隙分为肌膈动脉和腹壁上动脉两终支。沿途的分支有心包膈动脉,与膈神经伴行,分布至心包和膈;肋间前支在上 6 个肋间隙行向外侧,分布至肋间隙前部,并与肋间后动脉吻合;穿支与肋间神经前皮支一起浅出,分布于胸前壁内侧份皮肤,女性第 2～4 穿支还分布至乳房。胸廓内动脉前方为上 6 个肋软骨及肋间内肌;后面上部紧贴壁胸膜,下部位于胸横肌前面。

②胸廓内静脉:1～2 支与同名动脉伴行,若为 1 支则行于动脉内侧,若为 2 支则在动脉两侧伴行一段后合为一干,行于动脉内侧。左侧胸廓内静脉注入左头臂静脉,右侧汇入上腔静脉与头臂静脉交角处或右头臂静脉。

（2）肋间后血管

①肋间后动脉:共 9 对,起自胸主动脉,行于第 3～11 肋间隙内的肋胸膜与肋间内肌之间,在肋角附近发出一较小的下支,沿下位肋骨上缘前行,本干又称上支,在肋间内肌与肋间最内肌之间沿肋沟前行。肋间后动脉的上、下支于肋间隙前部与胸廓内动脉的肋间前支吻合。肋间后动脉沿途分支供应胸前外侧区,其中第 2～4 支较大,供应乳房。第 9、10、11 对肋间后动脉不分上下支。第 1、2 肋间隙的动脉发自肋颈干。

②肋间后静脉:肋间后静脉与肋间后动脉伴行,向前与胸廓内静脉交通,右侧注入奇静脉、左侧注入半奇静脉或副半奇静脉。

（二）胸壁的淋巴

胸壁的淋巴系统分浅、深两部分。

1. 浅淋巴结 主要汇入腋淋巴结。胸后壁浅淋巴管汇入肩胛下淋巴结;胸前外侧浅淋巴管汇入胸肌淋巴结;胸骨附近浅淋巴管汇入胸骨旁淋巴结;两侧淋巴管在胸骨前面横向交通;胸前外侧壁上部少数浅淋巴管向上跨过锁骨汇入锁骨上淋巴结。

2. 深淋巴

（1）胸骨旁淋巴结 位于胸骨两侧,沿胸廓内血管排列,以第 1～2 肋间隙出现率最高,引流腹前内侧壁和乳房内侧部等处的淋巴,并收纳膈上淋巴结的输出淋巴管,其输出淋巴管参与合成支气管纵隔干。该部的癌肿常转移至此淋巴结。胸骨旁淋巴结的配布范围为胸骨侧缘外侧约 3.0 cm,第 1～6 肋间隙范围内。胸骨后面一般无淋巴结。

（2）肋间淋巴结 位于肋间隙内,分为前、中、后组。其中前、中组有时缺如,后组比较恒定。前组位于肋骨和肋软骨交界处附近,输出管注入胸骨旁淋巴结;中组位于腋前线至肋角范围内,输出管注入腋淋巴结;后组位于肋角内侧,输出管注入胸导管。

（三）胸壁的神经

1. 皮神经 胸前、外侧区的皮神经来自颈丛和上部肋间神经的分支。

（1）锁骨上神经 有 3～4 支,属于颈丛皮支,自颈丛发出后向下跨越锁骨的前面,分布于胸前区上部和肩部皮肤。

（2）肋间神经的外侧皮支和前皮支 肋间神经在腋前线附近(或腋中线)发出外侧皮支,分布于胸外侧区和胸前区外侧部皮肤;在胸骨两侧发出前皮支,分布于胸前区内侧部皮肤。肋间神经的皮支分布具有两个特点:

①明显的节段性和带状分布:自上而下按神经序数排列,第 2 肋间神经皮支分布于胸骨角平面的皮肤,其外侧皮支分出肋间臂神经分布于臂内侧部皮肤,第 4 肋间神经分布于乳头平面,第 6 肋间神经分布至剑胸结合平面,第 8 肋间神经分布至肋弓平面。根据皮神经的阶

段性分布,可判断麻醉平面和脊髓损伤节段。

②重叠分布:相邻的三条皮神经互相重叠,共同管理一带状区的皮肤感觉。一条肋间神经受损,其分布区的感觉障碍不明显,只有在相邻两条肋间神经受损时,才出现这一共同管理带状区的感觉障碍。

2. 肋间神经 第1~11对胸神经前支行于相应的肋间隙中,称肋间神经,在肋间隙伴随血管走行,近腋前线处发出外侧皮支。第2肋间神经外侧皮支跨腋窝分布于臂内侧皮肤,称肋间臂神经,乳腺癌根治术应注意保护此神经。如术后臂内侧皮肤麻木,可能损伤了该处皮神经。肋间神经本干至胸骨外侧约1 cm处浅出,改名为前皮支。第12对胸神经前支行于第12肋下方,称肋下神经。行肋间神经阻滞或封闭时,可在肋间神经行程中的任何部位进针,临床首选肋角至腋后线之间,此处肋骨位置表浅,且在肋沟处。肋间神经呈重叠分布,应同时封闭上、下位肋间隙的神经。肋间后动、静脉和肋间神经从肋角至脊柱段走行不恒定,在肋角和腋中线之间三者排列顺序自上而下为静脉、动脉、神经,行于肋沟内。因此,胸膜腔穿刺宜在肋角外侧于下位肋的上缘进针。在腋中线至胸骨之间,肋间前、后血管分为上、下支,分别沿肋上、下缘走行,该区穿刺应在肋间隙中部。临床常在肩胛线第8~9肋间隙进行。

三、胸部皮瓣、肌皮瓣的应用解剖

(一)侧胸皮瓣的应用解剖

侧胸皮瓣亦称腋下胸背侧皮瓣,介于胸大肌和背阔肌之间。该皮瓣皮肤较薄,质地良好,无毛发,血管蒂长,皮瓣层次清楚,易于剥离和切取,如切取宽度不超过10 cm,皮肤多能直接缝合,且部位隐蔽,易于被患者接受。

1. 侧胸皮瓣的血液供应

(1)动脉 供应侧胸和腋下皮瓣的皮动脉1~6条不等,这些皮动脉来源于腋动脉、肱动脉或其分支,因多数皮动脉由胸背动脉和胸外侧动脉或副胸外侧动脉发出,为便于血管吻合,常选用胸外侧或副胸外侧动脉,或用胸背动脉皮支作侧胸皮瓣的血管蒂。

侧胸皮瓣的皮动脉的来源及分布如下。

①胸外侧皮动脉:84%起自胸外侧动脉,向下分布于侧胸部,可达第6~7肋间区皮肤。血管外径为1.1 mm,长46.7 mm。

②胸背皮动脉:起自胸背动脉,行向下或向前,分布于侧胸部皮肤。血管外径为1.0 mm,长约39.7 mm。

③肱胸皮动脉:起自肱动脉,经腋窝底部至侧胸部,分布至腋中线第4~5肋间部位的皮肤。血管外径1.2 mm,长53.3 mm。

④肩胛下皮动脉:始自肩胛下动脉干或胸背动脉,行向腋中线下方,分布至第7肋间隙的皮肤。

⑤腋胸皮动脉(副胸外侧动脉):分布于侧胸部。副胸外侧动脉是胸前外侧皮瓣的动脉蒂,外径一般为1.1(0.6~1.5)mm,长35~114 mm。

⑥胸肩峰皮动脉:起自胸肩峰动脉胸肌支或胸肩峰动脉干,下行进入胸侧皮瓣区域,分布至腋前线第5肋间隙。血管外径为1.1 mm,长39 mm。

(2)静脉 完成皮瓣区的静脉回流。

①胸腹壁静脉:在皮瓣区内多数汇入胸外侧静脉,并与同名动脉伴行,注入腋静脉;胸腹壁静脉少数入颈前静脉、头静脉等处的静脉最终归入上腔静脉系。

②侧胸皮瓣内的皮静脉：多数与皮动脉伴行，而后分别汇入腋静脉。伴行静脉多为 1 条，少数是 2 条，它们的长度都与相伴行的动脉相对应，外径略粗于动脉。

2. 侧胸皮瓣的神经 侧胸皮瓣无单一的皮神经。

3. 侧胸皮瓣的临床应用

（1）皮瓣范围 上界为腋动脉的搏动处，下界为第 8 肋间隙，前界为胸大肌的外侧缘，后界为背阔肌前缘。

（2）体表投影 胸外侧动脉可沿腋前线与腋中线之间，向下行至第 6～7 肋间隙。副胸外侧动脉（腋胸皮动脉）沿腋中线或此线略前向下行，可达第 4 肋间隙。胸背动脉皮支沿腋后线或此线稍前向下行，至第 6～7 肋间隙。

（3）应用方式 可作为岛状皮瓣转移，适用于前胸、肩部、上臂和肘部较大组织缺损的修复。由于血管蒂较长，故有较大的旋转弧度；也可作为游离皮瓣供区，在接近腋动脉处截取，此处血管口径较粗，吻合易于成功。

（二）胸三角皮瓣的应用解剖

胸三角皮瓣又称胸廓内动脉前穿支皮瓣。该皮瓣从胸大肌浅面向外延伸至肩部三角区，亦可至上臂肌的浅面。

1. 胸三角皮瓣的血液供应

（1）动脉 胸三角皮瓣主要由胸廓内动脉前穿支及胸肩峰动脉供应。

①胸廓内动脉：发自锁骨下动脉第一段，下行经过肋间隙发出肋间前支和前穿支。前穿支自胸骨外缘约 1 cm 处穿肋间隙，经胸大肌穿入皮下组织。前穿支数目在每个肋间隙内有 1 或 2 条不等。皮瓣内含有第 1～4 肋前穿支，其出现率依次为 68%、78%、98%、76%。前穿支一般以第 2 前穿支的外径最粗，为 0.78 mm（有报道为 1.1 mm），蒂长约 23.2 mm；第 3 前穿支为 0.75 mm；第一前穿支为 0.68 mm；第 4 前穿支最细，为 0.61 mm。前穿支有性别的差异，男性第 1 前穿支是主要的，而女性第 2 前穿支是主要的。

②胸肩峰动脉：起自腋动脉，其皮动脉平均外径为 0.8 mm。

此外还有颈横动脉和肩胛上动脉的皮支分布于胸三角皮瓣内。

（2）静脉 皮下有浅静脉网，其余的与同名动脉伴行。

2. 胸三角皮瓣的神经 该皮瓣由肋间神经的皮支和锁骨上神经支配。

3. 胸三角皮瓣的临床应用

（1）皮瓣范围 上界为锁骨下缘，下界至第 5 肋，内侧为前正中线，外侧至肩峰。皮瓣蒂位于胸骨外缘第 2、3 肋间处。一般皮瓣长 20～22 cm，宽 10～12 cm。

（2）体表投影 胸廓内动脉第 1～4 前穿支自胸骨外侧约 1 cm 处穿出肋间隙，穿胸大肌进入皮下组织，向外与皮肤平行走行，终于胸肩峰内侧。

（3）应用方式 常以带蒂皮瓣或岛状皮瓣形式修复面颈部缺损及行咽和食管再造，也可以吻合血管游离皮瓣形式修复躯干及四肢软组织缺损。

（三）胸大肌肌皮瓣的应用解剖

胸大肌肌皮瓣包括胸大肌及其表面的皮肤和皮下组织。

胸大肌起自锁骨内侧半，胸骨和上位肋软骨及腹直肌鞘前层，三部分肌纤维向外汇集成一扁腱，止于肱骨大结节嵴。

1. 胸大肌肌皮瓣的血液供应

（1）动脉 主要有胸肩峰动脉、胸廓内动脉的穿支、胸外侧动脉等。

①胸肩峰动脉：由腋动脉第 1 段（64.54％）或第 2 段（35.46％）发出，穿过胸锁筋膜后，即在胸小肌上缘处分为三角肌支、肩峰支、胸肌支及锁骨支。胸肌支长约 123 mm，外径为 1.7 mm，可游离长度为 37 mm，在胸大肌和胸小肌之间行向下内方，该支沿途发出 2～8 条小支进入胸大肌，在胸大肌胸肋部的中部，供养胸大肌外侧 2/3 部。三角肌支外径为 2.1 mm，长约 48 mm，亦分布至胸大肌外侧部。锁骨支外径为 1.2 mm，长约 13.5 mm，分布到胸大肌锁骨部的内侧部。

②胸廓内动脉穿支分布至胸大肌的胸肋部内侧部。此外，胸外侧动脉或腋动脉也有分支至胸大肌的腹部。

（2）静脉 胸大肌的主要静脉与胸肩峰动脉分支伴行且同名，通常是 1 支，少数为 2 支。肌皮瓣移植较常用的静脉有：三角肌支静脉，外径为 2.4 mm，长 34.3 mm；锁骨支静脉，外径为 1.6 mm，长 13.5 mm；2 条静脉均汇入头静脉或腋静脉；胸肌支静脉外径为 1.7～2.6 mm，长约 37.3 mm，86.5％汇入腋静脉，还有 13.5％汇入头静脉。此外，尚有胸廓内静脉属支（穿支）与胸上动脉伴行静脉等发生联系，都能协助肌皮瓣的静脉回流。

2. 胸大肌肌皮瓣的神经 胸大肌皮瓣的主要神经为胸外侧神经、臂丛内、外侧束分别发出胸内侧神经和胸外侧神经，分支支配胸大肌和胸小肌。

3. 胸大肌肌皮瓣的临床应用

（1）胸大肌肌皮瓣的切取范围 上界为锁骨，内侧至胸骨外缘，外侧至腋前线，下界达剑突平面。

（2）胸肩峰动脉的体表投影 自肩峰至剑突做一连线，该线的中 1/3 即为胸肩峰动脉肌支（上胸肌支）的体表投影。肩峰至乳头连线的下 1/2 为胸廓内动脉肌支的体表投影。

（3）胸大肌肌皮瓣的应用方式 胸大肌肌皮瓣的皮肤色泽质地好，血管走行、分布较恒定，血运丰富，带蒂移植可旋转范围大，既是头颈部创伤、肿瘤切除及感染创面修复的良好供区，也可 2 分支包括在皮瓣范围内。如向颈、肩部转移，可行带蒂岛状转移。如缺损部位较远，可以胸肩峰动脉为蒂行游离肌皮瓣移植。

四、临床提要

（一）皮肤供区

胸壁前外侧壁皮肤较薄，且质地较好，是面部植皮手术的理想供区，特别是锁骨上下部位。多取全厚皮片，供皮区遗留创面可拉拢缝合，或另取中厚皮片或受区的瘢痕皮片移植。缺点是该区遗留丑陋的手术痕迹。

（二）乳房手术切口

乳腺炎或乳房脓肿多见于初产哺乳期妇女，脓肿可发生在乳晕下、乳房内或乳房后部。一般乳房内脓肿均应做放射状切口，以免损伤输乳管。

（三）胸膜腔穿刺及引流

胸膜腔内有液体或脓液积聚时，膈受压下降，肺也受压上移，扩张不全，影响呼吸功能。抽出积液或积脓后，膈可再度回升。穿刺部位不可低于第 9 肋间隙，以免损伤膈。临床上常自腋后线第 7、8 肋间隙，靠近肋骨上缘穿刺。

（四）心包穿刺

临床上出现心包积液时，可于左侧剑肋角穿刺吸液。

第四节　乳房（腺）

一、乳房区胸壁的层次

由浅入深分为以下几层。

（1）皮肤　比胸部其他部位薄，乳头区最薄。

（2）浅筋膜　由脂肪组织和结缔组织构成，含有浅血管、浅淋巴结、皮神经及女性乳房。

（3）深筋膜　分浅、深两层。浅层覆盖胸大肌、前锯肌，上缘附着于锁骨，向下移行于腹壁深筋膜。深层包被锁骨下肌和胸小肌。

（4）肌层　胸前外侧壁浅层有胸大肌，深层有胸小肌。胸前外侧壁外侧部有前锯肌和腹外斜肌。

（5）肋间隙。

（6）胸内筋膜。

二、乳房的位置、形态及结构

乳房是人类和哺乳动物皮肤的特化结构，在儿童和男性不发达，青春期未授乳女性的乳房呈半球形（图 9-10）。位于第 2～6 肋水平，浅筋膜浅、深二层之间，胸肌筋膜表面，自胸骨旁线向外可达腋中线。乳房内含乳腺和脂肪。乳腺被结缔组织分隔为 15～20 个腺叶，每个腺叶又分若干小叶。每一腺叶有一输乳管，以乳头为中心呈放射状排列，末端开口于乳头。乳腺脓肿切开引流时，宜做放射状切口，以免损伤输乳管，并注意分离结缔组织间隔，以利于引流。腺叶间结缔组织中有许多与皮肤垂直的纤维束，一端连于皮肤和浅筋膜浅层，一端连于浅筋膜深层，称乳房悬韧带或 Cooper 韧带（图 9-11）。由于韧带两端固定，无伸展性，乳腺癌时，淋巴回流受阻引起乳房水肿，同时乳腺癌局部的纤维组织增生，乳房悬韧带变短，使皮肤形成许多小凹陷，呈橘皮样变。浅筋膜深层与胸肌筋膜间有一间隙，称乳房后隙，内含疏松结缔组织、脂肪和淋巴管，后者收纳乳房深部的淋巴，乳腺癌时可自此向深部转移。此隙炎症时容易向下扩展，宜作低位切开引流术。

三、乳房的血管、淋巴回流和神经

（一）乳房的血管

1. 动脉（图 9-12）

（1）乳房内侧部的动脉　来自锁骨下动脉的胸廓内动脉（乳房内动脉）的 3～6 个穿支。这些穿支于胸骨旁线处穿过第 3～6 肋间隙后，经胸大肌沿乳房内侧缘进入乳房，第 3、4 穿支是最大的。

（2）乳房外侧部的动脉

①来自腋动脉的胸外侧动脉：沿胸大肌外侧缘发出乳房的外侧支，分布到乳房外侧部。

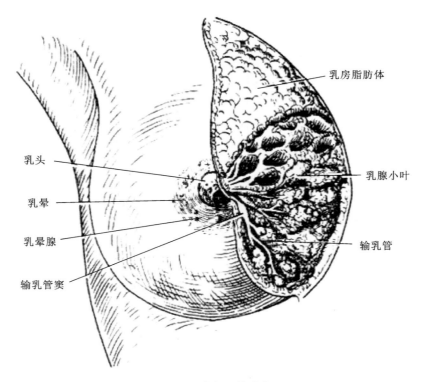

图 9-10 成年女性乳房

乳头
乳晕
乳晕腺
输乳管窦
乳房脂肪体
乳腺小叶
输乳管

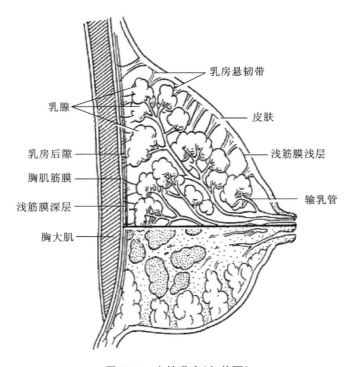

图 9-11 女性乳房(矢状面)

乳房悬韧带
乳腺
乳房后隙
胸肌筋膜
浅筋膜深层
胸大肌
皮肤
浅筋膜浅层
输乳管

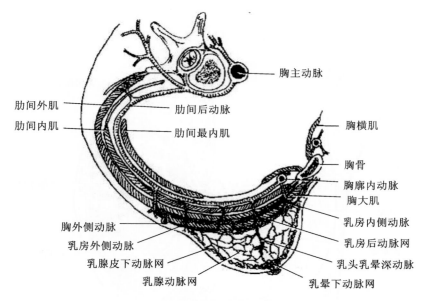

图 9-12　乳房的动脉构成

②来自腋动脉的胸肩峰动脉：穿胸小肌和胸大肌的分支分布到乳房深部。

③第 2、3、4 肋间后动脉：外侧皮支也分布到乳房的外侧部。其中第 2 肋间后动脉来自锁骨下动脉的肋颈干发出的肋间最上动脉，第 3、4 肋间后动脉来自胸主动脉。

（3）这些动脉的分支在乳房内形成 3～4 层吻合，在乳头周围形成动脉环。

2. 静脉　分为浅、深两组。浅组静脉在乳头周围皮下组织中形成乳头静脉丛，大部分汇集至胸骨两侧，穿过胸壁注入本侧胸廓内静脉，少部分浅静脉与对侧吻合或向上汇入颈前静脉。深组动脉与同名动脉伴行，分别回流至胸廓内静脉、腋静脉和肋间后静脉，并经肋间后静脉与椎外静脉丛形成吻合。

（二）乳房的淋巴回流

女性乳房淋巴管丰富，分为浅、深二组。浅组位于皮内和皮下，深组位于乳腺小叶周围和输乳管壁内，二组间广泛吻合。乳房的淋巴主要注入腋淋巴结（图 9-13）。

（1）乳房外侧部和中央部的淋巴管注入腋淋巴结的胸肌淋巴结，这是乳房淋巴回流的主要途径。

（2）乳房上部的淋巴管注入腋淋巴结的尖淋巴结和锁骨上淋巴结。

（3）乳房内侧部的淋巴管注入胸骨旁淋巴结，并与对侧乳房淋巴管相吻合。

（4）乳房内下部的淋巴管注入膈上淋巴结，并与腹前壁上部及膈下的淋巴管相吻合，从而间接地与肝上面的淋巴管相联系。

（5）乳房深部的淋巴管经乳房后隙，穿胸大肌注入胸肌间淋巴结或尖淋巴结。胸肌间淋巴结位于胸大肌和胸小肌之间，乳腺癌时常受累。乳房浅淋巴管网广泛吻合，两侧相互交通。当乳腺癌累及浅淋巴管时，可导致所收集范围的淋巴回流受阻，发生淋巴水肿，使局部皮肤出现点状凹陷，呈橘皮样改变，是诊断乳腺癌的重要依据。

（三）乳房的神经

支配乳房皮肤的神经可分为 3 组。

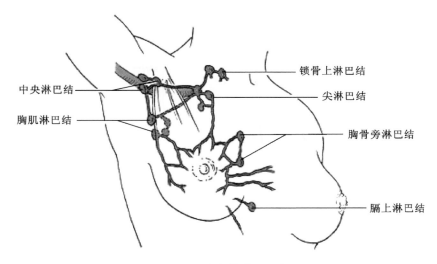

锁骨上淋巴结

中央淋巴结

尖淋巴结

胸肌淋巴结

胸骨旁淋巴结

膈上淋巴结

图 9-13 乳房的淋巴回流

1. 前组 由第 2～6 肋间神经的前皮支组成。

2. 外侧组 起自第 4、第 5 肋间神经,自腋中线起分成乳腺支和胸廓支。

3. 上组 来自颈浅神经丛的降支。

四、乳房结构的变化与美容

对于女性来说,除了面部的容貌之外,乳房在人体美中占有重要的地位,拥有一对理想的健美乳房,既是显示人体各部器官发育良好的标志,又说明机体各种功能处于良好的状态。

(一)乳房的分型(图 9-14)

1. 根据乳房前突度分型

(1)圆盘型 乳房前突的长度小于乳房基部的半径,多见于黄种人。

(2)半球型 乳房前突的长度等于乳房基部的半径,多见于白种人。

(3)圆锥型 乳房前突的长度大于乳房基部的半径,也称梨型,多见于黑种人。

2. 根据乳房中轴线与胸壁之间的位置关系分型

(1)挺立型 乳房中轴线与胸壁之间构成直角,乳房丰满而有弹性。

(2)下倾型 乳房中轴线稍向下倾斜,与垂线之间夹角大于 45°,乳房较柔软。

(3)悬垂型 乳房中轴线显著下斜,与垂线之间夹角小于 45°,乳房柔软,皮肤松弛而弹性小。

(二)乳头的分型

根据形状和突出度,可将乳头分为 4 型:

(1)圆柱型。

(2)圆锥型。

(3)扁平型。

(4)内陷型。

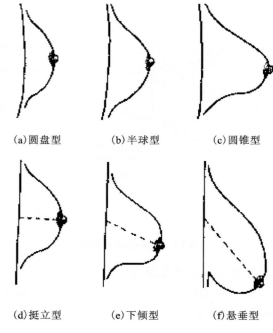

| (a)圆盘型 | (b)半球型 | (c)圆锥型 |

| (d)挺立型 | (e)下倾型 | (f)悬垂型 |

图 9-14 乳房的类型

五、乳房的美容技术概要

(一) 隆乳术

乳房是女性形体美的特征,一个女性的形体美是由流畅优美的曲线构成,而乳房曲线具有独特的魅力,部分女性由于乳房发育不良而胸部平坦,由此产生自卑感。隆乳术可以帮助她们消除自卑,增强自信。

隆乳术方法很多,但目前以假体植入式隆乳最为安全、常用,其切口与假体放置方法如下。

1. 切口 常用的有三种,即腋窝切口、乳晕边缘切口、乳房下皱襞切口。三种切口各有优点及不足。腋窝切口最为隐蔽及术后瘢痕不明显。但自切口经皮下进入胸大肌后,距离最长,需采用特殊器械进行剥离。乳晕边缘切口因乳晕皮肤颜色呈深褐色而相对隐蔽,因距离近,可直接剥离,但易损伤乳腺组织。乳房下皱襞切口较隐蔽,且距离近,亦能直接剥离,暴露较好,手术操作方便,但易产生瘢痕增生。

2. 假体放置的层次 乳房假体可放置于乳房后间隙或胸大肌后间隙。

(1) 乳房后间隙 位于包绕乳房基底部的胸浅筋膜深层与胸大肌表面的胸深筋膜之间的疏松结缔组织间隙,乳房假体置入此间隙,手术简单,损伤小,乳房位置、外观形态自然,但包膜挛缩发生率较高。

(2) 胸大肌后间隙 位于胸大肌与胸小肌之间,乳房假体置入此间隙,可减少包膜挛缩的机会,但手术损伤大、出血较多。此方法目前应用最多。

(二) 巨乳缩小整形术

巨乳症是指乳房发育过度,体积超常,和人体各部位比例明显失调,常伴有乳房下垂,而且影响容貌,严重者引起背痛、乳下皮肤溃烂甚至乳腺肿瘤,需要手术来解决,往往会切除乳房内侧部分腺体,保持乳头、乳晕与蒂在下方的真皮腺体组织瓣间的连续,上提塑形后,取蒂在上方的皮瓣覆盖,不仅可以保留女性术后的泌乳功能,而且能获得良好的乳型。

（三）乳房再造术

单纯以美容为目的,只能成型,不能恢复泌乳功能,根据乳房再造使用材料的不同,乳房再造的方法分为自体皮瓣再造和假体再造。皮瓣再造是乳房再造手术的最新技术,能够造出看上去最自然的乳房。在这种方法中,医生从受术者的身体组织部位如背部或腹部取出组织做成皮瓣、皮肤,脂肪和肌肉造成新的乳房。乳头、乳晕部分可取带色素皮片移植并塑形。假体再造是将充有硅胶、硅凝胶或盐水的假体置于乳房切除后的皮瓣下或胸大肌下。

（四）乳腺脓肿切开引流

按照外科常规低位切开,应根据乳腺的结构特点,在乳晕部位的切口应为半环形,在乳下皱褶处的切口应为横弧形,其余部位可取放射形,避免损伤乳腺及输乳管。

（于翠萍　李慧超）

第十章 腹部的美容解剖

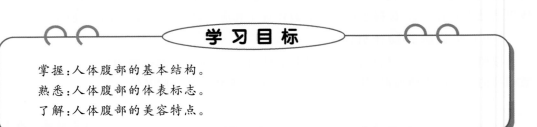

掌握:人体腹部的基本结构。

熟悉:人体腹部的体表标志。

了解:人体腹部的美容特点。

第一节 概 述

一、境界

腹部体表的境界是向上以胸骨剑突、肋弓、第 11 肋骨前端、第 12 肋骨、第 12 胸椎为界,向下以耻骨联合、腹股沟、髂前上棘、髂嵴为界,两侧以腋后线为界,分为腹前外侧壁和腹后壁。

腹部由腹壁、腹腔及其内容脏器(包括消化系统、泌尿系统、生殖系统等)组成,其外形会因体位、年龄、性别、肌肉、脂肪、胃肠道的充盈程度不同,如消瘦者腹前壁稍内凹,小儿腹前壁微隆起。

二、体表标志

借助人体体表标志便于描述或记录腹部的具体外形、体征等,一般情况下在腹前外侧壁可触及脐、剑突、耻骨联合、肋弓、髂前上棘等。

1. 脐 是腹部的中心,通过矢状轴向后延伸至第 3~4 腰椎间,是腹壁的薄弱区域之一,易发脐疝。脐也是很多腹腔脏器体表定位的标志之一,如阑尾。

2. 剑突 胸骨由上而下依次为胸骨柄、胸骨体、剑突。剑突下端游离,扁薄,是腹部体表境界的最高点。

3. 耻骨联合 左、右髋的耻骨经由耻骨联合面借助耻骨间盘连结而成。耻骨间盘由纤维软骨构成,内有一矢状位裂隙。耻骨联合在女性分娩时可轻微活动以便于胎儿的娩出。

4. 肋弓 由第 8~10 肋软骨前端依次与上位肋软骨下缘连结而成。两侧肋弓夹角称胸骨下角,剑突与肋弓间的夹角称剑肋角。

5. 髂前上棘 为髂嵴向前的突起点。与脐配合可确定阑尾体表投影,亦可用于骨髓穿刺。

三、腹部的分区

腹部分区常用两种分法,即四分法和九分法,通过水平线和垂直线划定来确定腹腔器官的位置(图 10-1)。

1. 四分法 通过脐做水平线和垂直线,两线相交于脐,将腹部划分为以脐为中心的左上腹部、右上腹部、左下腹部、右下腹部。

2. 九分法 此分法由两条水平线和两条垂直线划分。两条水平线自上而下依次为两侧肋弓最低点的连线、两侧髂结节的连线;两条垂直线为通过两侧腹股沟韧带中点的垂直线。四线相交形成"井"字,将腹部分为九部分,分别是左季肋区、右季肋区、腹上区、左外侧区、右外侧区、脐区、左髂区、右髂区、腹下区。

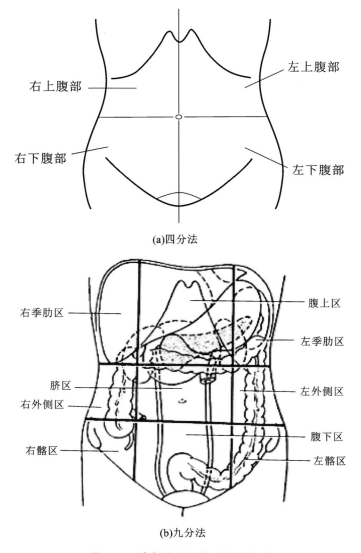

(a)四分法

(b)九分法

图 10-1 腹部分区四分法和九分法

第二节 腹前外侧壁

一、腹部的测量点和活体测量

腹部在不同人体呈现不同类型,或扁平,或悬垂,或蛙状等,通过腹部测量点进行活体测量用以研究体质特征,且可通过测量进行手术设计。

(一)测量点

1. 脐点 腹部脐中央之点,或因身高、胖瘦等因素有所偏差,此点约为头顶至足底间的黄金分割点。

2. 耻骨联合点 耻骨联合向上延伸与矢状面的交点。

3. 髂前上棘点 用手沿髂嵴向前走行至末端可触及一凸点,即是此点。

4. 髂嵴点 髂骨体的弓形髂嵴最向外侧突出之点。

(二)活体测量

1. 脐高 身体直立,取脐点与足底间的垂直距离。

2. 耻骨联合高 身体直立,耻骨联合上缘最高点与足底间的垂直距离。

3. 髂嵴点高 身体直立,髂嵴点与足底间的垂直距离。

4. 髂前上棘间宽 左右两侧髂前上棘间的距离。

5. 腰围 开始并结束于脐的中心,水平围绕腰腹的周长。

二、腹前外侧壁的层次

腹前外侧壁一般由浅及深分为6层:皮肤、浅筋膜、肌层、腹横筋膜、腹膜外筋膜、壁腹膜。腹前外侧壁的层次、结构在不同部位并不完全一致,这就要求在手术前必须将具体情况了解清楚。

(一)皮肤

此处皮肤既薄,还有弹性,并且大部分与浅筋膜连结松弛,易于分离。只有腹正中线和脐等处与腹白线连结紧密。外科手术中此处皮肤经常是供皮区的理想选择。

(二)浅筋膜

腹部是脂肪堆积的重点部位,尤其是腹前外侧壁的浅筋膜。浅筋膜较厚,主要由疏松结缔组织和脂肪构成,内含脂肪、血管、淋巴管、神经。大部分区域脂肪较厚,并且随年龄增长逐渐增厚,只有腹正中线处脂肪较少。

浅筋膜在脐平面下分为两层,浅层为脂肪层,称为康伯(Camper)筋膜,向下与股部的脂肪层相续;深层为膜性层,称为史卡芭(Scarpa)筋膜,为富含弹性纤维的纤维膜。

史卡芭筋膜在腹正中线处附着于白线,其两侧向下至腹股沟韧带下方约1.5 cm的地方与大腿阔筋膜附着;在耻骨联合与耻骨结节间的前面继续向下与阴囊内膜、阴茎浅筋膜、会阴浅筋膜相连续。由于史卡芭筋膜的特殊结构导致腹壁浅筋膜深面与会阴浅间隙相交通。

临床上,当车祸、骑跨伤等导致损伤尿道球部,导致其断裂从而引起尿液外渗时,常见尿液渗出至会阴浅间隙,向前扩散至阴茎、阴囊等,向上蔓延至同侧的腹前外侧壁。

（三）肌层

腹前外侧壁的肌肉由腹直肌、腹外斜肌、腹内斜肌和腹横肌构成（图 10-2、图 10-3）。

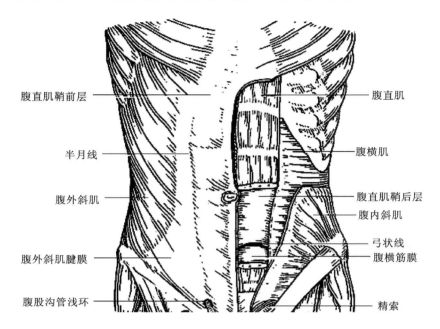

图 10-2　腹前外侧壁的腹直肌和腹外斜肌

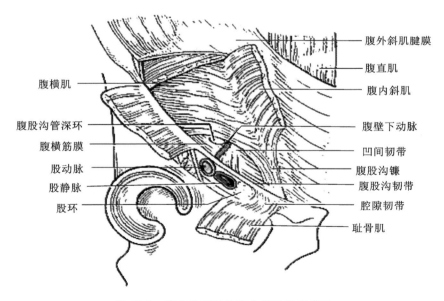

图 10-3　腹前外侧壁的腹内斜肌和腹横肌

1. 腹直肌及腹直肌鞘　腹直肌是位于腹正中线两侧的带状肌，在肌外包裹有腹直肌鞘，每侧腹直肌由 3～4 条横行结缔组织构成的腱划将其分为多个肌腹。腹直肌鞘的前层与腱划愈着紧密，不易剥离；腹直肌鞘的后层与腱划并无愈着，易于分开，临床手术时操作方便，但需注意腱划内血管的止血。

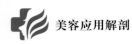

腹直肌鞘由腹外斜肌、腹内斜肌和腹横肌的腱膜构成。由腹外斜肌腱膜和腹内斜肌腱膜的前层组成腹直肌鞘前层,由腹内斜肌腱膜的后层和腹横肌腱膜组成腹直肌鞘后层。腹直肌鞘前后两层在腹直肌外侧缘外侧沿弧线结合,称半月线。在脐下 4～5 cm 处,腹外斜肌、腹内斜肌和腹横肌的腱膜全部转到腹直肌前面,移行为腹直肌鞘前层,使得后层缺失。由于腹直肌鞘的后层缺失中断形成一个凸向上方的弧形界限,称为弓状线。腹直肌在弓状线以下直接与腹横筋膜相贴。

白线是位于腹前壁正中线上的腱性结构,由两侧的腹直肌鞘纤维彼此交织而成。白线其质坚韧,缺少血管,上宽下窄,上至剑突,下至耻骨联合。白线中间有一疏松的瘢痕组织环(脐环),是临床上脐疝的好发部位。

2. 腹外斜肌、腹内斜肌和腹横肌 腹外斜肌为位于腹壁最浅层的宽阔扁肌,以锯齿状起自下 8 对肋骨外面,肌纤维斜向前内下方,止于髂嵴、腹直肌外侧缘。在脐与髂前上棘连线以下移行为腱膜,腱膜下缘反折卷曲增厚,形成腹股沟韧带,连于髂前上棘和耻骨结节之间。

腹内斜肌为位于腹外斜肌深面的宽阔扁肌,肌纤维呈扇形展开,起自胸腰筋膜、髂嵴、腹股沟韧带外侧 1/2,大部分肌纤维移行为腱膜,止于白线。

腹横肌为位于腹壁最深层的宽阔扁肌,起自下 6 对肋骨内面、胸腰筋膜、髂嵴、腹股沟韧带外侧 1/3,肌纤维自外侧向内侧横行,止于白线。

临床中行腹部手术操作时,对肌层进行分离要按照肌纤维方向操作。

(四)腹横筋膜与腹膜外筋膜

腹横筋膜为衬贴于腹横肌、腹直肌鞘后层、腹直肌(相对弓状线以下部分)深面的一层纤维性薄膜。腹膜外筋膜为腹横筋膜与壁腹膜间的疏松结缔组织,此处存在大量脂肪。

(五)壁腹膜

壁腹膜为腹前外侧壁最深层,遍布躯体神经,对疼痛具有反应灵敏、定位准确的特点,一般腹腔脏器引发的炎症、感染侵袭壁腹膜时可引起剧烈疼痛,同时伴有腹肌紧张。

三、腹前外侧壁的血管、神经和淋巴

(一)腹前外侧壁的动脉

1. 腹壁浅动脉和旋髂浅动脉 均起自股动脉。腹壁浅动脉越过腹股沟韧带中、内 1/3 处向上达脐平面。旋髂浅动脉行于浅筋膜的深、浅两层之间,朝髂前上棘方向走行,主要分布于腹前外侧壁的下外侧。因此,腹前外侧壁的下部是临床上常用的带蒂或游离皮瓣供应处。

2. 腹壁上动脉 起自于胸廓内动脉的终支,走行于腹直肌与腹直肌鞘后层之间,沿腹直肌后面下降,至脐部与腹壁下动脉在腹直肌内或腹直肌后吻合。腹壁下动脉起自于髂外动脉,在腹横筋膜深面和壁腹膜间经腹股沟管腹环内侧行向内上方(即脐的方向),在弓状线进入腹直肌鞘与腹壁上动脉吻合。

3. 旋髂深动脉 起自于髂外动脉,沿腹股沟韧带斜向外上方走行,在髂前上棘附近穿腹横肌行于腹内斜肌与腹横肌之间。

(二)腹前外侧壁的静脉

腹前外侧壁的浅静脉多位于浅筋膜内,不仅丰富,还易吻合成网,如脐周静脉网。脐平面以上汇聚成胸腹壁静脉,最终汇入腋静脉。脐平面以下汇入大隐静脉,最终回流至股静脉。腹前外侧壁的浅静脉是上、下腔静脉之间的重要通道。腹前外侧壁的深静脉与同名动脉相

伴行。

（三）腹前外侧壁的神经

腹前外侧壁的神经主要包括腹壁皮神经、第7~12对胸神经前支、髂腹下神经、髂腹股沟神经、生殖股神经(图10-4)。临床手术中要特别主要保护神经,避免腹肌瘫痪的发生。

腹壁皮神经既有节段,又有重叠,临床手术中常通过皮肤感觉缺失平面来估计麻醉平面,如第8肋间神经分布于肋弓平面,第10肋间神经分布于脐平面。

第7~11对胸神经前支属于肋间神经。第12对胸神经前支属于肋下神经,自胸廓下缘进入腹横肌和腹内斜肌间从外上方向内下方走行,到腹直肌外侧缘时进入腹直肌鞘。

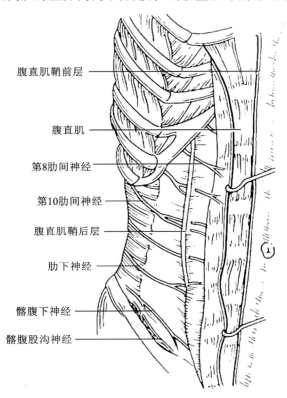

腹直肌鞘前层

腹直肌

第8肋间神经

第10肋间神经

腹直肌鞘后层

肋下神经

髂腹下神经

髂腹股沟神经

图 10-4　腹前外侧壁的神经

（四）腹前外侧壁的淋巴

腹前外侧壁的浅淋巴管以脐平面分别注入不同淋巴结,脐平面以上的注入腋淋巴结,脐平面以下的注入腹股沟浅淋巴结。腹前外侧壁的深淋巴管伴随静脉回流。

四、腹部的皮瓣和肌皮瓣的应用解剖

腹部皮肤可供利用的面积较大,供区隐蔽,又可以直接缝合,适合于做较大面积的皮瓣,但腹部浅筋膜较厚、皮瓣易臃肿。

腹部皮肤动脉来源较多,吻合丰富。腹部皮肤血供主要来源于股动脉的粗大直接皮肤动脉,包括旋髂浅动脉、腹壁浅动脉、阴部外动脉三大分支;其次是下位肋间后动脉和肋下动脉的外侧皮支,特别是第10、第11肋间后动脉和肋下动脉;另外还有腹壁上、下动脉的直接皮支和肌皮支,第1腰动脉的末支以及旋髂深动脉的肌皮支。腹部皮肤静脉与相应动脉伴行,主

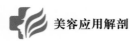

要回流至旋髂浅静脉、腹壁浅静脉、阴部外静脉。

腹部可利用的皮瓣主要包括季肋部皮瓣、腹股沟皮瓣、腹下部皮瓣、外阴部皮瓣等。

1. 季肋部皮瓣 动脉蒂为第 10、第 11 肋间后动脉和肋下动脉外侧皮支的前支,静脉与同名动脉相伴行。与相应血管伴行的是肋间神经外侧皮支的前支。所以在切取季肋部皮瓣时可以同时带上第 10、第 11 肋间和肋下 3 个血管神经束。此外,在切取季肋部皮瓣时宜将腹外斜肌表面的筋膜与皮瓣一同翻起。

2. 腹股沟皮瓣 其血液供应动脉蒂主要为旋髂浅动脉,旋髂浅动脉分为深、浅两支。在切取旋髂浅动脉皮瓣时,兼顾深、浅两支便能扩大切取面积,并且在切取时要选取旋髂浅静脉为静脉蒂,有助于血液循环。

3. 腹下部皮瓣 在切取时不能过于菲薄,切取到腹外斜肌腱膜表面较为合适。此皮瓣动脉蒂为腹壁浅动脉,静脉蒂为腹壁浅静脉。腹壁浅动脉有内外两主支,走行于浅筋膜深部,手术时可在腹股沟韧带浅层、股动脉起点内、外侧 1 cm 左右找寻。

4. 外阴部皮瓣 动脉蒂为阴部外动脉,静脉蒂为阴部外静脉。阴部外动脉分为上、下两支,上支分布特殊可作为有毛皮瓣血管蒂。

腹直肌皮瓣的动脉主要来自腹壁上动脉及腹壁下动脉,此外第 7 以下肋间后动脉和第 1 腰动脉前支也参与其中,皮瓣切取时要注意对半环线以下没有腹直肌鞘部分的保护。由于支配腹直肌的节段性神经前支细小,不适合于功能重建。

五、腹部结构的变化与美容

体型美是女士、男士都很关注的问题,目前寻求塑形、吸脂的主要人群为女士,部位大多集中于腹部、臀部等,所以了解一下腹部某些结构的变化与美容的关系对于今后开展操作是有帮助的。

通过测量相关数值和侧身观外形的方法,对人体腹部进行美学评定。腹围应小于臀围 30 cm。按美学等级评定可分为最佳、佳、次佳、可、差、很差。最佳的腹部外形为平整,皮肤坚挺,无肥胖鼓突,无松垮皮肉,无萎缩及斑纹。很差的腹部外形为鼓突明显,严重松弛下垂,女性有明显妊娠纹,还可根据腹平面分为凹陷型(腹平面低于剑突和耻骨联合连线)、挺直型(腹平面平剑突和耻骨联合连线)、鼓凸型(腹平面突出剑突和耻骨联合连线)。

脐位于腹部中心,已被公认为是人体的一个美感部位,被作为年轻和美丽的标志之一。脐的具体位置和形态与患者的身高、年龄、腹部脂肪量、软组织松弛度等相关。美观的脐应位于腹部的正中线位置,呈纵向椭圆形,低于人体平面呈现凹陷状,且在两侧髂前上棘连线之上。

六、腹部的美容技术临床提要

(一)腹前外侧壁常用的手术切口(图 10-5)

进行手术切口设计时应考虑到美学原则、整体性原则、安全性原则、留有余地的原则,切口尽量选择在隐蔽处,且切口方向与皮纹或皱纹线一致(图 10-6)。

1. 正中切口 此切口出血少,操作方便,从外向内依次为皮肤、浅筋膜、腹白线、腹横筋膜、腹膜外筋膜、壁层腹膜、腹腔。

2. 旁正中切口 此切口对腹直肌的完整性损伤小,切口愈合时牢固稳定,从外向内依次为皮肤、浅筋膜、腹直肌鞘前壁、腹直肌、腹直肌鞘后壁、腹横筋膜、腹膜外筋膜、壁层腹膜、腹腔。

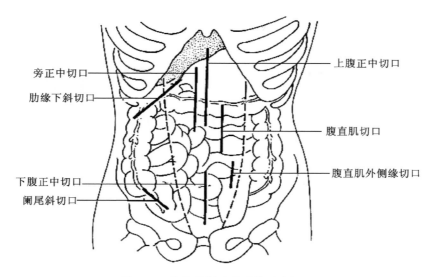

旁正中切口 ————
肋缘下斜切口 ————
下腹正中切口 ————
阑尾斜切口 ————
———— 上腹正中切口
———— 腹直肌切口
———— 腹直肌外侧缘切口

图 10-5 腹前外侧壁常用的手术切口

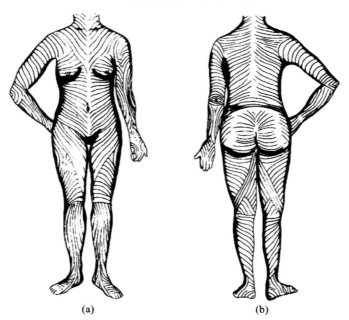

(a) (b)

图 10-6 皮纹或皱纹线

3. 腹直肌切口 此切口对腹直肌的损伤较大,切口层次与旁正中切口相同。

(二)腹壁去脂术

腹壁脂肪堆积影响了腹部的外形美、着装美,去脂术可以帮助减肥塑形。

此方法适合于体表局部脂肪堆积,影响体型曲线,为改变全身性肥胖者的局部症状。

此方法不适合于年龄大于 50 岁,患有心、肝、肾等严重疾病,糖尿病,凝血功能异常者,局部皮肤有感染病灶,心理上不健康,手术期望值过高等情况。

（赵　超）

第十一章 会阴部和外生殖器的美容解剖

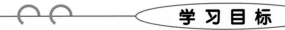

学习目标

掌握:会阴部和外生殖器的美容相关功能结构。

熟悉:会阴部和外生殖器的美容相关变化。

了解:会阴部和外生殖器的美容相关技术。

第一节 会阴部和外生殖器的结构与美容相关功能

近年来,会阴部的整形日渐增多,如男、女性生殖器畸形的矫正,器质性阳痿的阴茎假体置入,阴道松弛的修复,泌尿生殖系统肿瘤根治术后和消化系统恶性肿瘤根治后的改道,烧伤及生殖器外伤后的整形,利用会阴部皮肤修复或重建口唇和乳房等,使会阴部解剖被重视起来。

一、会阴的概念

会阴区或称会阴,是躯干的下端,为消化道、泌尿道及生殖器外口所在区域,主要由会阴肌及其筋膜组成。广义上讲,会阴是指盆膈以下封闭骨盆出口的所有软组织结构,包括肛门三角及尿生殖三角两个区域。狭义上讲,会阴在女性是指阴道前庭后端(阴唇后连合)至肛门之间的区域,在男性即指阴茎根部至肛门之间的部位,长 2～3 cm,女性较男性的短,其深部有重要的会阴中心腱(又名会阴体)。在产科接生时保护会阴,即指保护此部的软组织结构在胎儿娩出时不被撕裂。

会阴部在性成熟期皮肤有色素沉着,呈深褐色,生有阴毛和肛毛,在正中线有一色深的线,称会阴缝。男性此缝向前延续于阴囊缝和阴茎缝。会阴部皮下富含脂肪组织,具有弹性垫的作用。会阴部由会阴肌、筋膜和血管、神经等构成,还有消化、泌尿及生殖管道的末段通过。女性妊娠后期,会阴部的软组织结构松弛变薄,以利于分娩。

二、男性外生殖器

男性外生殖器的主要结构是阴茎(图 11-1)。

(一)阴阜

阴阜位于耻骨联合前面,上方有一浅横沟,称耻骨沟,在肥胖者或小儿较为明显,借此沟

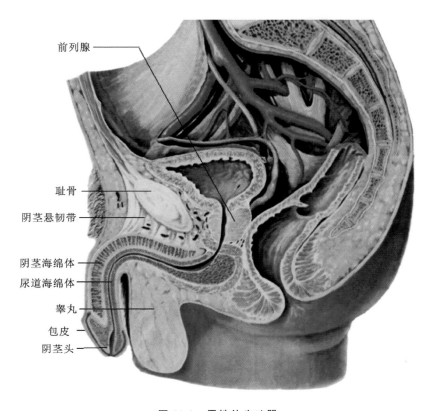

前列腺

耻骨
阴茎悬韧带

阴茎海绵体
尿道海绵体
睾丸
包皮
阴茎头

图 11-1　男性外生殖器

与腹部分界。阴阜两侧以腹股沟与股部分界,下方有阴茎和阴囊。阴阜由皮肤及丰富的皮下脂肪组织构成。成年人皮肤生有阴毛,较硬而弯曲,向上可蔓延到脐。

（二）阴茎的正常形态和结构

　　阴茎由 3 个阴茎海绵体组成,根部由两个阴茎海绵体脚将其固定在耻骨弓上,尿道海绵体位于两个阴茎海绵体腹侧(图 11-2)。尿道海绵体分为球部、体部及阴茎头部,前端膨大呈蘑菇状物称为阴茎头,后端膨大物为尿道球。男性尿道全长 18～22 cm,分为前列腺部(长约 3 cm)、膜部(长约 2 cm)、海绵体部(长约 15 cm)。尿道海绵体部称为前尿道,尿道在尿生殖膈以上的部分称为后尿道,正常成人的阴茎长度(活动部分)于常态下为 4.5～11.0 cm,平均长度为 7.1±1.5 cm,周径为 5.5～11.0 cm,平均周径为 7.8±0.7 cm。勃起时长度为10.7～16.5 cm,平均为 13.0±1.3 cm,周径为 8.5～13.5 cm,平均为 12.2±1.2 cm。阴茎的皮下组织疏松,无脂肪,皮肤有很大的伸展性和滑动性。

（三）阴茎白膜和海绵体

　　3 个阴茎海绵体外周分别被一层致密纤维结缔组织包绕而构成白膜。阴茎海绵体白膜较厚,其厚度在 0.5～2.0 cm 之间。白膜分两层,表层为纵行胶原纤维,内层为环形弹力纤维,纤维向海绵体内伸入形成间隔。尿道海绵体的白膜较薄且富有弹性。阴茎海绵体内由平滑肌纤维、弹力纤维和自主神经纤维组成许多小梁,围绕附着于耻骨弓的同侧坐骨支,被坐骨海绵体肌所覆盖。尿道海绵体从尿生殖膈下面前行,在腹侧面有球海绵体肌覆盖形成尿道球部(图 11-3)。

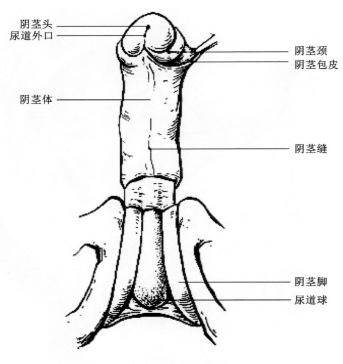

图 11-2　阴茎外形

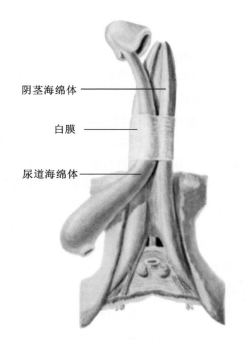

图 11-3　阴茎解剖示意图

（四）阴茎筋膜和悬韧带

阴茎的皮下组织为一薄层疏松结缔组织，不含脂肪，含少量平滑肌纤维。紧贴皮肤的称阴茎浅筋膜。该筋膜是腹壁浅筋膜深层的延续。在阴茎浅筋膜与白膜之间有阴茎深筋膜，阴茎深筋膜紧贴白膜,并伸入尿道海绵体与阴茎海绵体之间,在前端止于冠状沟,在后部至3个海绵体相聚合处逐渐消失,不与其他的深筋膜相续。阴茎背浅静脉在阴茎深筋膜间走行,阴茎背动脉、神经和阴茎背深静脉位于阴茎深筋膜和白膜之间的阴茎背侧沟内,阴茎背侧沟是两阴茎海绵体背侧接合区的凹陷处。阴茎浅、深两层筋膜均包绕3个海绵体。

　　阴茎悬韧带:阴茎除了阴茎脚固定于耻骨弓及同侧坐骨支、球部附着于尿生殖膈下面以外,尚借助阴茎悬韧带固定于耻骨联合及腹白线的下部,阴茎浅悬韧带实际上是阴茎筋膜在耻骨联合处增厚的结果(图11-4)。

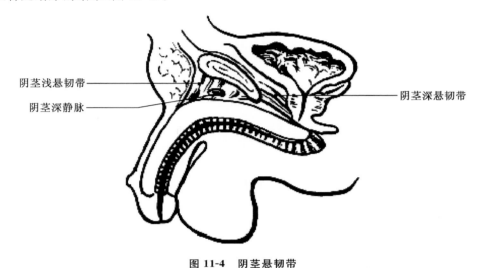

阴茎浅悬韧带 ————

阴茎深静脉 ————

———— 阴茎深悬韧带

图11-4　阴茎悬韧带

三、女性外生殖器

　　女性外生殖器又称女阴,包括阴阜、大阴唇、小阴唇、阴蒂、阴道前庭、前庭球及前庭腺(图11-5)。女阴形态与年龄密切相关,胎儿的大阴唇不发达,阴裂敞开,其内可见大阴唇、小阴唇及阴道前庭等结构。初生儿大阴唇已较发达。成年未婚女性的左、右大阴唇密接,阴裂闭合。小阴唇呈暗紫色,阴道口狭小,处女膜清楚可见。婚后,尤其是经产妇,处女膜破裂形成处女膜痕,阴道口扩大,大阴唇失去弹力而变松弛,阴裂开大,阴道前后壁可突出于阴道前庭,前壁较为显著。唇后连合和阴唇系带由于分娩受损,常出现瘢痕。老年妇女的大阴唇、小阴唇、阴蒂海绵体及前庭腺多显著萎缩。

　　(一)阴阜

　　阴阜为趾骨联合前面的皮肤隆起,呈三角形。女性阴阜富有皮脂腺及汗腺,皮下脂肪也比较发达,外观较男性者丰满。性成熟后有阴毛,其分布为三角形,下方延及大阴唇,上缘差不多成一直线,一般不超过耻骨沟。

　　(二)大阴唇

　　大阴唇在发生学上与男性阴囊相当。大阴唇为一对具有弹性的纵行皮肤皱褶,左、右侧的前、后端互相连合。前端称唇前连合,向上移行于阴阜,后端称唇后连合,位于肛门前方约3 cm。两大阴唇间的裂隙称阴裂。成年处女和肥胖女子的大阴唇多互相接触,阴裂闭合。大阴唇分内、外两面,外侧面皮肤常有汗腺、皮脂腺及色素,因此滑润而呈暗褐色,在成人还有稀疏阴毛。内侧面皮肤细薄平滑,呈淡蔷薇色,类似黏膜,含有皮脂腺但无阴毛。

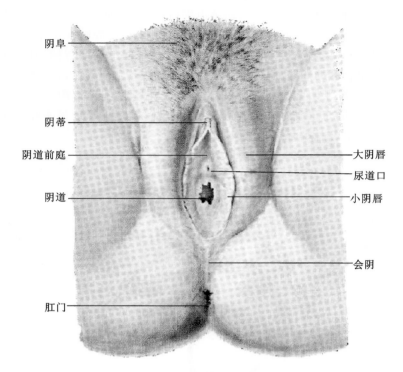

图 11-5　女性外生殖器

（三）小阴唇

小阴唇为一对纵行皮肤皱裂，位于大阴唇内侧，短小而薄，表面光滑无毛，富于弹性。左、右小阴唇前端分成内、外两个皱褶。外侧褶向上，于阴蒂头上方左右连合，围拥阴蒂，称阴蒂包皮。阴蒂包皮与阴蒂头之间以环形小沟为界。内侧褶较短小，两侧均向上附着于阴蒂头下面，称阴蒂系带。未产妇的小阴唇系带后端，左、右连接形成皮肤皱褶，称阴唇系带，为阴唇前庭的后界。经产妇的阴唇系带多由分娩而被撕裂。小阴唇分内、外两面，皮肤细薄柔软，富有皮脂腺。外侧面呈暗蓝色，与大阴唇内侧面相接。内侧面滑润，富有皮脂腺，呈蔷薇色，近似黏膜。

（四）阴道前庭

阴道前庭为左、右小阴唇间的裂隙，前后两端狭窄，中部宽大。其前端较尖锐达阴蒂，后端较钝圆，后界为阴唇系带。阴道前庭中央有阴道口，口周有处女膜或处女膜痕。阴道口后侧与阴唇系带间有一小窝称舟状窝，舟状窝在未产妇较显著，经产妇多不明显。

（五）阴蒂

阴蒂在发生学和组织结构上与男性阴茎相当。阴蒂位于唇前连合后方，内含一对阴蒂海绵体。阴蒂海绵体分为三部：后端称阴蒂脚，呈圆柱形，起于耻骨下支和坐骨下支的骨膜，向内上方至耻骨联合下缘附近，左、右阴蒂海绵体在中线连合成阴蒂体；阴蒂体几成直角折转向前下方，其游离端称阴蒂头，为圆形小结节，突出于阴蒂包皮下面。阴蒂头下面之间也有带弹性的浅层阴蒂系韧带和深层的阴蒂悬韧带。阴蒂海绵体的构造与阴茎相类似，也可充血发生勃起，阴蒂黏膜和黏膜下富有血管和神经终末，感觉敏锐，易于引起勃起。

（六）阴道

阴道呈扁管状,分为前、后两壁,上、下两端。前壁较短,长约 6 cm,后壁较长约 7.5 cm,其横径由下向上逐渐变宽。平时前后壁相贴,故阴道下部横断面呈"H"形。上端较宽大,围绕子宫颈,后壁在子宫颈的附着线比前壁稍高。阴道壁与子宫颈阴道部之间所形成的环形腔隙,称阴道穹。阴道穹可分为 4 部:在子宫颈阴道部前方的称前穹,后方的称后穹,两侧者称侧穹。因为子宫颈后部突入阴道腔的部分大于前部和侧部,阴道后壁的黏膜有多数横形皱褶,称阴道皱褶,其在阴道下部密而高,少女更为明显。此皱褶在前后壁中线处较高,各形成一条纵行隆起,分别称为前、后皱褶柱。前皱褶柱较大而明显,后皱褶柱尤为显著称阴道尿道隆凸,向下终止于尿道外口。

阴道位于骨盆腔正中,子宫的下方。阴道长轴呈斜位,由前下斜向后上,与子宫之间形成向前开放的钝角,其角度随膀胱和直肠的充盈度而改变。阴道前邻膀胱、尿道和输尿管下端。阴道前壁与膀胱之间,借含有静脉丛的结缔组织相连,称膀胱阴道隔。阴道前壁与尿道之间由致密纤维结缔组织坚固连接,结合紧密,剥离困难,称此种纤维组织为阴道尿道隔。

阴道形态与年龄相关,初生儿及幼女的阴道相对较长,阴道皱褶而密,遍布于阴道壁的全部。10 岁以后,阴道迅速增长,阴道上部的皱褶逐渐消失。成年处女的阴道皱褶也很显著,阴道腔比较狭小。经产妇的阴道腔及阴道口均变广阔,长径也显著延长。老年人的阴道壁松弛失去弹性。

（七）处女膜

处女的阴道口有一环形黏膜皱褶,称处女膜,胚胎发育时由阴道腔与尿生殖窦腔之间存在隔开的薄膜,其外面上皮为窦结节形成。处女膜一般于围生期破裂,阴道腔与前庭相通。处女膜位于阴道与阴道前庭分界处,由含有微细血管的结缔皱褶和黏膜构成。其形状及厚薄因人而异,常见的为半月状处女膜。不同女性处女膜的厚薄、大小各不一致,有的薄而柔软,有的厚而坚实,有的呈肉状处女膜,有的处女膜较窄小,甚至没有,有的则很宽大,甚至将阴道口完全封闭,称处女膜闭锁或无孔处女膜。处女膜破裂后,阴道口周围留有处女膜痕,老年妇女的处女膜痕萎缩变硬。

四、会阴的结构

广义的会阴呈菱形,前方为耻骨联合下缘,后方为尾骨尖,两侧界为耻骨下支、坐骨支、坐骨结节和骶结节韧带。两侧坐骨结节前缘的连线将会阴分为前、后两部:前部为尿生殖三角,男性有尿道穿过,女性有尿道和阴道穿过;后部为肛门三角,有肛管通过。

（一）尿生殖三角的肌肉

尿生殖三角的肌肉分浅、深两层,浅层有会阴浅横肌、球海绵体肌和坐骨海绵体肌,深层有会阴深横肌和尿道括约肌(图 11-6)。

（1）会阴浅横肌　成对,起自坐骨结节,止于会阴中心腱,有固定会阴中心腱的作用。

（2）球海绵体肌　左右各一,男性者包绕尿道球及其前方的尿道海绵体,起自会阴中心腱和尿道球下面的中缝,止于阴茎背面的筋膜。收缩时可使尿道缩短变细,协助排尿和射精,并参与阴茎勃起。在女性此肌分为左右两部,覆盖在前庭的表面,称为阴道括约肌,作用为缩小阴道口。

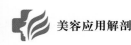
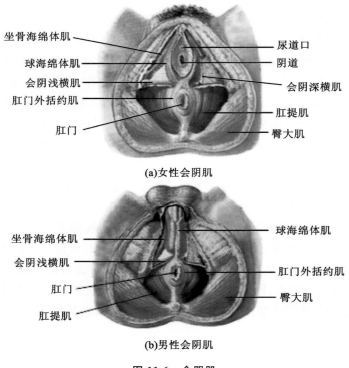

图 11-6　会阴肌

（3）会阴中心腱　是狭义会阴深面的一个腱性结构，有许多肌肉附着于此，可协助加强盆底。在女性，会阴中心腱较大且有韧性，有较大的临床意义。

（4）坐骨海绵体肌　成对，男性者覆盖在阴茎脚的表面，起自坐骨结节，止于阴茎脚的表面。收缩时压迫阴茎海绵体根部阻止静脉回流，参与阴茎勃起，又称阴茎勃起肌。此肌在女性较薄，称阴蒂勃起肌。

（5）会阴深横肌　位于尿生殖膈两层筋膜之间，肌束横行，张于两侧坐骨支之间，肌纤维在中线上互相交织，一部分纤维止于会阴中心腱。收缩时可加强会阴中心腱的稳定性。

（6）尿道括约肌　位于会阴深横肌前方，围绕在男性尿道膜部周围，是尿道的随意括约肌。在女性围绕尿道和阴道，称尿道括约肌，有紧缩尿道和阴道的作用。

（二）会阴筋膜

会阴筋膜分为浅筋膜和深筋膜。在肛门三角，浅筋膜为富有脂肪的大量疏松结缔组织，充填在坐骨肛门窝内。在尿生殖三角，浅筋膜又分成两层：浅层富有脂肪，与下腹部和股部的浅筋膜相续；深层呈膜状，称会阴浅筋膜或 Colles 筋膜，向后附于尿生殖膈后缘，向两侧附于耻骨下支和坐骨支，向前上与腹壁浅筋膜相续，向下与阴囊内阴茎浅筋膜相连续。深筋膜在肛门三角覆盖于坐骨肛门窝的各壁，衬于肛提肌和尾骨肌下面者称盆膈下筋膜。会阴浅筋膜与尿生殖膈下筋膜之间围成会阴浅间隙，在男性间隙有阴茎根、尿生殖三角浅层肌，在女性有阴蒂脚、前庭球和前庭大腺等。尿生殖膈上、下筋膜之间的间隙称会阴深间隙，其中有会阴深横肌、尿道括约肌、尿道膜部和尿道球腺等结构。

第二节　会阴部及外生殖器的变化与美容

男性或女性的外生殖器均可能发生先天性畸形,最常见的为男性的尿道下裂,女性的阴道闭锁等。

一、尿道下裂

尿道异位开口于阴茎的腹侧称尿道下裂。尿道下裂开口可发生于会阴部至阴茎头部间任何部位。尿道下裂是泌尿生殖系统一个常见的先天畸形(图11-7)。文献报道的发病率颇不一致,在125～250个新生男婴中可有一例,亦可发生在女性,但极为少见。女性尿道下裂临床上多无症状,无需处理。

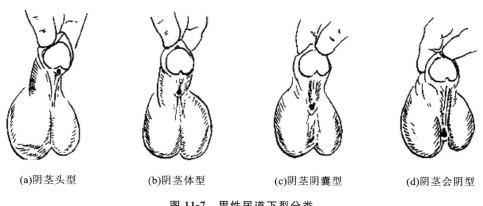

(a)阴茎头型　　　(b)阴茎体型　　　(c)阴茎阴囊型　　　(d)阴茎会阴型

图 11-7　男性尿道下裂分类

二、隐匿阴茎

隐匿阴茎多见于肥胖体型的患儿。由于耻骨前皮下脂肪丰富,使阴茎皮肤不像正常人那样附着于阴茎体,阴茎被埋没于包皮及耻骨区皮下组织内,以致从外表看阴茎体感短小,酷似小阴茎,如用手将皮肤和皮下组织向后推,就可露出正常大小的阴茎。此种患儿常同时有包茎,也可伴有尿道上裂,但其阴囊和睾丸发育正常。隐匿阴茎患儿因尿道屈曲而致尿线不能连线,有的可引起尿潴留,部分儿童有自卑感,在成年人不能性交。

治疗上首先应控制饮食,加强锻炼以减轻肥胖。对新生儿,家长可每日数次将阴囊向后推,使阴茎头进入包皮腔内,以延长阴茎皮肤及包皮腔。对阴茎发育不良者、阴茎皮肤发育不良者及包皮口狭窄等可行手术。

三、小阴茎

与同龄人比较阴茎过小者称为小阴茎。正常男性新生儿阴茎长度平均为 3.75 cm,而小阴茎多在 1 cm 以下。进入青春期,患者的小阴茎呈儿童型。青春期或成年期均小于 5 cm,横径亦小。阴茎勃起无力或不能勃起,绝大部分不能性交,常并发双侧隐睾,前列腺发育不全、垂体功能减退及肥胖等,第二性征不发育,严重者可出现排尿困难,但此症应与隐匿阴茎相鉴别。

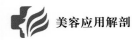

小阴茎的形成主要是因雄性激素不足所致,亦可见于染色体缺陷、真性畸形或正常 XY 核型的男性特发性小阴茎。因此雄性激素的补充是主要的治疗措施。

四、包茎与嵌顿包茎

(一)包茎和包皮过长

包茎和包皮过长是临床上最常见的先天性畸形。包茎约占男性的 3%,包皮过长约占 21%。包皮过长是指包皮虽然能盖住阴茎头,但是能被向后翻而露出阴茎头,若包皮口较小,或包皮与阴茎头相粘连,紧包着阴茎头,不能露出阴茎头才称为包茎,包茎分为先天性和后天性两类。

小儿出生时包皮与阴茎头之间粘连,数月后粘连逐渐吸收,包皮与阴茎头分离。至 3~4 岁时由于阴茎及阴茎头生长,阴茎勃起,包皮可自行向上退缩,外翻包皮可显露阴茎头。包皮过长是小儿的正常现象,并非病理性。3 岁时 90% 自愈,17 岁以后仅不足 1% 有包茎。后天性包茎是指继发于阴茎头包皮炎及包皮和阴茎头的损伤使包皮口有瘢痕性挛缩形成、失去正常的弹性和扩张能力导致阴茎头不能显露,常伴尿道口狭窄,这种包茎不会自愈。

包皮口狭小者有排尿困难,尿线细,包皮膨起。严重者可引起包皮和阴茎头溃疡或结石形成。积聚的包皮垢呈乳白色豆腐渣样。有的包皮垢如黄豆大小,堆积于阴茎头的冠状沟处,隔着包皮略呈白色的小肿块,常被家长误认为肿瘤而就诊。包皮垢可诱发阴茎头包皮炎。急性发炎时,阴茎头及包皮的黏膜潮湿红肿,可产生脓性分泌物。小儿疼痛不安、包皮水肿,有时可有急性尿潴留。阴茎头包皮炎反复发作,可使包皮增生、肥厚、瘢痕形成。

对于婴幼儿期的先天性包茎,可将包皮反复实行上翻,以便扩大包皮口。手法要轻柔,不可急于把包皮退缩上去。大部分小儿经此种方法治疗,随年龄增长均可治愈,只有少数需做包皮环切术。后天性包茎患者由于其包皮口呈纤维狭窄环,需做包皮环切术。

(二)嵌顿包茎

嵌顿包茎是包茎或包皮过长的并发症。当包皮被翻至阴茎头上方后,如未及时复位,包皮环将阻塞静脉及淋巴循环而引起水肿,致使包皮不能复位造成嵌顿包茎。包皮发生水肿后,包皮狭窄环越来越紧,以致循环阻塞及水肿更加严重,形成恶性循环。

水肿的包皮翻在阴茎头的冠状沟上,上缘可见狭窄环,阴茎头呈暗紫色肿大。患儿疼痛剧烈,哭闹不止,可有排尿困难。时间过长,嵌顿包皮及阴茎头可发生坏死、脱落。

嵌顿包茎应尽早就诊,大部分患儿可手法复位。手法复位方法有两种:①在阴茎冠状沟处涂石蜡油后,紧握阴茎头并逐渐加压,用两个拇指压挤阴茎头,两手的示指和中指把包皮退下来,使之复位。②左手握住阴茎体,右手拇指压迫阴茎头,左手把包皮从阴茎体上退下来,同时右手指把阴茎头推入包皮囊中。有时可加用粗针头多处穿刺包皮,挤出水液,也有助于复位。复位后应择期做包皮环切术。若手法复位失败,应做包皮背侧切开术。手术方法:先将有槽探子插入狭窄环内,然后把环切断,以保证不损伤阴茎体。手术要点是要切断狭窄环,否则不会奏效。待组织水肿消散后,做包皮环切术。如嵌顿包皮已破溃,可急诊做包皮环切术。

五、阴道闭锁或狭窄

阴道闭锁者,如果子宫发育正常,于青春期后原发生性闭经,因周期性下腹痛来就诊,则阴道闭锁多在阴道下端,由于经血潴留,常伴有排尿不适或者排尿困难。

根据病情,如阴道先天性闭锁同时伴有子宫发育不全,且于阴道前庭部有一浅凹者,可采用非手术疗法即用模具推压扩展法。

如伴有经血潴留者应采取手术疗法尽早切开闭锁阴道,排净积血后,将创面以外阴皮肤或黏膜覆盖,术后还需定期扩展阴道;如果阴道闭锁范围较大,也可采取乙状结肠阴道成形术。阴道狭窄者可根据情况,按其狭窄程度进行引导扩张或阴道成形术。

六、处女膜闭锁

处女膜闭锁又称"无孔处女膜",是女性生殖器官发育异常中较常见的一种。因尿生殖窦的阴道芽状突起处未被贯通所致,也有因处女膜褶发育旺盛所致之说法。

青春期前一般无症状,青春期时可表现为少女无经血来潮,并在青春期后出现周期性下腹部疼痛,或经血潴留的症状,长期不被发现可能造成子宫积血及输卵管积血,还可通过输卵管伞端开口处流入腹腔。

青春期前很难得出结论。偶尔阴道分泌液积聚,造成阴道积液,形成肿块阻塞泌尿道,出现尿潴留。青春期后,少女原发性闭经,但出现逐渐加重的周期性下腹部痛,经血潴留,时间久可形成阴道积血和子宫积血,还可通过输卵管伞端逆流至盆腔,加重腹痛、腹胀等症状。

在青春发育期前如有尿潴留,阴道口可见到囊块状物膨出,应将处女膜切开。青春期后由于经血积聚造成症状,必须及时手术。

七、外阴畸形

外阴畸形是指阴蒂过长和阴唇肥大,是另一类发育异常,较多见。常发生在肾上腺增生患者。常表现为阴蒂肥大和两侧阴唇之间有程度不等的融合。

如果此类畸形不影响生殖功能,可不予以处理。如果肥大的阴蒂或阴唇影响行动,因摩擦而引起疼痛、不适感,可行部分切除术。如此类畸形为两性畸形的表现之一,则应根据性别需求进行修正。

第三节 会阴部及外生殖器的美容技术

一、会阴部皮瓣的应用

会阴部皮瓣不属于常规供皮区,只在一些特殊情况下才考虑使用,例如:男性的阴囊皮瓣,仅在大面积烧伤,患者体无完肤,而阴囊部皮肤又能保存的情况下,才选为皮瓣移植的供区,或在修补尿道下裂时,作为带蒂移位应用;女性的阴唇瓣只在乳头再造需要色素沉着的小阴唇游离移植材料或移位作为阴道成型时使用。

(一)阴囊皮瓣的应用解剖

阴囊皮部薄而柔软,皮下组织松弛,富有弹性,有色素沉着及少许毛发,取皮后可以直接缝合。

阴囊皮瓣的血管神经蒂很稳定,个体间差异很小,动脉静脉和神经三者紧密伴行,易于手术操作。

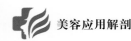

（二）阴唇皮瓣的应用解剖

大、小阴唇为两道纵行的皮肤皱襞，大阴唇外面有阴毛和汗腺，内侧面稀薄平滑，含有皮脂腺，色泽较深。

血管与神经不完全伴行，供应阴唇的动脉是由外侧向内侧分支分布，且互相吻合成弓，神经是由后向前分布于阴唇。利用阴唇皮瓣或加以部分植皮处理，可用以修复引导缺损。

二、小阴唇肥大整形术

小阴唇肥大可按以下两种方式进行缩小整形。

一种手术方式是于小阴唇外侧面作纵向菱形切口，长约 2.5 cm。切除一条皮肤后，将其内脂肪软组织推向内后。如阴唇显著肥大，则应将部分脂肪软组织一并予以切除，或同时切除部分阴唇内侧皮肤，使小阴唇的宽度接近正常范围。

另一种手术方法是于小阴唇基底部外侧和内侧分别作切口，长约 2.5 cm。全层切开皮肤及皮下软组织，但在小阴唇的阴蒂包皮及阴蒂系带附着部分需保留 1.5 cm 左右不作切开，以保障小阴唇瓣的血供。掀起以阴蒂包皮及阴蒂系带附着部分为蒂的单蒂小阴唇瓣，根据小阴唇肥大及过宽的程度，全层切除一条上宽下窄的小阴唇组织，切除组织的宽度以使缝合后小阴唇形态接近正常范围为度，分别缝合小阴唇内、外侧面的皮肤切口（图 11-8）。

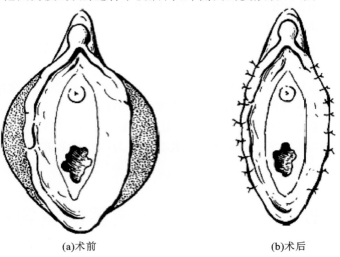

(a)术前　　　　　　(b)术后

图 11-8　小阴唇肥大整形术示意图

三、阴道紧缩术

阴道紧缩术有阴道黏膜部分切除缝合法与不切除黏膜下分离缝合法两种，肛门括约肌处理可在两种方法手术中根据需要进行。由于单纯切除黏膜仅仅是缩小阴道腔的直径，紧缩阴道的效果往往不够理想，而结合括约肌的处理及延长力量减弱的缩阴肌，直接增强了其对阴道的紧缩力，又缩小了阴道腔的直径，从而可获得比较满意的效果。不切除黏膜阴道紧缩术所形成的阴道内纵行黏膜皱褶，有利于增强阴道缩小的效果。

（一）侧壁黏膜部分切除缝合术

于阴道口的 3 点和 9 点部位由外向内在阴道两侧壁各作梭形切口，宽度根据阴道松弛程度而定。先切除一侧阴道黏膜和部分会阴皮肤后予以缝合，检查阴道的松紧度，必要时按同法处理相对侧阴道壁,使术后阴道通过两横指为度。也可以同样的处理方式在阴道口6点部位做切口,梭形切除阴道黏膜和部分会阴皮肤后缝合。阴道侧壁切口可避免手术误伤直肠,而阴道口6点部位切口切除黏膜时须注意防止直肠损伤。

(二)后壁黏膜切除阴道紧缩术

沿阴道口切口线切开,用钝头组织剪紧贴阴道后壁黏膜下分离,钝性分离直肠与阴道后壁两侧疏松结缔组织达阴道旁沟。手指插入切口内,探查分离腔隙,将直肠推向后方。用组织钳夹持拟切除组织的两个侧角,剪除已被分离的三角形后壁黏膜。在分离面深部两侧,用手指触摸到条索状肛提肌肌束后,用4-0丝线从左侧肛提肌外侧缘进针,并由外侧缘出针。用左手食指把直肠壁压向后方后,再将缝针从右侧肛提肌内侧缘进针,并由外侧缘出针。缝线暂不打结,以同样的方式自内向外缝合3~4针,最后逐个打结。黏膜下用1号丝线缝合,阴道后壁黏膜与处女膜环外皮肤用可吸收线直接缝合或Z形缝合。阴道内填塞油纱卷保护切口并压迫止血(图11-9)。

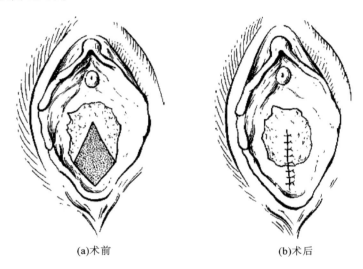

(a)术前   (b)术后

图 11-9 后壁黏膜切除阴道紧缩术

(三)不切除黏膜的阴道紧缩术

于阴道口处女膜环外约0.5 cm,以截石位6点为中心,设计与处女膜环相平行、左右对称的皮肤切口,长为3~4 cm,少数可达5 cm。切口长度根据阴道口松弛情况而定,但两端应在阴道口两侧中点以下,以免损伤前庭大腺管及其开口。沿切口线切开皮肤,用钝组织剪紧贴阴道后壁黏膜下作钝性分离,宽略大于切口线。然后,用左手食指插入直肠内做导引,于后壁中线处小心切开阴道肌层达阴道直肠间隙,切勿误伤直肠壁。继续钝性分离向直肠两侧分离,并嘱患者做紧缩引导的动作,以观察肛提肌的位置,亦可用手指触摸确认条索状的肛提肌。小心分离直至便于准确缝合两侧肛提肌为止。将两侧肛提肌自近直肠部向阴道方向间断缝合2~3针,缝线暂不打结,先由创口底部向外缝合两侧阴道壁的肌层,待将肛提肌以内的创腔闭合后再将缝合肛提肌的缝线打结。缝合全部创腔使之完全闭合,并将两侧球海绵体肌缝合。此时,阴道后壁黏膜被折叠呈一明显的纵行隆起皱褶,在阴道口部呈直角状,将其作30°~45°斜形剪除。阴道口部切口用4号线作皮下缝合,以进一步缩小阴道外口,缩小程度以能顺利通过两横指为准。切除部分会阴皮肤或瘢痕后,用可吸收线缝合黏膜及皮肤切口。注

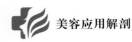

意缝合阴道肌层时勿穿透直肠壁及阴道后壁黏膜,缝合阴道口部时应将两侧处女膜环对齐。手术结束时阴道内用碘仿油纱卷填塞加压,切口涂敷抗生素油膏。

四、包皮环切术

1. 背侧切开包皮环切术　用两把血管钳分别夹住包皮需切除部分,注意保留部分应距冠状沟 0.5~0.8 cm。背侧纵向剪开包皮,环形切除包皮组织,严密止血。然后再剪除过长的包皮内板。间断缝合包皮及其内板,打结留长缝线,切口线上置一环形油纱条,利用所留缝线打结固定。

2. 袖套式包皮环切术　包皮口狭窄及包皮龟头粘连者,先用血管钳扩大包皮口或剪一小口,同时轻柔缓慢地将包皮向上退缩,分离粘连直至露出龟头及冠状沟。清除包皮垢,用碘伏溶液消毒手术区,再将包皮拉下复原,自冠状沟远侧 0.5~1.0 cm 处作一环形切口,仅切开皮肤,然后翻转包皮。在离冠状沟 0.5~1.0 cm 处的内板上作另一环形切口,也仅切开皮肤。最后,在背侧中线处作一纵切口连接两环形切口,用纹式血管钳分离提皮条两角,在内膜及皮下血管的浅面钝性分离皮肤与皮下内膜组织,将环形皮条整块剥脱。用 5-0 肠线作两环形切口间断缝合。

3. 阴茎根部皮肤环切术　用手试将近端阴茎体皮肤向根部推送,使龟头全部暴露,推测需切除的皮肤宽度,并以美蓝液标出远侧环形切口线。在阴茎根部但不要超过与阴囊交界线处,标示出近侧环形切口线。近、远侧切口线在阴茎腹侧中线上作成倒 V 形,且此处切除皮肤的宽度宜略小于其他部位。以免术后环形瘢痕挛缩及包皮系带部的牵拉。切除设计线范围内的皮肤,止血后将远、近侧皮肤切缘拉拢间断缝合。

五、阴茎延长术

通过阴茎尸解可见,当切断阴茎浅悬韧带后可使阴茎延长 3~5 cm。由于阴茎海绵体脚附着于耻骨弓和同侧的坐骨支,且有坐骨海绵体肌及腱膜覆盖,从而保持了阴茎海绵体脚的稳定性(图 11-10)。

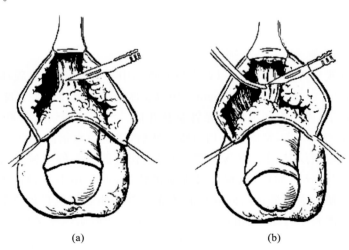

(a)　　　(b)

图 11-10　阴茎浅悬韧带分离与切断

(周　羽)

第十二章 脊柱区的美容解剖

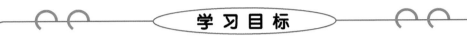

学习目标

掌握:脊柱区的层次结构;脊柱区的体表标志。

熟悉:项背部皮瓣的解剖特点及临床应用。

了解:脊柱区浅层结构的特点和血管、神经分布;脊柱区的临床美容知识。

第一节 概 述

一、境界与分区

脊柱区也称背区,是指脊柱及其后方和两侧软组织所共同组成的区域,上起枕外隆凸和上项线,下至尾骨尖,两侧界为自斜方肌前缘,三角肌后缘上份,腋后线垂直向下至髂嵴以及髂后上棘至尾骨尖的连线。

脊柱区自上而下可分为项部、背部、腰部和骶尾部。项部下界是第7颈椎棘突至两侧肩峰的连线;背部下界是第12胸椎棘突、第12肋下缘至第11肋前份的连线;腰部下界是两髂嵴后份和两髂后上棘的连线;骶尾部是两髂后上棘与尾骨尖三点间所围成的三角区。

二、体表标志

1. 枕外隆凸 位于枕骨外面正中向后的最突出的隆起,其内面是窦汇。

2. 上项线 为枕外隆凸向外侧至乳突的骨嵴,与其内面的横窦相对应,有斜方肌及胸锁乳突肌附着。

3. 棘突 在后正中线上可摸到大部分椎骨的棘突。第7颈椎棘突细长,末端不分叉,在皮下形成一个隆起,可以作为辨认椎骨序数的标志。胸椎棘突呈叠瓦状排列并斜向后下,腰椎棘突呈水平位,第4腰椎棘突平两侧髂嵴的最高点,骶椎的棘突融合成骶正中嵴。

4. 肩胛冈 肩胛骨背面的横嵴,在皮下可以清楚触及。

5. 骶骨 骶正中嵴下端,第4、5骶椎背面的切迹与尾骨围成骶管裂孔,是椎管的下口。骶管裂孔两侧向下的突起为骶角,体表可以触及,可作为骶管麻醉的进针定位标志。骶正中嵴外侧的隆嵴为骶外侧嵴,是经骶后孔做骶神经阻滞麻醉术的标志。

6. 尾骨 尾骨尖可在肛门后方 2.5 cm 处臀沟内摸到。

7. 髂嵴和髂后上棘　髂嵴为髂骨翼的上缘,髂嵴后端的突起为髂后上棘,两侧髂后上棘的连线平对第2骶椎棘突,两侧髂嵴最高点的连线平对第4腰椎棘突(图12-1)。

左、右髂后上棘与第5腰椎棘突和尾骨尖的连线,构成一菱形区。在腰椎或骶、尾椎骨折或骨盆畸形时,菱形区会变形。

8. 第12肋　竖脊肌外侧可触及此肋,但有时很短,易将第11肋误认为第12肋,以致腰部的切口过高,有损伤胸膜的可能。

9. 脊肋角　为竖脊肌外侧缘与第12肋的交角,肾位于该角深部,是肾囊封闭术常用的进针部位。

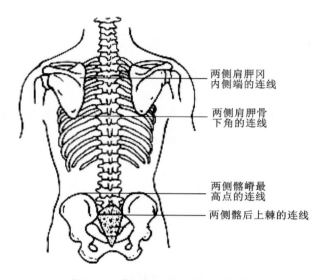

两侧肩胛冈内侧端的连线

两侧肩胛骨下角的连线

两侧髂嵴最高点的连线

两侧髂后上棘的连线

图 12-1　背腰部水平定位线示意图

第二节　脊柱区的层次结构特点

脊柱区软组织由浅入深有皮肤、浅筋膜、深筋膜、肌层、血管及神经等。

一、皮肤

(一)项部
项部皮肤厚而致密,有较丰富的毛囊和皮脂腺,为疖肿和痈的好发部位。

(二)背部
背部皮肤厚而致密,借纤维与深筋膜相连,移动性差,皮肤较粗糙,毛孔粗大。

(三)腰部
腰部皮肤较厚,活动度差。

二、浅筋膜

浅筋膜致密而厚实且含有较多脂肪,并有许多结缔组织纤维束与深筋膜相连。

（一）项部

项部浅筋膜致密,脂肪组织中有许多纤维隔,上部与颅顶的皮下浅筋膜相移行,并有纤维束与深筋膜相连。皮神经为颈神经后支,是较为粗大的皮支,有枕大神经和第3枕神经。枕大神经是第2颈神经后支的分支,位于上项线下方,在斜方肌的起点处浅出,伴枕动脉的分支上行,分布至枕部皮肤。第3枕神经是第3颈神经后支的分支,穿斜方肌浅出,分布于项区上部的皮肤。

（二）胸背部和腰部

背部浅筋膜中脂肪堆积常位于两侧肩胛区和侧胸壁。因此,美容临床行吸脂术时,切口可选腋后线的适当位置,向上可抽吸肩胛区,向下可抽吸背腰部,向前可抽吸侧胸壁。胸神经和腰神经后支的皮支在棘突两侧浅出,上部皮神经几乎呈水平位向外侧走行,下部分支斜向外下,分布至胸背区和腰区的皮肤。第12胸神经后支的分支可分布至臀区。

第1~3腰神经后支的外侧支组成臀上皮神经,行经腰区,穿胸腰筋膜浅出,越过髂嵴,分布至臀区上部。臀上皮神经在髂嵴上方浅出处比较集中,此部位在竖脊肌外侧缘附近。腰部急剧扭转时,此部位神经极易受损伤,是导致腰腿痛的常见原因之一。

（三）骶尾部

骶神经和尾神经后支的皮神经从髂后上棘至尾骨尖连线上的不同高度,分别穿臀大肌起始部浅出,分布至骶尾区的皮肤。其中第1~3骶神经后支的皮支组成臀中皮神经。

三、深筋膜

项部和胸背部的深筋膜较薄弱,骶尾部的深筋膜与骶骨背面的骨膜相愈合。项区深筋膜浅层覆盖在斜方肌表面,深层在该肌的深面,称项筋膜,包裹夹肌和半棘肌,内侧附于项韧带,上方附于上项线,向下移行为胸腰筋膜后层。

第12肋与髂嵴之间的深筋膜增厚,并分为前、中、后三层,称为胸腰筋膜(图12-2)。胸腰筋膜后层覆于竖脊肌的后面,与背阔肌和下后锯肌腱膜相愈合,向下附于髂嵴,内侧附于腰椎棘突和棘上韧带,外侧在竖脊肌外侧缘与中层愈合,形成竖脊肌鞘。胸腰筋膜中层位于竖脊肌与腰方肌之间,内侧附于腰椎横突尖和横突间韧带,外侧在腰方肌外侧缘与前层愈合,形成腰方肌鞘,并作为腹横肌起始部的腱膜,向上附于第12肋下缘,向下附于髂嵴。中层上部张于第12肋与第1腰椎横突之间的部分,增厚形成腰肋韧带。肾手术时,切断此韧带可加大第12肋的活动度,便于暴露肾。胸腰筋膜前层位于腰方肌前面,又称腰方肌筋膜,内侧附于腰椎横突尖,向下附于髂腰韧带和髂嵴后份,上部增厚形成内、外侧弓状韧带。

四、肌层

脊柱区的肌可以分为浅层肌、中层肌和深层肌。

（一）浅层肌

浅层肌包括斜方肌和背阔肌(图12-3),连接躯干与上肢,与上肢运动有关。只有斜方肌接受第11对脑神经的支配,其余的浅层肌都接受颈神经前支的支配。

1. 斜方肌　位于项部和背上部的浅层,因一侧呈三角形,两侧合起来呈斜方形而得名,起于枕外隆凸、项韧带、第7颈椎和全部胸椎棘突。上部肌束斜向外下,中部肌束水平向外,下肌束斜向外上,全肌止于锁骨外侧1/3部、肩峰及肩胛冈。该肌收缩时,可使肩胛骨向脊

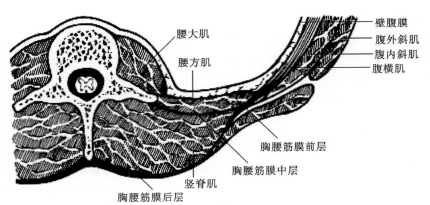

图 12-2　胸腰筋膜

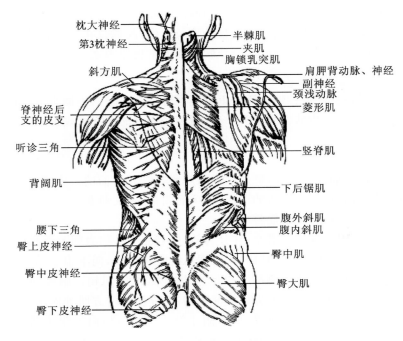

图 12-3　背肌及皮神经

柱靠拢,上部肌束可提肩胛骨,下部肌束可降肩胛骨,如肩胛骨固定,两侧同时收缩时,可使头后仰。

2. 背阔肌　全身最大的阔肌,位于背下部、腰部和胸侧壁。起于下位胸椎棘突、全部腰椎棘突和髂嵴后份,肌束向外上方集中,止于肱骨小结节嵴。收缩时使臂内收、旋内和后伸。上肢上举并固定时,可做引体向上运动。

在斜方肌的外下方,肩胛骨下角的内侧有一肌间隙,临床称听诊三角。其内上界为斜方肌的外下缘,外侧界为肩胛骨脊柱缘,下界为背阔肌上缘。三角的底是薄层脂肪组织、深筋膜和第 6 肋间隙,表面覆以皮肤和浅筋膜,此处是背部听诊呼吸音最清楚的部位。

(二)中层肌

中层肌有肩胛提肌、菱形肌、上后锯肌和下后锯肌(图 12-3),后二肌参与呼吸运动。

1. 肩胛提肌 呈带状位于项部两侧,位于斜方肌深面。起自上 4 个颈椎横突,止于肩胛骨上角。作用:上提肩胛骨。

2. 菱形肌 位于斜方肌中部深面的菱形扁肌,起自第 6 颈椎至第 4 胸椎的棘突,止于肩胛骨内侧缘。作用:牵拉肩胛骨向内上方。

（三）深层肌

1. 竖脊肌 经常被称为背部深肌或脊柱固有肌,由一群相互分离、长短不一、相互重叠的肌组成,位于椎骨棘突两侧,具有广泛的起点和止点,从骶骨延伸到颅底,都接受脊神经后支的支配,总的作用是使脊柱伸直、回旋和侧屈。

竖脊肌位于上后锯肌、下后锯肌和脊柱区深筋膜的深面,是脊柱固有肌中最长、最粗大的部分,以腰部和下胸部最为明显。依照肌纤维的位置和起止点,竖脊肌可分为外侧的髂肋肌、中间的最长肌和内侧的棘肌（图 12-4）。

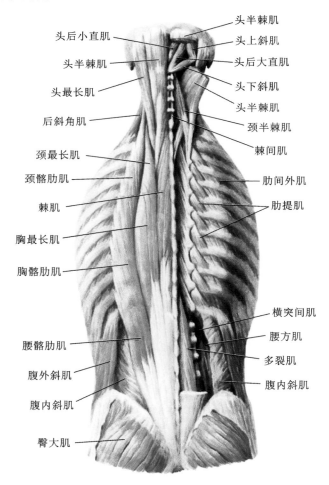

图 12-4 背深层肌

2. 夹肌 位于斜方肌、菱形肌的深面,起自项韧带下部、第 7 颈椎棘突和上部胸椎,向外上止于颞骨乳突和第 1～3 颈椎横突。作用为肌肉单侧收缩,使头转向同侧,两侧收缩,使头后仰。

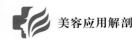

3. 横突棘肌 位于椎骨棘突与横突之间的沟槽内,位置最深,紧靠椎骨。由浅到深依次又包括半棘肌、多裂肌和回旋肌。半棘肌颈部的深面是由头大直肌、头小直肌、头下斜肌和头上斜肌组成的枕下肌。

脊柱区的肌形成的重要三角如下。

(1) 枕下三角 由枕下肌围成的三角。其内上界是头后大直肌,外上界是头上斜肌,外下界是头下斜肌(图 12-5)。三角的底为寰枕后膜和寰椎后弓,浅面借致密结缔组织与夹肌和半棘肌相贴,枕大神经行其间。三角内有枕下神经和椎动脉经过。椎动脉穿寰椎横突孔后转向内侧,行于寰椎后弓上面的椎动脉沟内,再穿寰枕后膜进入椎管,最后经枕骨大孔入颅。

颈椎的椎体钩发生骨质增生或枕下肌痉挛可压迫椎动脉,头部过分向后旋转也可延长椎动脉在枕下三角的行程,引起脑供血不足。枕下神经是第 1 颈神经的后支(图 12-5),它在椎动脉与寰椎后弓间穿出,行经枕下三角,支配枕下肌。

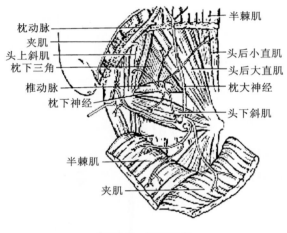

图 12-5 枕下三角

(2) 腰上三角 位于背阔肌深面,第 12 肋下面。其内侧界是竖脊肌外侧缘,外下界是腹内斜肌后缘,上界是第 12 肋。有时由于下后锯肌在第 12 肋的附着处与腹内斜肌后缘相距较近,则下后锯肌也参与构成一个边,共同围成一个四边形的间隙。腰上三角的底是腹横肌起始部的腱膜,腱膜深面有 3 条与第 12 肋平行排列的神经。自上而下是肋下神经、髂腹下神经和髂腹股沟神经(图 12-6)。腱膜的前方有肾和腰方肌。肾手术的腹膜外入路必须经过腰上三角。当切开腱膜时,应注意保护上述 3 条神经。第 12 肋前方与胸膜腔相邻,为扩大手术野,常需切断腰肋韧带,将第 12 肋上提。此时,应注意保护好胸膜,以免损伤造成气胸。腰上三角是腹后壁的薄弱区之一,腹腔器官经此三角向后突出容易形成腰疝。

(3) 腰下三角 由髂嵴、腹外斜肌后缘和背阔肌前下缘围成(图 12-6)。腰下三角的底是腹内斜肌,表面只覆盖有皮肤和浅筋膜。此三角为腹后壁的又一薄弱区,也容易发生腰疝。在右侧,三角前方与阑尾和盲肠相对应,故盲肠后位阑尾炎时,腰下三角区有明显压痛。

五、脊柱区的血管和神经

(一) 动脉

项区主要是枕动脉、肩胛背动脉和椎动脉等供血;胸背区是肋间后动脉、胸背动脉和肩胛背动脉等供血;腰区是腰动脉和肋下动脉等供血;骶尾区是臀上、下动脉等供血。

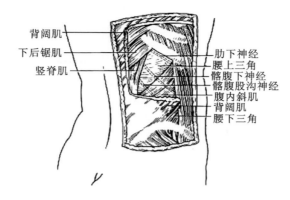

图 12-6　腰上三角和腰下三角

1. 枕动脉 颈外动脉的终支,位于其后壁,向后上经颞骨乳突内面进入项区,在夹肌深面和半棘肌外侧缘处,越过枕下三角分出数支。本干继续向上至上项线高度,在斜角肌与胸锁乳突肌止点之间浅出,与枕大神经伴行,分布至枕部。分支中有一较大的降支,向下分布至项区诸肌,并与椎动脉和肩胛背动脉等分支相互吻合,参与形成动脉网。

2. 肩胛背动脉 起自锁骨下动脉或甲状颈干,向外侧穿过或越过臂丛,经中斜角肌前方至肩胛提肌深面,与同名神经伴行转向内下,在菱形肌深面下行,分布至项肌、背肌和肩带肌,并参与形成肩胛动脉网。有时肩胛背动脉与颈浅动脉共同起自甲状颈干,该共干称颈横动脉。

3. 椎动脉 起自锁骨下动脉第 1 段,沿前斜角肌内侧上行,穿第 6～1 颈椎横突孔,继续上行经枕下三角入颅。按其行程可分为 4 段:第 1 段自起始处至人第 6 颈椎横突孔以前;第 2 段穿经上 6 个颈椎横突孔;第 3 段经枕下三角和枕骨大孔入颅;第 4 段是颅内段。

椎动脉旁有丰富的交感神经丛。当颈椎骨质增生导致第 2 段椎动脉受压迫,引起颅内供血不足,即形成临床的椎动脉型颈椎病。椎动脉周围有静脉丛,向下汇成椎静脉。

（二）静脉

脊柱区的深部静脉与动脉伴行。项区的静脉汇入椎静脉、颈内静脉或锁骨下静脉;胸背区的静脉经肋间后静脉汇入奇静脉,部分汇入锁骨下静脉或腋静脉;腰区静脉经腰静脉汇入下腔静脉;骶尾区静脉经臀区的血管汇入髂内静脉。脊柱区的深静脉可通过椎静脉丛,广泛与椎管内外、颅内以及盆部等处的深静脉相交通。

（三）神经

脊柱区的神经主要来自 31 对脊神经后支、副神经、胸背神经和肩胛背神经(图 12-7)。

脊神经后支自椎间孔处由脊神经分出后,进一步分为后内侧支和后外侧支,分布在脊柱区的皮肤和深层肌。脊神经后支分布的节段性明显,故手术中横断背深层肌时,不会引起肌肉瘫痪。

腰神经后支向后行,绕下位椎骨上关节突外侧,经腰神经后支骨纤维孔至横突间肌内侧缘,分为后内侧支和后外侧支。后内侧支在下位椎骨上关节突根部的外侧斜向后下,经腰神经后内侧支骨纤维管至椎弓板后面转向下行,分布至背深肌和脊柱的关节突关节等。第 5 腰神经后内侧支经第 5 腰椎下关节突的下方,向内下行;后外侧支在下位横突背面进入竖脊肌;然后两支在肌的不同部位穿胸腰筋膜浅出,斜向外下行。第 1～3 腰神经的后外侧支参与组

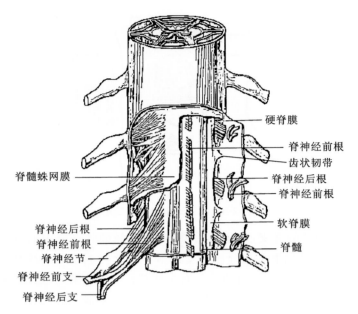

图 12-7　腰脊神经

图中标注：硬脊膜、脊神经前根、齿状韧带、脊神经后根、脊神经前根、软脊膜、脊髓、脊髓蛛网膜、脊神经后根、脊神经前根、脊神经节、脊神经前支、脊神经后支

成臀上皮神经,跨越髂嵴后部达臀区上部。

从上述可见,腰神经后支及其后内侧支和后外侧支分别经过骨纤维孔、骨纤维管或穿胸腰筋膜裂隙。正常情况下,这些孔、管或裂隙有保护血管和神经的作用;在病理情况下,这些孔道会变形和变窄,容易压迫血管和神经,是腰腿痛常见的椎管外病因之一。

腰神经后支骨纤维孔:位于椎间孔的后外方,开口向后,与椎间孔的方向垂直。其上外侧界是横突间韧带的内侧缘,下界是下位椎骨横突的上缘,内侧界是下位椎骨上关节突的外侧缘。骨纤维孔的体表投影在同序数腰椎棘突外侧下述两点的连线上:上位点在第 1 腰椎平面后正中线外侧 2.3 cm 处,下位点在第 5 腰椎平面后正中线外侧 3.2 cm 处。

腰神经后内侧支骨纤维管:位于腰椎乳突与副突间的骨沟处,自外上斜向内下,由前、后、上、下四壁构成。前壁为乳突副突间沟,后壁为上关节突副突韧带,上壁为乳突,下壁为副突。管的前、上、下壁为骨质,后壁为韧带,故称为骨纤维管。但有时后壁韧带骨化,则形成完全的骨管。骨纤维管的体表投影在同序数腰椎棘突下外方的两点连线上:上位点位于第 1 腰椎平面后正中线外侧约 2.1 cm 处,下位点位于第 5 腰椎平面后正中线外侧约 2.5 cm 处。

六、项背部皮(肌)瓣的应用解剖

(一)斜方肌肌皮瓣的应用解剖

1. 位置　位于项部和背上部,是带血管的复合组织瓣,用斜方肌的上部和后内侧部作蒂,其端部携带一取自肩部的皮瓣。

2. 血管和神经　供应斜方肌的动脉主要来自颈横动脉,此外,还有枕动脉和两组节段性血管。

(1)颈横动脉和静脉　颈横动脉多数由甲状颈干发出,也可直接起自锁骨下动脉,或与肩胛上动脉共干。动脉起始后向外上斜行,并行至斜方肌深面近肩胛提肌处分为升、降支。颈横动脉起始到分支处的长度约为 5.2 cm,并有同名静脉伴行,外径为 2.4 mm。

（2）枕动脉的斜方肌支　该动脉在穿过胸锁乳突肌起点后发出小支至斜方肌上部，其末梢与颈浅动脉发出的分支吻合。斜方肌的节段性供血，发自肌间后动脉的后内侧支，与神经伴行，从后正中线外侧旁开 10~15 mm 处穿出，分布到肌的起始部及中线附近的皮肤，血管外径在 0.5 mm 以下。

（3）斜方肌皮瓣的神经　斜方肌受副神经的斜方肌支和颈丛（C_1~C_4）的双重支配。斜方肌表面皮肤的感觉大部分来自肋间神经后支，在靠近前缘处的皮肤亦有锁骨上神经外侧支的分布。

3. 应用特点

（1）游离肌皮瓣　斜方肌皮瓣虽为多源性血供，但有一条主要的轴型血管蒂颈浅动脉，外径大于 1.5 mm，且有静脉伴行，可制成游离瓣修复较远部位的软组织缺损。

（2）旋转皮瓣　斜方肌的主要供血来源为颈横动脉及其分支颈浅动脉。体表投影为胸锁乳突肌起点外侧与斜方肌前缘距锁骨 25.5 mm 处之间的连线。血管蒂的长度（包括颈浅动脉）为 65 mm。将整个斜方肌皮瓣旋转，可用于修复头皮和颈胸部较大面积的缺损。

（二）背阔肌肌皮瓣的应用解剖

1. 位置　位于背下部和胸侧部。

2. 血管和神经　背阔肌肌皮瓣的动脉主要是胸背动脉、背阔肌的节段性血管，背阔肌的肌皮血管等供应。背阔肌肌皮瓣的静脉有肩胛下静脉，它与肩胛下动脉伴行，汇入腋静脉；胸背静脉与胸背动脉伴行，汇入肩胛下静脉；背阔肌节段性血管和肌皮血管的静脉汇入肋间后静脉和腰静脉。分布于背阔肌区的神经主要为胸背神经。背阔肌肌皮瓣的皮神经主要来自下位第 5~6 对胸神经后支的内、外侧支。肩胛线以外的皮肤区域，由肋间神经外侧皮支的后支支配。

3. 应用特点　背阔肌是全身最大的阔肌，肌幅宽大，可根据受区需要灵活裁取。一般 20 cm×12 cm 大小的肌皮瓣供区伤口，通常可直接关闭。背阔肌肌力较强，又有理想的神经支配，除可做整复修补外，还可做功能重建，并能保持皮肤的感觉。由于血管神经蒂长，除可做远距离吻合血管游离移植外，还可做原位带蒂转移。

七、脊柱区的美容技术临床提要

（一）脊柱后凸

由于各种因素引起椎体改变，失去正常的高度致使生理性弯曲发生变化，导致脊柱后凸；在椎骨骨折的患者，因椎体前部压缩，脊柱多向后突出形成驼背，棘突亦显得特别向后突出。在椎体因结核病变发生扁平及变形后，常呈脊柱后凸即驼背，胸部的病理性后凸可与生理性后凸重合，因而胸部脊柱形成的后凸最大；于腰颈部，因病理性脊柱后凸为生理性的脊柱前凸所代偿，故脊柱弯曲很小。

在上部胸椎发生脊柱后凸时，则肋骨下降，胸廓前后方向扁平，胸骨接近脊柱；下部胸椎发生脊柱后凸时则肋骨上举，胸廓被压向前呈球形，胸骨离开脊柱而与脊柱构成角度。下部腰椎及上部骶椎的脊柱后凸如发生于儿童时期，则形成漏斗状脊柱后凸性骨盆，如为女性可妨碍分娩。如先天性椎体缺损可发生脊柱后凸畸形。

在儿童时期，如脊椎骨椎体的原发成骨中心发生无菌性坏死，可发生椎体软骨病亦称椎体骨软骨炎，此病常发生于下部胸椎段，临床表现颇似脊椎结核，患处可有局限性驼背及肌紧张。佝偻病性脊柱后凸呈圆形,与结核性脊柱成角后凸不同,前者表现较明显,但在俯卧时消失,此种后凸系因骨中钙质含量不足引起骨软化所致。

在老年人因骨质疏松亦可发生脊柱后凸,此时躯干向前,可达到相当严重的程度。

（二）脊柱前凸

在先天性髋关节脱位者,由于骨盆前倾,腰部脊柱的前凸增加,脊椎滑脱症亦可引起同样畸形,腰部脊柱前凸,胸部脊柱代偿性后凸。

（三）脊柱侧凸

正常脊柱在矢状面上有 4 个生理性曲度,但在额状面上则无任何弧度,若脊柱的某一节段偏身体中线,称为脊柱侧凸。有 3 种类型。

1. 先天性脊柱侧凸 如先天性半椎体、楔形椎体等先天性畸形均可引起脊椎侧凸。

2. 后天性脊柱侧凸

（1）姿态性的 由于某种不正确的姿势引起,常发生于学龄儿童,畸形不严重,只是一种暂时性的,易于主动矫正。

（2）代偿性的 如椎间盘突出,一侧肢体短缩。

（3）神经源性的 由于脊髓灰质炎后遗症两侧肌力不平衡引起的。

（4）胸源性的 出现于胸廓成形术后。

（5）瘢痕性的 如胸背烧伤、一侧瘢痕等。

3. 特发性脊柱侧凸 原因不明,占脊柱侧凸的 80% 左右。

（四）椎间盘与椎间盘突出症

因成人椎间盘本身缺乏血运而发生变性,过度劳损可引起纤维环破裂,使纤维环或髓核向椎管内或椎间孔处突出,压迫脊髓或脊神经根,此即为椎间盘突出症。由于纤维环的前部厚而后外侧部较薄,后方中央有后纵韧带增强,又加之髓核位于纤维环的中央偏后,故髓核经常对着椎间孔向后外侧突出,压迫脊神经根。临床上以第 4～5 腰椎间的椎间盘突出较为多见。随着年龄的增长,颈部的椎间盘容易出现退变,同时椎体钩突骨质增生向后外方或外方扩展,致使椎间孔变窄等,压迫脊髓、脊神经根或影响椎动脉的供血,而引起一系列症状,称为颈椎病。

（五）椎管穿刺术

椎管穿刺术主要包括硬膜外隙穿刺术和腰椎穿刺术。硬膜外隙穿刺是指以穿刺针将麻醉药物注入硬膜外隙,以麻醉不同平面的脊神经根。硬膜外隙被脊神经根划分为前、后两腔。前腔窄小,后腔较大,内有脂肪、静脉丛和脊神经根等结构。在中线上,前腔有疏松结缔组织连于硬脊膜与后纵韧带,后腔有纤维隔连于椎弓板与硬脊膜后面。这些结构以颈段和上胸段出现率高,且较致密,是导致硬膜外麻醉出现单侧麻醉或麻醉不全的解剖学因素。腰椎穿刺即蛛网膜下隙穿刺,以穿刺针刺入蛛网膜下隙:①抽取脑脊液进行实验室检查;②腰麻、椎管造影或药物注射;③测定颅内压。

1. 患者体位 取侧卧前屈位可使相邻椎骨棘突间隙扩大,有利于穿刺。

2. 穿刺部位

（1）硬膜外隙穿刺 因第 1～5 胸神经的植物性神经纤维参与支配心、肺,为避免麻醉后影响心肺功能,常选择中、下胸部及腰部的硬膜外隙进行穿刺。

（2）腰椎穿刺 由于脊髓下端成人有位于第 2 腰椎平面的报道,小儿可达第 3 腰椎下缘,而马尾浸泡在终池的脑脊液中,故在第 3～4 或第 4～5 腰椎间进行腰椎穿刺或麻醉,将刺针穿至终池而不会损伤脊髓和马尾。左、右髂嵴最高点连线通过第 4 腰椎棘突,在该棘突上方或下方穿刺均可。

3. 穿刺方向

(1)硬膜外隙穿刺　胸椎棘突向后下倾斜,呈叠瓦状排列,故胸部硬膜外隙穿刺不能垂直进针,应顺应棘突的倾斜,从后下向前上倾斜进针;腰椎棘突几乎水平伸向后方,故腰部硬膜外隙穿刺为垂直进针。

(2)腰椎穿刺　同腰部硬膜外隙穿刺。进针深度因人而异,一般儿童 2～3 cm,成人 5～7 cm。穿刺针以通过棘突间隙中 1/3 较为安全;若沿棘突间隙下 1/3 进针,针尖极易抵在下位腰椎的椎板上;若沿上 1/3 进针,如针尖向两侧偏斜,则可能刺伤穿过椎间孔的脊神经根。

4. 穿刺层次

(1)硬膜外隙穿刺　由浅入深穿经皮肤、浅筋膜、棘上韧带、棘间韧带、黄韧带进入硬膜外隙。

(2)腰椎穿刺　刺针经皮肤、筋膜、棘上韧带、棘间韧带、黄韧带,进入椎管,再穿硬脊膜和脊髓蛛网膜而到达终池。

5. 穿刺体验

(1)硬膜外穿刺成功的关键是不能刺破硬脊膜。针在穿刺过程中,开始阻力较小,当抵达黄韧带时阻力增大并有韧性感。穿刺通过黄韧带时有落空感。硬膜外隙呈负压,穿刺针入腔后有抽空感。

(2)腰椎穿刺时不可用力过猛,仔细体会穿刺针通过黄韧带进入硬膜外隙和通过硬脊膜进入蛛网膜下隙的感觉。当针穿过黄韧带时,常有明显的落空感,再进针刺破硬脊膜和蛛网膜,又可有第二个落空感觉。拔出针芯见有脑脊液自针内滴出,即表示穿刺成功,注意与硬膜外隙穿刺出现的负压相区别。

（于翠萍　李慧超）

第十三章　上肢的美容解剖

第一节　概　　述

上肢借肩部与颈部、胸部相连。其形态结构特征是:骨骼轻巧,关节形式多样,肌形细长、数目多,排列复杂,运动灵活。

一、境界与分区

(一)境界

上以锁骨及肩峰至第 7 颈椎棘突的连线与颈部为界;前、后分别以三角肌前、后缘和腋前、后襞下缘中点的连线与胸部为界。

(二)分区

上肢可分为肩、臂、肘、前臂和手部。各部又可分为若干区。

二、表面解剖

(一)体表标志

1. **肩峰**　位于三角肌隆起和肩关节上方,是肩部最高的骨点,向内下续于肩胛冈。

2. **喙突**　位于锁骨外侧 1/3 段下方的锁骨下窝内,在锁骨中、外 1/3 交界处下方约 2.5 cm 处可触及,其内下方有腋血管和臂丛经过。当上肢外展时,臂上部与胸侧壁间下面的锥形凹窝称腋窝。其前界的皮肤皱襞称腋前襞,深面由胸大肌下缘构成后界的皮肤皱襞为腋后襞,深面由大圆肌和背阔肌下缘构成。

3. **肱骨内、外上髁**　是肘部内、外侧最突出的骨性突起。

4. **肱二头肌**　位于臂前区,在体表形成纵行突起,其内、外侧各有一条沟,分别称肱二头肌内、外侧沟。

5. 三角肌粗隆 位于肱骨中份外侧,三角肌止于此。

6. 鹰嘴 是肘后方最显著的骨隆起,肱三头肌止于此。

7. 桡、尺骨茎突 桡、尺骨下端的外、内侧分别向下的骨性突起。

8. 桡骨背侧结节 又称 Lister 结节,位于腕后区,桡骨下端背面。桡骨骨折内固定时,穿髓内针常以此结节为进针标志。

9. 鼻烟窝 在拇指外展且背伸时于桡骨下端背面的凹陷,窝的外侧界为拇短伸肌腱和拇长展肌腱,内侧界为拇长伸肌腱,窝底为手舟骨、大多角骨及第 1 掌骨底。桡骨茎突位于窝内,桡动脉经此窝至第 1 掌骨间隙。

（二）体表投影

1. 上肢主要动脉干的体表投影（图 13-1）

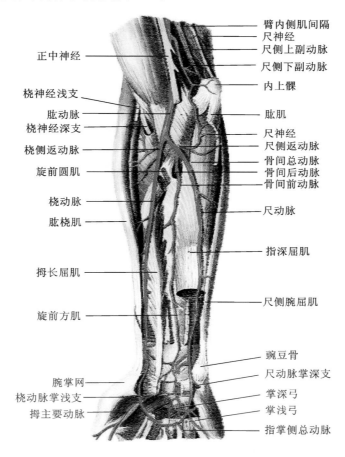

图 13-1 上肢动脉及其分支

（1）腋动脉、肱动脉 上肢外展 90°,掌心向上时,从锁骨中点至肘前横纹中点远侧 2 cm 处的连线,即是腋、肱动脉的体表投影。两者以大圆肌下缘为界,大圆肌下缘以上为腋动脉,以下为肱动脉。

（2）桡动脉、尺动脉 从肘窝中点远侧 2 cm 处,分别至桡骨茎突前方和豌豆骨桡侧的连线,为桡、尺动脉的体表投影。

（3）掌浅弓 当拇指充分外展时,掌浅弓与拇指根部远侧缘平行,其最凸侧一般不超过掌中纹。

（4）掌深弓　在掌浅弓投影的近侧 1～2 cm 处。

2. 上肢神经干的体表投影

（1）正中神经　在臂部与肱动脉的体表投影一致；在前臂前区为肱骨内上髁与肱二头肌腱连线中点至腕前区腕远纹中点的连线。

（2）尺神经　从腋窝顶经肱骨内上髁与尺骨鹰嘴间至豌豆骨桡侧缘的连线。

（3）桡神经　自腋后襞下缘外端与臂交点处，向下经肱骨后方至肱骨外上髁的连线。

三、上肢浅层结构

上肢浅层结构包括皮肤、浅筋膜以及浅血管、浅淋巴管和皮神经等。

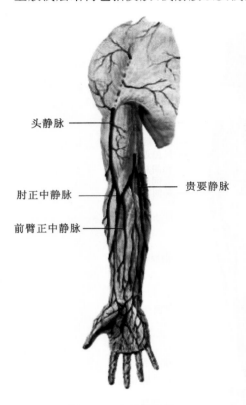

图 13-2　上肢浅静脉

1. 皮肤　上肢各部分的皮肤厚薄不一，臂、肘、前臂前区的皮肤薄，弹性良好；手掌的皮肤厚而紧张；肩胛区、三角肌区和臂后区的皮肤较厚，肘后区皮肤厚且移动性大；前臂后区皮肤较前区稍厚；手背皮肤薄而柔软，移动性较大。

2. 浅筋膜　上肢各部的浅筋膜厚薄不一，其内有浅血管、浅淋巴管和皮神经等。

3. 浅静脉　皮肤的静脉吻合成皮下静脉网，注入浅静脉干，后者居浅静脉膜中，在皮神经干的深面。上肢浅静脉干主要为头静脉与贵要静脉（图 13-2），分别起自手背静脉网（或弓）的桡侧与尺侧，经前臂的桡侧和尺侧至肘窝，以多种形式彼此吻合，并与深静脉有交通支。贵要静脉经肱二头肌内侧沟于臂中份穿深筋膜注入肱静脉或腋静脉；头静脉经肱二头肌外侧沟在三角肌胸大肌间沟入深筋膜，至锁骨下窝处穿锁胸筋膜注入腋静脉。当腋静脉、肱静脉血回流受阻时，头静脉是上肢深静脉血经浅静脉回流的重要侧支循环途径，又是暴露腋动脉第 1 段的标志。贵要静脉临床上常用以测量中心静脉压，在臂下份作贵要静脉切口，向上插入导管

（图注：头静脉、肘正中静脉、前臂正中静脉、贵要静脉）

40～45 cm，进入上腔静脉，测量静脉压。

4. 浅淋巴管　上肢的浅淋巴管位于浅筋膜内，引流皮肤、皮下组织的淋巴，一般与浅静脉伴行。尺侧半的淋巴管伴贵要静脉上行，汇入肘浅淋巴结，桡侧半的淋巴管与头静脉伴行，汇入腋淋巴管。当上肢浅静脉血回流受阻时，浅淋巴管可部分代偿体液的回流。

5. 皮神经　上肢的皮神经按一定的节段分布于上肢各部皮肤。上肢的皮肤除肩部上份由颈丛的锁骨上神经（C_3～C_4）和臂部上段内侧份小部分皮肤由肋间臂神经（T_2～T_3）分布外，其余大部分均由臂丛各皮支分布。臂、前臂及手的桡侧半，由近及远为第 5～7 颈神经前支；其尺侧半，由远到近分别有第 8 颈神经、第 1～2 胸神经前支分布。

第二节 上 肢 骨

一、上肢骨

上肢骨包括上肢带骨和自由上肢骨(图 13-3)。上肢带骨有肩胛骨和锁骨;自由上肢骨有臂部的肱骨、前臂部的桡骨和尺骨,手部的腕骨、掌骨和指骨。

(一)上肢带骨

1. 锁骨 全长位于皮下,居第 1 肋上方。全长呈"S"形弯曲,外 1/3 凸向后,内 2/3 凸向前(图 13-4)。锁骨内侧端粗大与胸骨相连,称胸骨端;外侧端扁平,称肩峰端,与肩胛骨的肩峰相关节。锁骨上面光滑,下面粗糙。锁骨支撑肩胛骨向外,使肩关节与胸廓保持一定距离,从而保持上肢的灵活运动。

2. 肩胛骨 肩胛骨是三角形扁骨,位于胸廓后外侧上部,介于第 2~7 肋骨之间(图 13-5、图13-6)。可分为三个角和前、后两面。

上缘短而薄,靠外侧有一切迹,称肩胛切迹,由肩胛上横韧带与之成孔,有肩胛上神经通过。切迹

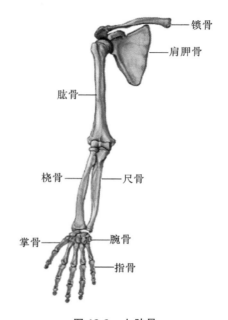

图 13-3　上肢骨

外侧有一弯曲的指状突起,称喙突,有胸小肌附着,为喙肱肌、肱二头肌短头起始处。外侧缘肥厚,邻近腋窝,又称腋缘。内侧缘薄而长,对向脊柱,又称脊柱缘,有大、小菱形肌止于此。

肩胛骨外侧角肥厚,有梨形浅凹,称关节盂,与肱骨头相关节。关节盂的上、下方各有一小粗涩结节,分别为盂上结节和盂下结节。肩胛骨下角对第 7 肋或第 7 肋间隙,呈锐角,易触摸,有大圆肌起于此。上角为上缘与内侧缘的会合处,对第 2 肋,有肩胛提肌止于此。

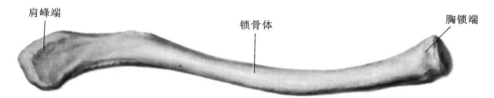

图 13-4　锁骨

肩胛骨的全面与第 2~7 肋相贴,故也称肋面,形成浅窝,称肩胛下窝。后面有一横位的骨嵴,称肩胛冈,此冈将肩胛骨后面分为上、下两个窝,分别称冈上窝和冈下窝。肩胛冈的外侧端向前外伸展,称为肩峰,位于肩关节上方,为肩部最高点,是肩关节脱位、测量上肢及确定肩宽的标志。肩峰末端有朝向内侧、小而平坦的关节面,与锁骨相关节。

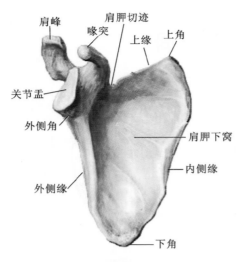

图 13-5　肩胛骨正面观

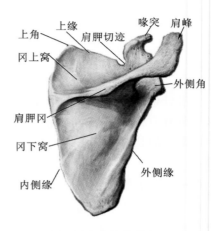

图 13-6　肩胛骨背面观

（二）自由上肢骨

1. 肱骨　肱骨是上肢最粗大的管状骨，相当于身长的 1/5，可分为膨大的上端，前后扁的下端，以及二者间的体（图 13-7）。

上端有朝向上后内方呈半球形的肱骨头，覆盖有关节软骨，与肩胛骨的关节盂相关节。头的周围缩窄，称解剖颈。颈的外侧和前方，各有一骨性隆起，分别称为大结节和小结节。大结节由上往下依次有冈上肌、冈下肌和小圆肌附着，小结节有肩胛下肌附着。两结节之间有结节间沟，沟内有肱二头肌长头腱通过。大结节向下延伸为大结节嵴；小结节向下延伸为小结节嵴。肱骨上端与体交界处稍细，称为肱骨外科颈，是骨折好发部位。

肱骨体的上段呈圆柱形，下段呈三棱柱形。其中部外侧有粗糙的三角肌粗隆。肱骨体的后面中份有由上内向外下斜行的桡神经沟，为桡神经和肱深血管经过处。肱骨下端膨大，前后扁。外侧份有呈半球形的关节面，称肱骨小头，与桡骨头凹相关节。内侧份有呈滑车状的关节面，称肱骨滑车，与尺骨的滑车切迹相关节。下端前面，在肱骨小头，小头的外侧和滑车的内侧各有一突起，分别称外上髁和内上髁。内上髁的后下方有一纵行浅沟，称神经沟，有尺神经通过，内上髁骨折常易累及。

2. 桡骨　位于前臂外侧，稍短于尺骨，分为体和两端（图 13-8）。上端细小，其顶端稍膨大，称桡骨头。上面有关节凹与肱骨小头相关节；头周围有环状关节面与尺骨桡切迹相关节。头下方缩窄部分，称桡骨颈，有环状韧带附着。桡骨体呈三棱柱形，略弯向外侧，内侧缘较薄锐为骨间缘。在体的上端，颈的内下方，有一卵圆形的隆起，称桡骨粗隆，有肱二头肌腱止于此。桡骨下端宽厚，其外缘下突称桡骨茎突。下端的内侧面有关节面，称尺切迹，与尺骨头相关节。下面有呈不规则的四边形的腕关节面，与腕骨相关节。

3. 尺骨　位于前臂内侧，分为体和两端（图 13-8）。上端较粗大，有两个突起，后上较大的称鹰嘴，前下较小的，称冠突。二者之间的切迹，称滑车切迹，与肱骨滑车关节。冠突外侧面有微凹的关节面，称桡切迹，与桡骨头相关节。冠突下方粗隆的骨隆起，称尺骨粗隆，有肱肌附着。尺骨体上段较粗，呈三棱柱形，下段较细呈圆柱形，外侧缘锐利，称骨间缘，有前臂骨间膜附着。尺骨下端呈球形，称尺骨头，其前、外、后三面有环状关节面，与桡骨的骨切迹相关节。头的后内侧有向下的骨突起，称尺骨茎突，活体易触到。

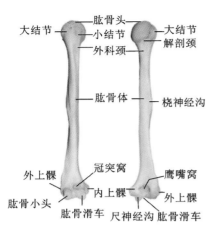

图 13-7 肱骨

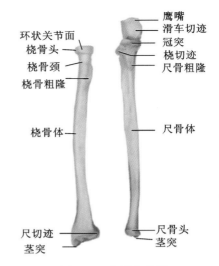

图 13-8 桡骨和尺骨

4．手骨 包括腕骨、掌骨和指骨三部分(图 13-9)。

（1）腕骨 为 8 块小短骨,于腕部排列成近侧和远侧两列,每列 4 块。近侧列由桡侧向尺侧依次为手舟骨、月骨、三角骨和豌豆骨,远侧列为大多角骨、小多角骨、头状骨和钩骨。8 块腕骨借关节和韧带互相连接成一体,背侧面隆突,而掌侧面凹陷,形成腕骨沟。

（2）掌骨 为小型长骨,共 5 块。掌骨近侧端为底,远侧端为掌骨头,头底之间为体。第 1 掌骨粗短,其底有鞍状关节面,与大多角骨构成关节。

（3）指骨 为小型长骨,除拇指两节外,其他各指都是 3 节,由近侧至远侧依次为近节指骨、中节指骨和远节指骨。每节指骨都分为底、体和滑车三部分,远侧指骨远侧端掌面膨大粗糙,称为远节指骨粗隆。

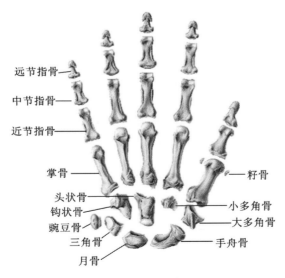

图 13-9 手骨

第三节　肩　　部

肩部分为腋区、三角肌区和肩胛区。

一、腋区

腋区位于肩关节下方,臂和胸上部之间。当上肢外展时,向上呈穹窿状凹陷,称腋窝(图13-10)。前界为腋前襞,为胸大肌下缘构成;后界为腋后襞,为大圆肌及背阔肌下缘构成;此二襞外侧端在臂部的连线为腋窝的外界;二襞的内侧端在胸壁的连线为其内界。腋窝深部(上方)呈四棱锥体形腔隙,称为腋腔,内有腋淋巴结,又是颈、胸部与上肢间血管、神经的通路。

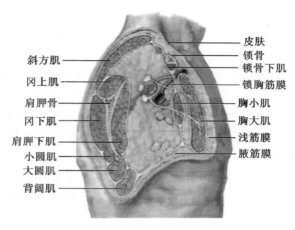

斜方肌　　　　　　　　　　　　　　　皮肤
冈上肌　　　　　　　　　　　　　　　锁骨
　　　　　　　　　　　　　　　　　锁骨下肌
肩胛骨　　　　　　　　　　　　　　锁胸筋膜
冈下肌　　　　　　　　　　　　　　　胸小肌
肩胛下肌　　　　　　　　　　　　　　胸大肌
小圆肌　　　　　　　　　　　　　　　浅筋膜
大圆肌　　　　　　　　　　　　　　　腋筋膜
背阔肌

图 13-10　腋窝矢状面

腋腔分顶、底和四壁。

1. 顶　由锁骨中 1/3、第 1 肋外缘和肩胛骨上缘围成,是腋腔的上口。

2. 底　由腋窝皮肤、浅筋膜及腋筋膜构成。皮肤较薄,生有腋毛,并有大量皮脂腺及大量汗腺。有些人由于汗腺变异,分泌具有臭味的汗液,称为腋臭。皮肤借纤维隔与腋筋膜相连;浅筋膜内有数个腋浅淋巴结,收纳上肢、胸壁及乳房的淋巴,其输出管穿腋筋膜注入腋深淋巴结。腋筋膜与腋腔各壁的筋膜相延续,其中央部薄弱,且有皮神经、浅血管及淋巴管穿过,而呈筛状,故名筛状筋膜。

3. 四壁　分为前壁、外侧壁、内侧壁及后壁。

(1)前壁　与胸前区相当,由胸大肌、胸小肌、锁骨下肌及锁胸筋膜构成。锁胸筋膜呈三角形,位于锁骨下肌、胸小肌和喙突之间。有头静脉、胸肩峰动脉、静脉和胸外侧神经穿过。

(2)外侧壁　为肱骨结节间沟,其前内侧有肱二头肌和喙肱肌。

(3)内侧壁　由前锯肌及其深面的上 4 个肋骨及其间的肋间肌构成。有胸外侧血管和胸长神经,分别沿腋中线前、后走行,并支配该肌。

(4)后壁　由肩胛下肌、大圆肌、背阔肌及肩胛骨构成(图13-11)。由于肱三头肌长头穿过大圆肌和肩胛下肌、小圆肌之间,肱三头肌长头内侧为三边孔,有旋肩胛血管通过。肱三头

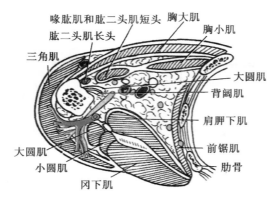

图 13-11 腋窝水平切面

肌长头与肱骨外科颈之间为四边孔,有腋神经及旋肱后血管通过。

二、三角肌区和肩胛区

(一)三角肌区

三角肌区是指该肌范围内的浅、深层结构的总称。此区的皮肤较厚,浅筋膜较致密,有腋神经皮支分布。三角肌包绕肩关节,分为前、中、后三部分,使该部呈圆隆外观。该肌及其筋膜的深面有腋神经的后支支配三角肌后部和小圆肌;其前支支配三角肌前、中部。旋肱后血管与腋神经伴行穿四边孔,平肩峰下 5 cm 处绕肱骨外科颈,向前与旋肱前血管相吻合,肱骨外科颈骨折可累及腋神经,致三角肌麻痹。

(二)肩胛区

肩胛区位于肩胛骨后面。此区皮肤厚,浅筋膜致密,深筋膜在冈下部很坚厚,成为腱质性。肌层由浅入深有斜方肌、背阔肌、冈上肌、冈下肌及小圆肌、大圆肌。肩胛上神经起自臂丛锁骨上部和肩胛上血管,分别经肩胛上横韧带的深面和浅面,分布于冈上、下肌。

(三)肌腱袖

肌腱袖又称肩袖或旋转袖(图 13-12),在冈上肌、冈下肌、小圆肌及肩胛下肌的腱在肩关节囊周围连成腱板,围绕肩关节的上、后和前方,分别止于肱骨大、小结节,并与关节囊愈着,对肩关节起稳定作用。如肩关节扭伤或脱位可致肩袖撕裂或肱骨大结节骨折。

(四)肩胛动脉网

肩胛动脉网位于肩胛骨的周围。肩胛上动脉来自锁骨下动脉第 1 段的甲状颈干,经肩胛上横韧带上方达冈上窝。肩胛背动脉的降支,沿肩胛骨内侧缘下降。旋肩胛动脉来自腋动脉第 3 段的肩胛下动脉,穿三边孔达冈下窝。三者相互吻合成肩胛动脉网,是肩部的侧支循环途径。如果腋动脉血流受阻,仍可保证上肢的血液循环。

三、肩部的应用解剖

(一)腋部瘢痕挛缩畸形

腋部瘢痕挛缩将造成肩关节不同程度的功能障碍,严重病例可使上臂与胸壁完全粘连,使肩关节功能完全丧失。该瘢痕挛缩畸形常发生于腋前、后皱襞的深度烧伤,其又常与胸部

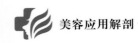

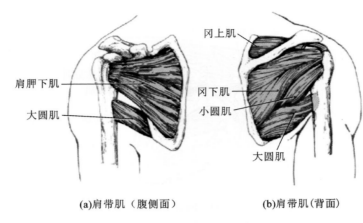

图 13-12　肩袖腹侧面观和背面观

(a)肩带肌（腹侧面）　　　　(b)肩带肌（背面）

或背部烧伤同时存在,因而在愈合后,常受到胸背部瘢痕挛缩的牵拉,使肩部运动受到限制。

畸形的主要修复方法是根据畸形的严重程度及对功能影响的大小分为两类:一类为轻度,临床特点是腋部及其周围为萎缩性蹼状瘢痕,有部分健康皮肤,肩关节活动轻度受限,一般仅作局部皮瓣或"Z"成形术,不需植皮,即可达到满意疗效;另一类为重度,腋部前、后缘为增生性瘢痕,多数患者同时存在胸背部瘢痕,肩关节活动明显受限,甚至完全丧失。这种情况的治疗,应行腋部瘢痕彻底切除松解,再行植皮或局部皮瓣转移。

（二）腋窝区皮下注射治疗腋臭

腋臭是位于皮下组织内和真皮下的大汗腺很发达所致。严重腋臭的传统治疗方法为手术切除带大汗腺的皮肤,但由于此部位活动多,易摩擦,故术后常留下瘢痕;天气炎热时,手术后还易发生感染。近年来,将药物注射于腋臭区皮下大汗腺处可收到较好效果。

第四节　臂部、肘部和前臂部

一、臂部

臂部介于肩部与肘部之间。上界为腋前、后襞外侧端在臂部的连线,下界为通过肱骨内、外上髁近侧二横指的环形线。又可借通过肱骨内、外上髁的垂线,划分为臂前区和臂后区。

（一）臂前区浅层结构

臂前区的皮肤薄且有移动性,浅筋膜薄而疏松。臂外侧上部有臂外侧上皮神经（腋神经分支）,下部有臂外侧下皮神经（桡神经的分支）;臂内侧下部有臂内侧皮神经,上部有肋肩臂神经（来自第 2 肋间神经）分布。

（二）臂后区浅层结构

臂后区皮肤厚,移动性较大。浅筋膜比前区致密,有 3 条皮神经分布。①臂外侧上皮神经是腋神经的分支,于三角肌后缘中点下方穿出深筋膜,分布于三角肌区及臂外侧区皮肤。②臂外侧皮下神经平三角肌粗隆起自桡神经,分布于相应部位的皮肤。③前臂后皮神经是桡神经的分支,约在臂中、下 1/3 交界处穿出深筋膜,分布于前臂后面皮肤。

二、肘部

肘部介于臂与前臂之间,其上、下界为通过肱骨内、外上髁,上、下各两横指的环形线,又以通过两上髁的垂线划分为肘前区和肘后区。

(一)肘前区

肘前区可见 3 个肌隆起,上为肱二头肌,下外侧为肱桡肌及桡侧腕伸肌,下内侧为旋前圆肌及屈腕肌,肱二头肌腱及其腱膜是肘前区的重要肌性标志。

肘浅层结构:肘前区皮肤薄而软弱,浅筋膜疏松,浅静脉粗大,位于皮下,头静脉与前臂外侧皮神经伴行于肘窝外侧;贵要静脉与前臂内侧皮神经行于肘窝内侧。肘正中静脉一般从头静脉斜向上内连于贵要静脉,或由前臂正中静脉至肘前分为头正中静脉与贵要正中静脉,二支分别注入头静脉、贵要静脉。吻合处的深面静脉相连。由于这些静脉管径粗大,位置表浅,比较固定,其深面又有肱二头肌腱膜与深层血管、神经隔开,因此,是临床静脉穿刺常用的部位。

(二)肘后区

肘后区皮肤较厚而松弛,移动度很大,浅筋膜疏松不甚发达,在皮肤与尺骨鹰嘴之间,常有鹰嘴皮下囊。深筋膜是臂后区深筋膜的延续,在肱骨内、外上髁,鹰嘴及尺骨后缘处与骨膜紧密结合。肱三头肌腱止于鹰嘴。肱骨内上髁与鹰嘴间有尺神经通过,肘关节脱位或内上髁骨折等,可伤及此神经。

三、前臂部

前臂部介于肘部与手部之间(图 13-13、图 13-14),上界为肘部的下界,下界为尺、桡骨茎突近侧两横指的环形线,也可通过尺、桡骨茎突向肱骨内、外上髁作的两条引线,划分为前臂前区及前臂后区。

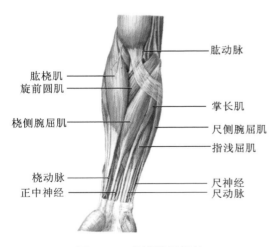

图 13-13 前臂浅层解剖

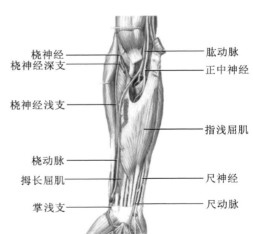

图 13-14 前臂深层解剖

(一)前臂前区浅层结构

前臂前区的皮肤薄而细腻,弹性好。沿桡动脉和尺动脉分布区的皮肤,血液循环丰富,可切取带蒂皮瓣。浅筋膜疏松,浅筋膜中尺侧有贵要静脉及前臂内侧皮神经,桡侧有头静脉和

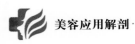

前臂外侧皮神经。在近腕前区有正中神经掌支浅出,有的人在浅筋膜正中线上有前臂正中静脉上行。

(二)前臂后区浅层结构

前臂后区皮肤较厚,移动性较前区小。浅筋膜由疏松组织和脂肪组织构成,内有头静脉及贵要静脉的属支,呈网状,较前区稀疏。前臂后皮神经是桡神经的分支,它和前臂内、外侧皮神经共同分布于前臂后区皮肤。

四、臂部、前臂部的应用解剖

在美容整形外科,上臂除脂术就其适应证而言,不论上臂有多少脂肪堆积,只要尚未出现皮肤松弛,就不宜列为吸脂术的对象,一般待皮肤出现一定松弛,当皮肤下垂呈袖状的时候,才是最佳手术时期。上臂除脂术的目的是连同皮肤一起切除下垂的脂肪;另外,对切口缝线都应作详尽的研究,以决定切口的形态、位置、曲度及长度等。

第五节　手　　部

手按骨骼可分为腕、掌及指三部分。按局部解剖的特点,可分为腕部、手掌、手背及手指四部分。腕部又可通过桡、尺骨茎突作的垂线,分为腕前区和腕后区。

一、手的表面解剖

(一)手的皮肤标志

1. 腕横纹　包括腕近纹、腕中纹和腕远纹。腕近纹与尺骨小头约在同一水平。腕中纹平桡、尺骨茎突的连线,也相当于桡腕关节线。腕远纹最为明显,约与屈肌支持带近侧缘相当,也与腕横关节的最高点平齐。在该区不宜做与皱纹垂直的切口,以免形成挛缩性瘢痕,影响腕的背伸活动。

2. 掌纹　包括鱼际纹、掌中纹和掌远纹。这些横纹犹如手掌皮肤的"关节",分别适应各个手指活动。

(1)鱼际纹　斜行于鱼际尺侧,由掌近侧缘的中份向第2掌指关节方向走行,其近端与腕远纹中点相交,在相交处深面有正中神经通过。该横纹可适应拇指单独活动的需要。

(2)掌中纹　从第2掌指关节平面向内走行达小鱼际外侧缘,该纹主要适应示指活动的需要。

(3)掌远纹　从第2指蹼近侧1.5 cm处向内横行至掌尺侧缘,在掌指纹近侧约2 cm。掌远纹可适应中指、环指和小指活动的需要。正常情况下手指在屈曲时指腹的远端可触及掌远纹,临床上可以此标准了解手指屈曲受限的程度。

3. 指(褶)纹　手指掌侧的横行皮纹,在拇指为2条,其余各指为3条,即近侧纹、中间纹和远侧纹,各横纹均与皮下的屈肌腱纤维鞘紧密相连。横纹的两端为手指掌侧与背侧的交界处。近侧纹也称掌指纹,与指蹼边缘平齐,正对近节指骨的中部。中间纹正对近侧指间关节线。远侧纹位于远侧指间关节线稍上方。这些横纹可适应指间关节的屈曲运动。在手指背面上的近侧和远侧指间关节处均有数条横纹,以适应指间关节的背伸。

4. 指蹼 指蹼为手掌远侧缘相邻根部之间掌、背侧皮肤相互移行所形成的皮肤皱襞,平近节指骨的中部。指蹼的边缘与手掌侧皮肤在同一平面上,而与背侧皮肤则形成一斜面,这一特征在行指蹼成形术时应予考虑。

5. 指腹和指纹 手指远端掌侧部有圆隆状的指腹,皮肤感觉敏锐。指腹部皮肤上形成的沟、嵴排列成弧形或漩涡状的复杂花纹,称指纹。每个人的指纹形状、结构各异,并具有终身不变、与众不同的特点,法医学上常以指纹进行个体的认定鉴别。拇指与示指之间的指蹼较大,称为虎口。正常情况下,如拇指充分外展使虎口开大,此时拇指尺侧缘与示指桡侧缘间的角度将大于90°,当虎口发生瘢痕挛缩畸形时该角度将不同程度地缩小,影响拇指的功能,因此必须进行修复与重建,如虎口开大术等。

(二)手型

手型为手掌和手指整体外形特征的总称。手型的分类方法很多,按手指数(手指数＝手宽/手长×100%)分类法,可将手分为五种手型,即特窄手型、窄手型、中手型、宽手型及特宽手型。中国人以窄手型居多,占52.4%,特窄手型占14.3%,中手型和特宽手型各占11.9%,宽手型仅占9.5%。

二、腕前区和手掌浅层结构

手掌的近侧部为腕前区,远侧部的中央呈三角形凹陷,称手心,其两侧呈鱼腹状隆起,分别称鱼际和小鱼际。

1. 皮肤及浅筋膜 腕前区皮肤薄,滑动性好,浅筋膜薄而疏松,有前臂正中静脉的属支,尺神经及正中神经的掌支,以及前臂内、外侧皮神经的分支分布。手掌部皮肤厚而坚韧,角化层较厚,无毛也无皮脂腺,但汗腺丰富;在皮纹处皮肤直接与深筋膜相连,不易滑动。浅筋膜在鱼际、小鱼际处较薄,掌心部浅筋膜非常致密,由纤维隔成无数小隔,其间穿行有浅血管、淋巴管及皮神经。故手掌皮肤不易滑动,缺损时不易牵拉缝合,常需植皮。掌短肌在小鱼际近侧的浅筋膜内,属退化的薄层皮肌,由尺神经支配,有固定浅筋膜,保护深面的血管、神经,收缩时加深掌心凹陷,有利于握拳和持拿工具的作用。

2. 浅血管、淋巴管及神经 浅动脉分支细小数多,且无静脉伴行。浅静脉及浅淋巴管多吻合成细网。由于手的握持功能,手掌的血液和淋巴除正中部分流向前臂外,其两侧部均流向手背,故手掌部感染手背肿胀明显,并经指蹼间隙与深静脉、深淋巴管相交通。尺神经掌支分布于手掌的内侧1/3,正中神经掌支分布于手掌的外侧2/3,桡神经浅支分布于鱼际外侧部的皮肤(图13-15)。

三、腕后区和手背浅层结构

腕后区和手臂的皮肤薄而柔软,有毛和皮脂腺,富有弹性,只有张力线而无皮纹。皮下组织松弛、活动度大,易发生撕脱伤。手臂浅静脉丰富,吻合成手背静脉网,收集手指及手背浅、深层的静脉血。手背的浅淋巴管与浅静脉伴行,淋巴回流与静脉相似,感染时肿胀明显。

四、手指

手指借掌指关节与手掌相连,运动灵活,可配合完成手的握、持、捏、拿等功能。手指浅层结构如下。

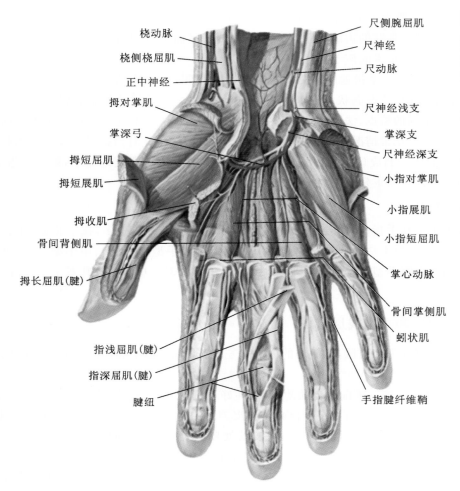

桡动脉
桡侧桡屈肌
正中神经
拇对掌肌
掌深弓
拇短屈肌
拇短展肌
拇收肌
骨间背侧肌
拇长屈肌(腱)
指浅屈肌(腱)
指深屈肌(腱)
腱纽

尺侧腕屈肌
尺神经
尺动脉
尺神经浅支
掌深支
尺神经深支
小指对掌肌
小指展肌
小指短屈肌
掌心动脉
骨间掌侧肌
蚓状肌
手指腱纤维鞘

图 13-15 手掌面浅层解剖

（一）皮肤

手指皮肤较手背侧厚,富有汗腺与指纹,但无毛和皮脂腺。指腹处神经末梢丰富、感觉灵敏。指背皮肤薄,指端背面的皮肤衍生出指甲。指甲由真皮增厚而成,指甲下方为甲床,甲根部表皮生发层为指甲生长点。

（二）浅筋膜

指掌侧皮下组织聚集成球,有纤维隔介于其间,将皮肤连接于指屈肌腱腱鞘。手指浅静脉,集中于手背汇入手背静脉网。手指的动脉,每指均有 4 条,即 2 条指掌侧固有动脉和 2 条指背动脉,分别与同名神经伴行。

（三）指髓间隙

位于各指远节指骨远侧 4/5 段掌侧的骨膜与皮肤之间。间隙内有纤维束连于远节指骨骨膜和指腹皮肤之间,将间隙内脂肪分成许多小叶,并有血管、神经穿行其间。

五、手部应用解剖

(一)拇收肌痉挛缩切断术

拇收肌痉挛常因针刺或"合谷"穴药物注射引起,或因先天性或外伤性拇收肌挛缩,导致外展对掌受限,而行拇收肌切断术。其皮肤切口视皮肤有无挛缩而定,如有瘢痕挛缩,可行"Z"字形切口;如无瘢痕挛缩,于虎口背侧行弧形切口,切开深筋膜,切断拇收肌到第一掌骨头附着处,以使拇指被动伸展、对掌不受限为止。

(二)多指畸形切除术

先天性多指畸形影响美观和功能,可行切除术。切除时间,通常于学龄前,如影响手指生长的骨融合性手术,可在 16 岁以后进行。一般术前应行 X 线摄片,以了解骨与关节畸形的关系。手术截除方法,视各种不同畸形而定。

1. 有软组织相连的畸形指 可在局麻下,在畸形指的蒂部作梭形切口切除;如畸形指与指骨或掌骨有骨性相连,可将畸形指基部切除锉平。

2. 与掌指关节有骨性相连的赘生指 在赘生指基部作梭形切口,切开关节囊,剔除赘生骨,注意保留侧副韧带。

3. 分叉状拇指多指畸形

(1)分叉指畸形 对皮肤相连分叉指中间行"V"形切除,包括指甲及指骨,然后将指骨并拢固定。

(2)蟹爪样分叉指畸形 对于年龄较小的儿童,可将分叉的两指内侧相对部分各切除一半,将两半合并,形成新的拇指。

(盛冠麟)

第十四章 下肢的美容解剖

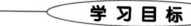

学习目标

掌握：下肢的结构与美容相关功能。

熟悉：下肢的结构变化与美容。

了解：整形美容技术与下肢。

第一节 下肢概述

下肢借下肢带骨与躯干骨相连，其特征是：骨骼粗大，关节面宽，辅助结构多且坚韧，稳定性大于灵活性，下肢各肌肉亦较发达，具有支撑体重及运动的功能。

一、境界与分区

下肢与躯干间的界限为：上界前方以腹股沟和髂嵴前份与腹部分界；外侧和后方以髂嵴后份和髂后上棘至尾骨尖的连线与脊柱区的腰部、骶尾部分界；内侧主要以股沟与会阴分界。

下肢可分为臀部、股部、膝部、小腿部、踝部和足部，各部又分为若干区（图 14-1）。

二、体表标志

（一）常用的骨性标志（图 14-2）

1. 髂嵴 髋骨的上缘称髂嵴，全长于皮下均可触及。两侧髂嵴最高点的连线正对第 4 腰椎棘突。

2. 髂前上棘 髂嵴的前端为髂前上棘。

3. 坐骨结节 屈髋时，于臀大肌下缘可清晰地摸到。

4. 股骨大转子 于髂结节下方约 100 mm 处可触及。

5. 耻骨结节 于股前部上方可触及耻骨联合上缘，于耻骨联合上缘外侧约 25 mm 处可触及耻骨结节。

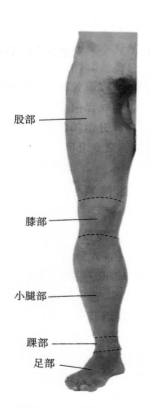

股部

膝部

小腿部

踝部

足部

图 14-1 下肢的分区

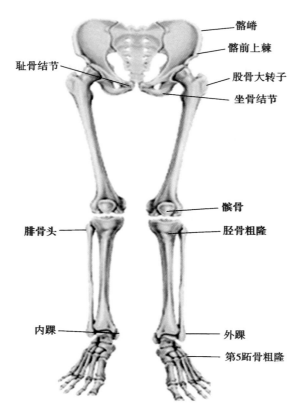

图 14-2　下肢常用的骨性标志

6. 髌骨　位于膝前皮下,底、尖及两侧缘均可摸到,常作为测量标志。其内、外侧缘与股骨内、外髁间各有一沟,称髌骨内侧沟和髌骨外侧沟。

7. 胫骨粗隆　胫骨前缘上端的骨性隆起,为髌韧带的止点。

8. 腓骨头　位于胫骨外侧髁后外侧,其下方为腓骨颈。

9. 内踝和外踝　分别为胫骨和腓骨的下端,位于踝关节的内侧和外侧。外踝尖约比内踝尖低 10 mm。

10. 第 5 跖骨粗隆　位于足外侧缘,为足跟与小趾连线的中点。

（二）常用的肌性标志（图 14-3）

1. 臀大肌　呈不规则四边形,使臀部形成圆隆的外形。

2. 股四头肌　位于大腿前面,在大腿屈和内收时,可见股直肌在缝匠肌和阔筋膜张肌所形成的夹角内。

3. 缝匠肌　斜跨大腿的前内侧面,当大腿屈曲、外旋时,可见其轮廓。

4. 半腱肌和半膜肌　位于股内侧后面,在腘窝的内上界,可摸到它们的肌腱止于胫骨,半腱肌腱较窄,位置表浅且靠外,半膜肌腱粗而圆钝,位置较深且靠内。

5. 股二头肌　位于股外侧后面,在腘窝的外上界,可摸到它的肌腱止于腓骨。

6. 腓肠肌　位于小腿后面,其两个头构成腘窝的下角,其肌腹外形形成"小腿肚"。

7. 跟腱　在踝关节后方,呈粗索状,向下止于跟结节。其内、外侧的深沟分别称为跟腱内侧沟和跟腱外侧沟。

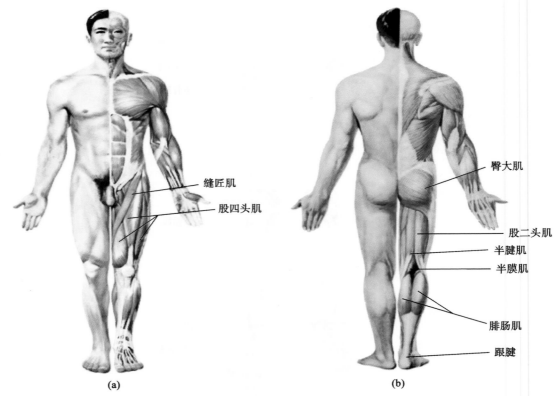

图 14-3　下肢常用的肌性标志

（三）皮肤标志

1. 臀沟　为一横行的沟，介于臀部与大腿之间。

2. 腘窝横纹　在腘窝呈横行的纹。

（四）下肢主要血管、神经的体表投影（图 14-4）

1. 股动脉　大腿处于屈髋、旋外位时，自腹股沟韧带中点至收肌结节连线的上 2/3 段，即代表股动脉的体表投影。

2. 臀上动脉　由髂后上棘至股骨大转子作一连线，其上、中 1/3 交界处，即为臀上动脉出盆腔处的体表投影。

3. 臀下动脉　从髂后上棘至坐骨结节外侧缘作一连线，此线中点为臀下动脉出盆腔处的体表投影。

4. 腘动脉　从收肌结节至腓骨头的连线，即腘动脉的体表投影。

5. 胫前动脉　在胫骨粗隆和腓骨头之间的中点作一连线，即为胫前动脉的体表投影。

6. 胫后动脉　从腘窝中点下方 7～8 cm 处至内踝与跟腱之间的中点，两者之间的连线，即为胫后动脉的体表投影。

7. 足背动脉　相当于内、外踝连线中点至第 1 跖骨底之间的连线。

8. 坐骨神经　①出盆腔处位于髂后上棘至坐骨结节的连线上、中 1/3 交界处；②在臀部行经股骨大转子与坐骨结节连线的中点稍内侧；③在股后区则相当于上述连线中点至腘窝上角的连线。以上三点连成一条线，大致为坐骨神经在臀部和股后区行径的体表投影。坐骨神经痛时，常在此投影上出现压痛。

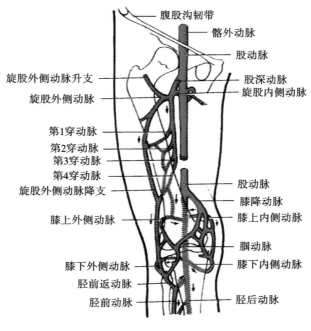

图 14-4 下肢主要的动脉

第二节 臀 部

一、臀部软组织

臀部为骨盆后面近似方形的区域。上界为髂嵴,下界为臀沟,外侧界相当于由髂前上棘连至股骨大转子的连线,内侧界为臀裂。此部软组织主要含有臀肌及出入梨状肌上、下孔的血管和神经(图 14-5)。

(一)浅层结构

臀部皮肤较厚,有丰富的皮脂腺和汗腺。浅筋膜发达,女性尤为明显,富含纤维和脂肪组织。臀部后下部的皮下脂肪厚而致密,形成脂肪垫,坐位时,承受身体的压力。

(二)深层结构

1. 深筋膜 又称臀筋膜,向上覆盖于臀中肌前部表面,并附着于髂嵴,厚而致密,其深面有该肌的纤维起始。在臀大肌上缘处则分为两层,包裹臀大肌,于该肌下缘再合并成一层,向下接续股后区深筋膜,向外侧参与髂胫束的构成,向内侧附着于骶、尾骨背面。臀筋膜覆盖在臀大肌浅面的部分较薄,并有纤维隔深入肌束之间,以致臀筋膜难以从肌表面剥离。

2. 肌肉 臀部的肌肉分为 3 层,浅层从前向后有阔筋膜张肌和臀大肌,在臀大肌深层与大转子和坐骨结节之间常有大的滑膜囊。

3. 坐骨神经 是骶丛的分支,多数以一单干出梨状肌下孔至臀部,在臀大肌深面,股方肌浅表,经坐骨结节与股骨大转子之间入股后区。坐骨神经与梨状肌的位置关系有个体差

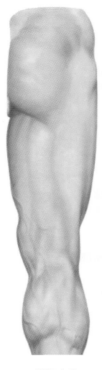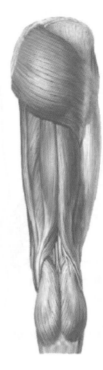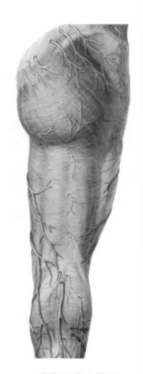

(a)臀部皮肤　　　　　　　(b)臀部肌肉　　　　　　　(c)臀部血管和神经

图 14-5　臀部软组织

异,有时坐骨神经在盆腔内即分为胫神经和腓总神经,两神经同时穿梨状肌下孔出盆腔,或胫神经出梨状肌下孔,而腓总神经穿梨状肌,或梨状肌上孔,或分为多股出盆腔。

二、临床提要

1. 臀部的浅筋膜　因经常承受体重的压力,皮肤厚而坚韧,富于皮脂腺和汗腺,易患疖、痈,皮肤破溃后常遗留形成瘢痕,影响外观。臀部的浅筋膜很发达,有许多纤维束连接皮肤与深筋膜,其间充满丰富的皮下脂肪,形成软垫,承受坐位时的压力,其厚度个体差异很大。女性的臀部浅筋膜非常显著,一般在髂嵴处和臀下部浅筋膜较厚,中间区较薄。骶骨后方和髂后上棘较薄,长期受压时易形成压疮。当髋关节运动时,臀部的皮肤及浅筋膜移动性较大。

2. 臀部的深筋膜　又称臀筋膜,上方附于髂嵴,向下续于阔筋膜。臀筋膜在臀大肌上缘分为两层包绕臀大肌,由筋膜的深面向臀大肌的肌束发出许多小的纤维隔,分隔各个肌束,故臀筋膜与肌肉结合紧密,其内侧与骶骨背面愈着,外侧移行于阔筋膜,并参与髂胫束的形成。如臀筋膜的完整性受到破坏,将导致臀部外形的改变。

3. 臀大肌　位于臀的浅层,较厚,呈不规则的四边形,几乎覆盖整个臀区。臀大肌对臀部外形起着很显著的作用,该肌与皮下组织共同形成臀部隆凸的外形。臀大肌起于髂骨、骶骨、尾骨背面及胸腰筋膜和骶结节韧带,止于臀肌粗隆和髂胫束,主要作用为伸髋关节。其血供来源主要为臀下动脉、臀上动脉、第一穿动脉、旋股内侧动脉和旋股外侧动脉,受臀下神经支配。臀大肌连同其表面皮肤及筋膜可作为带蒂肌皮瓣或游离肌皮瓣,进行乳房再造及修复压疮等。

4. 女性臀部的分型 臀部的外形为近似圆形的隆起,由于男、女性骨盆在外形上有明显差异,再加上皮下脂肪堆积的程度不同,使得臀部在外形上的性别差异很大。男性显得细窄而紧凑,而女性则显得宽大而厚实。女性臀部的皮下脂肪较男性的厚,臀肌肌腹短,臀部外凸明显,臀下皱襞和臀沟较深。

健美的臀部是个体美的重要标志之一,臀围是显示人体曲线美的重要三围之一,尤其对于女性美显得更为重要。

女性臀部根据形态、体积和皮肤的弹性,分为 4 型:

(1) 标准型 臀部宽大而浑圆,不向后上翘。

(2) 扁平型 脂肪含量少,肌肉不发达,臀围小。

(3) 上翘型 臀部宽大而浑圆,向后上微翘。

(4) 下垂型 脂肪含量多,皮肤松弛,臀部软组织下垂。

女性臀部以上翘型为美。

5. 臀部吸脂术的解剖应用 臀部的皮血管主要有 2 支。

(1) 臀上动脉皮支 从梨状肌上缘和臀中肌后缘之间浅出,主要供应臀大肌上部及相应的皮肤。

(2) 臀下动脉皮支 于臀大肌下缘浅出,主要供应臀中、下部的皮肤。

臀部吸脂术的相对禁区为臀上、下缘中点及其周围的区域,因为此区域为臀部皮神经及臀部皮动脉穿出的部位(图 14-6)。为避免损伤这些神经和血管,在此区域进行吸脂术时应相对小心仔细,轻柔操作。

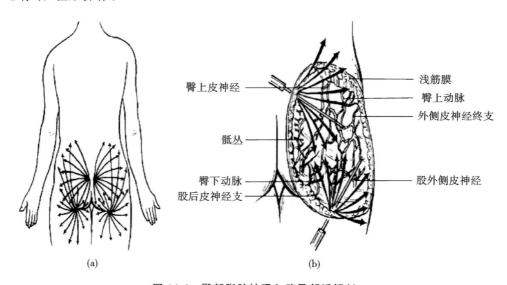

(a) (b)

图 14-6 臀部脂肪抽吸入路及邻近解剖

第三节 大 腿

股部前上方借腹股沟与腹部分界,后方以臀沟与臀部分界,内侧主要以股沟与会阴分界。股部的下界为经髌底上方两横指处的环形线。由股骨内、外上髁各作一纵行线,将股部分为

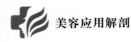

股前区和股后区。

一、股前区和股内侧区

（一）浅层结构

1. 皮肤 股内侧区的皮肤薄而富有皮脂腺，股前区外侧部较厚。

2. 浅筋膜 股前区浅筋膜内富有脂肪，在近腹股沟处的浅筋膜分浅、深两层。浅层为脂肪层，与腹股沟处的浅筋膜的脂肪层连续；深层为膜样层，富含弹性纤维，与腹前壁浅筋膜的膜样层连续，并在腹股沟韧带下方约 2 cm 处附着于阔筋膜及股深筋膜。

（二）深层结构

1. 阔筋膜 阔筋膜是包裹大腿的深筋膜，因其坚韧致密且范围广阔而得名，是全身最厚的筋膜。大腿内侧部分的阔筋膜较薄弱，但其外侧部分则非常坚韧，由髂嵴前份连至胫骨外侧髁的部分特别强厚，似腱膜，呈带状，称为髂胫束。束的上份尚有臀大肌附着。阔筋膜在耻骨结节外下方 3~4 cm 处，形成一卵圆形的隐静脉裂孔，孔的外缘锐利而明显，称为镰状缘，其向上内和下内延伸的部分，分别称为上角和下角。隐静脉裂孔的表面覆盖着一层多孔疏松组织，称为筛筋膜。经筛筋膜出入隐静脉裂孔的结构有大隐静脉、股动脉发出的浅动脉和腹股沟浅淋巴结的输出管等。

2. 肌肉 分大腿肌（股肌）前群和内侧群。前群有股四头肌和缝匠肌，起自髋骨和股骨，止于小腿骨，作用于髋、膝关节。内侧群即内收肌群，均起自闭孔周围的耻骨支、坐骨支和坐骨结节等骨面，除股薄肌止于胫骨上端的内侧面外，其余各肌均止于股骨粗线。

二、股后区

股后区主要包含大腿肌后群和行于其间的血管和神经。

（一）浅层结构

小隐静脉：在腘窝下部可见其近侧段，沿小腿后面中线上行，经腓肠肌两头之间腘窝中部穿筋膜汇入腘静脉，在进入深部之前，还收纳来自股后区的浅静脉。

（二）深层结构

1. 深筋膜 股后区的深筋膜是阔筋肌的一部分，厚而坚韧。腘窝的深筋膜又称腘筋膜，较厚，并有发达的横行纤维。它上续阔筋膜，下与小腿深筋膜相续。当膝关节伸直时，腘筋膜紧张附着于构成腘窝边界的肌表面，致使腘窝界限可清楚摸到。

2. 肌肉 即大腿肌后群，包括位于外侧的股二头肌、内侧浅层的半腱肌和深层的半膜肌，3 块肌均由坐骨神经的分支支配和股深动脉的穿动脉分布。

三、临床提要

大腿即股部，是易形成脂肪异常堆积的常见部位之一。大腿前面的浅筋膜内含有髂腹股沟神经、生殖股神经股支、股外侧皮神经、股中间皮神经、股内侧皮神经、隐神经以及闭孔神经，还包括阴部外动脉、旋髂浅动脉及大隐静脉及其属支。故在行大腿吸脂术时，应避免损伤上述各结构。

健美的大腿是构成人体美的重要因素之一，股部的各肌群、皮下脂肪和皮肤是构成大腿健美的重要结构，而又以股四头肌显得尤为重要。股四头肌的健壮轮廓，直接影响大腿的外观。

健美的大腿的皮肤应是色泽红润、光滑而富有弹性,应具有清晰的肌轮廓。正常股部的上股围应大于下股围。男性的大腿比女性的粗,而女性大腿的脂肪厚度大于男性,大腿太粗、太细,均给人以一种不和谐、不协调的感觉。

第四节 膝 部

膝部为髌骨上缘上方 2 横指至胫骨粗隆水平的区域,分为膝前区和膝后区。膝后区的主要结构为腘窝。

一、膝前区

膝前区包括皮肤、筋膜、髌骨、肌腱、滑膜囊等。屈膝时,髌韧带两侧呈浅凹,是膝关节腔穿刺的常用部位。

二、膝后区

(一)浅层结构

皮肤薄而松弛,移动性大。小隐静脉末端穿深筋膜注入腘静脉,其周围有腘浅淋巴结,收集小腿后部浅淋巴。皮神经主要来自股后皮神经、隐神经和腓肠外侧皮神经的分支。

(二)腘窝

1. 境界 腘窝为膝后区一菱形凹陷(图 14-7)。其上外侧界为股二头肌腱,上内侧界为半腱肌和半膜肌,下外侧界为腓肠肌外侧头,下内侧界为腓肠肌内侧头,顶为腘筋膜,底主要为膝关节囊后壁和腘肌等。

2. 内容 腘窝脂肪组织中含有重要的血管和神经,由浅入深依次排列有胫神经、腘静脉、腘动脉及其外上方的腓总神经。腘动脉、腘静脉被包在一个血管鞘中,血管周围有腘深淋巴结。

膝介于股部与小腿之间,髌骨位于膝前正中,对于膝部的外观起着显著的作用。当下肢伸直时,髂前上棘与足第 1、2 趾蹼间的连线,正好通过髌骨中点,此型腿为正常腿型,称直型腿。

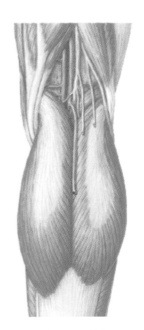

图 14-7 腘窝

第五节 小 腿

小腿部的上界为膝部下界,下界平内、外踝尖端的环形线。足背的上界即小腿下界,两侧界为足内、外侧缘。小腿部的深筋膜肌间隔与小腿骨、小腿腿骨间膜、深筋膜一起将小腿肌分为前、后和外侧肌群及其血管和神经(图 14-8)。按其位置也相应地分为前、后和外侧三区(图14-9)。

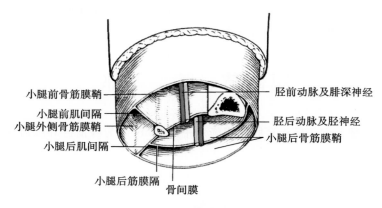

图 14-8　小腿的横断面结构

小腿前骨筋膜鞘 —
小腿前肌间隔 —
小腿外侧骨筋膜鞘 —
小腿后肌间隔 —

— 胫前动脉及腓深神经
— 胫后动脉及胫神经
— 小腿后骨筋膜鞘

小腿后筋膜隔　　骨间膜

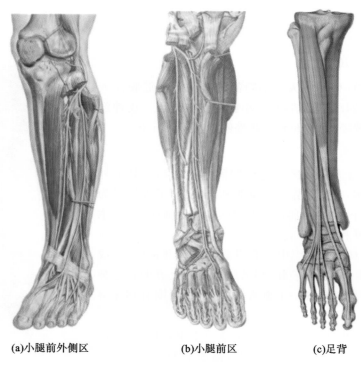

(a)小腿前外侧区　　　　(b)小腿前区　　　　(c)足背

图 14-9　小腿主要分区

一、小腿前区和外侧区

小腿前区包含小腿肌前群和行于其间的腓深神经及胫前动、静脉,小腿肌前群各肌的止腱、神经和血管都经踝关节前面及伸肌支持带深面而达到足背。小腿外侧区主要包括小腿肌外侧群和行于其间的腓浅神经。

小腿前、外侧区的皮肤活动性较小,其前下份的皮肤血液供应差,感染或形成溃疡时不易治愈。浅筋膜疏松且含少量脂肪,弹性差,轻度水肿时,临床上多在内踝上方行指压检查,易显压痕。

二、小腿后区

小腿后区主要包含小腿肌后群和走行于其间的血管和神经。

小腿肌后群被小腿后筋膜隔分隔成浅、深两层。浅层为腓肠肌、跖肌和比目鱼肌。其中，腓肠肌起自股骨内、外侧踝的后面，比目鱼肌起自胫骨、腓骨上部后面和比目鱼肌腱弓，两肌共同以跟腱止于跟骨结节，其功能是使足跖屈和屈膝。

胫后动脉是腘动脉的两终支之一，有 2 条伴行静脉。胫后动脉在腘肌下缘处起始后穿经比目鱼肌腱弓的深面，至小腿肌后群浅、深层之间下行，继而沿跟腱内侧缘的前方与之平行，至内踝后方，于屈肌支持带的深面，分成足底内、外侧动脉进入足底，胫后动脉在内踝后方的一段位置表浅，故可在体表摸到其搏动。胫后动脉除发出肌支到邻近诸肌之外，在距其起点不远处，向外侧发出一条较粗的腓动脉。它先经胫骨后肌的浅面斜向下外方，后沿腓骨内侧缘下行，进入拇长屈肌深面，在肌与腓骨之间下降至外踝后上方浅出，分支参与内踝网和外踝网的构成。腓动脉沿途分支至小腿肌后群和外侧群诸肌，还发出腓骨滋养动脉。临床上常将腓动脉及腓骨滋养动脉作为腓骨移植的血管蒂。

胫神经自腘窝向下与胫后动脉伴行，在比目鱼肌深面，先位于胫后动脉的外侧，渐与动脉交叉，至小腿下部则走行至动脉外侧，到屈肌支持带深面分为足底内、外侧神经而行向足底。胫神经上端发出支配腓肠肌、比目鱼肌和跖肌的肌支以及腓肠内侧皮神经，沿途还发出肌支支配肌后群的深层肌。

三、小腿肌皮瓣和骨皮瓣的应用解剖

（一）腓骨肌皮瓣移植修复下颌区组织缺损的应用解剖

1. 腓骨肌皮瓣设计的解剖学基础 腓动脉在下行过程中，沿途发出分支分布于腓骨、长屈肌、腓骨长肌中段和小腿后外侧皮肤，腓骨肌皮瓣属于轴型血管类型。皮肤供区充足，皮动脉的分布范围为小腿外侧 32 cm×15 cm。

2. 应用解剖学要点 ①切取腓骨时，应注意保护腓总神经和胫前血管；腓骨远端应保留至少 8 cm，以保证踝关节的稳固性及保护该部位的血管、神经；②在分离前肌间隔和后肌间隔时，应带 0.5 cm 肌轴，以保证不伤及弓状动脉或皮动脉；③为防止皮肤与筋膜分离脱瓣而影响血供，皮瓣边缘应缝上数针；④在分离腓动脉和胫神经拇长屈肌支时，也应保护该部位的血管神经；⑤为保证组织瓣的血供，可将腓动、静脉分别与面动、静脉进行吻合，还可带小隐静脉并将其与颈外静脉吻合，以确保该组织瓣的血液回流；⑥腓动脉位置较深，术中可采取半侧卧位。

3. 腓骨肌皮瓣作为供区的优点 该瓣修复下颌区复合组织缺损具有以下优点：①腓骨干平均长度为 34 cm，可切取的最大长度可达 25 cm，能满足大型下颌骨缺损修复的需要。②肌瓣的布局合理，如以腓骨前嵴作下颌牙槽嵴，后面构成下颌骨的最下缘，外侧面朝向口腔内，内侧面和前面朝向外。腓骨后面的拇长屈肌（宽约 2.8 cm）足以修复下唇的肌肉缺损，而腓骨外侧面的腓骨长肌可用于填塞口内死腔。③皮瓣面积较大。④腓骨肌皮瓣均由同一轴型血管供应，神经也能与血管构成血管神经蒂，故手术切取方便。⑤腓骨干通过折裂，可塑下颌的外形。⑥可视受区需要设计成骨肌皮复合瓣、骨皮瓣、骨肌瓣或单纯骨瓣。

（二）腓肠肌肌皮瓣的临床应用

吻合腓肠肌内、外侧血管神经束的肌皮瓣，血运丰富，供应范围大，皮瓣范围比肌表面范围约多 20％。内、外侧肌腹有各自独立的神经、血管，可分别切取内侧头或外侧头。血管外径粗，吻合容易。肌皮瓣旋转范围大，可带蒂修复胫骨前中、上 1/3 至股骨踝平面的缺损，也可做交腿皮瓣，修复对侧小腿的缺损与畸形。临床肌皮瓣应用资料表明，切取后对步行、劳动均无明显功能影响。

四、临床提要

从胫骨粗隆平面到内、外踝中点的距离为小腿的长度。小腿的形体美，取决于小腿的长度及小腿的周径。而小腿的周径取决于小腿的皮肤、皮下脂肪和小腿各肌群，而尤以小腿三头肌显得尤为重要。小腿的最大周径称小腿肚，小腿三头肌肌腹过宽或过长，都对小腿的形体美有影响。从美学观点看，当双小腿并拢时，双小腿肚最宽处应等于本人一个头的宽度，即一个头宽。

第六节　踝部和足部

踝部以内、外踝分为踝前区和踝后区。足部又分为足背和足底。

一、踝前区和足背

踝前区的上界为平内、外踝基部的环形线，下界为内、外踝尖经前面的连线。足背的上界即踝前区下界，两侧界为足内、外侧缘，远侧界为各趾根的连线。该区表面可见轮廓清楚的肌腱，由外侧向内侧依次为趾长伸肌腱、踇长伸肌腱和胫骨前肌腱。前两者之间有可扪及搏动的足背动脉，内踝前方可见有大隐静脉经过。

深筋膜于踝部前外侧面增厚形成伸肌支持带，有伸肌上、下支持带和腓骨上、下支持带。它们各自向深部的骨面发出纤维隔，形成骨纤维性管，具有约束肌腱、维持各肌腱位置的作用，并有利于各肌的运动。

二、踝后区

踝后区的上界为内、外踝尖在后面的连线，下界为足跟的下缘。此部中线深面有跟腱，跟腱向下附着于跟骨结节。跟腱与内、外踝之间各有一浅沟，内侧沟深部是小腿屈肌腱与小腿后区的血管、神经进入足底的通道，外侧沟深部有小隐静脉及腓骨长、短肌腱等穿行。

足骨包括跗骨、跖骨和趾骨三部分。

（1）跗骨　共 7 块，属于短骨，分为前、中、后三列。后列有位于前上方的距骨和后下方的跟骨；中列为位于距骨前方偏内侧的足舟骨；前列由内侧向外侧依次为内侧楔骨、中间楔骨、外侧楔骨及跟骨前方的骰骨。距骨上面有前宽后窄的关节面，称为距骨滑车；跟骨后端稍隆突，称为跟骨结节；足舟骨内下方的隆起称为舟骨粗隆。跟骨结节和舟骨粗隆均可在体表扪及。

（2）跖骨　共 5 块，与掌骨相当，属于小型长骨，由内侧向外侧依次命名为第 1～5 跖骨。跖骨近端为底，与跗骨相关节，中间为体，远端为头，与近节趾骨底相关节。第 5 跖骨底的外侧份突向后,称为第 5 跖骨粗隆,可在体表扪及。

（3）趾骨 共 14 块,踇指为 2 节,其余各趾为 3 节。趾骨的形态和命名与指骨相同。

三、足底

足底主要包含来自小腿的长肌腱和足底肌,以及行于其间的足底内、外侧神经和血管等。

（一）浅层结构

足底的皮肤和浅筋膜均致密坚厚,尤以足跟、第 1 跖骨头和第 5 跖骨头处更为明显,因为这是支持体重的 3 个支撑点。足底皮肤无毛,但汗腺较多。浅筋膜中结缔组织致密成束纵横交错,连接皮肤和深筋膜,束间夹有大量脂肪,形成纤维脂肪垫,有利于耐受压力。

（二）深层结构

1. 深筋膜 可分为内侧部、外侧部及中间部三部,各部的厚薄不一,并被两个浅沟所划分。内侧部深筋膜较薄,覆盖踇展肌;外侧部较厚,覆盖小趾展肌;中间部最厚,坚韧致密,称为足底腱膜,覆盖趾短屈肌。足底腱膜呈长三角形,尖后附着于跟骨结节,底向前分裂成 5 束,至各趾的趾腱鞘,但彼此借横纤维相连,附着于各跖趾关节囊和趾腱鞘。从足底腱膜两侧缘向深部发出内、外侧肌间隔,分别附着于第 1、5 跖骨,将足底分为内、中、外 3 个骨筋膜鞘,其内分别含足底肌内侧群、中间群和外侧群,在 3 个肌群之间,有足底内、外侧血管和神经走行。

2. 足底肌 足底肌是指足底固有的短肌,它们除了对足各个关节产生运动外,还对足弓的维持有较重要的作用。

四、临床提要

（一）足弓与扁平足

足弓是由足部的跗骨、跖骨及足底的韧带共同构成的纵、横两个凸向上方的弓,纵弓又分为内、外侧纵弓。足弓具有支持体重、缓冲震荡和保护足底血管、神经免受压迫的作用。足弓的维持主要依靠足底的韧带、筋膜和肌肉。足底固有的短肌如趾短屈肌、足底方肌、小趾短屈肌、小趾展肌,以及小腿的踇长屈肌、趾长屈肌等的收缩,可使足前后部靠拢,维持跗骨的正常位置。扁平足是指足纵弓降低或消失,站立时足弓塌陷,足内侧缘接近地面而产生的症状。常见病因有先天性软组织结构发育不良,骨性结构畸形,长期站立或负重使支持组织结构过于劳损。

（二）足底腱膜与高弓足

足底腱膜即足底深筋膜增厚部,分为三部分:足底腱膜中间部起自跟骨结节的跖面,向前分为 5 束,与足趾的屈肌腱鞘肌跖趾关节囊的侧面相融合,足底腱膜如同弓弦紧张于跟骨结节跖面与跖骨头之间,为支持骨纵弓最坚强的部分;足底腱膜内侧部覆盖踇肌;足底腱膜外侧部覆盖小趾展肌。高足弓是指足的纵弓呈拱桥状,足前部下垂,跟骨前部翘起,常伴有爪形趾,跖骨头下皮肤被压迫形成胼胝。

（三）踇外翻

踇外翻是指第 1 跖骨远端内移,踇趾远端外移的一种足部常见畸形,俗称"大脚瘤"。基本病理改变有:①在跖趾关节平面踇趾外翻畸形,有时发生跖趾关节向外侧脱位;②第一跖骨头

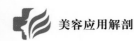

向内侧隆起,形成踇囊炎;③第一跖骨内翻。正常情况下踇趾外翻角,即在第一跖趾关节平面踇趾向外侧偏斜角度为 $10°\sim15°$,超过此范围即为踇外翻畸形。第 1、2 跖骨间夹角大于 $10°$ 者为跖骨内翻。由于踇趾长期处于外翻位,踇趾外侧组织包括跖趾关节囊及韧带,踇收肌和踇短屈肌腱外侧头相应地紧张和挛缩,跖趾关节内侧关节囊和韧带松弛及伸长,踇展肌向趾侧滑移,大大削弱了对抗踇趾外翻的力量,踇短屈肌及籽骨向外侧移位,踇收肌对踇趾近节的牵拉力量进一步加重踇外翻畸形,造成跖趾关节脱位,跖骨头内侧明显突出形成滑囊炎。由于跖骨、趾骨旋前,籽骨向外侧移位,行走时重心向足外侧转移,加重了跖骨头的负担引起跖痛症和胼胝。

（徐艺丹）

参考文献

[1]　李跃. 现代颜面移植术[M]. 上海：上海文化出版社，2013.

[2]　克里斯蒂·凯尔. 功能解剖：肌与骨骼的解剖、功能及触诊[M]. 汪华侨，等，译. 天津：天津科技翻译出版有限公司，2013.

[3]　张梅. 超声标准切面图解[M]. 北京：人民军医出版社，2014.

[4]　Henry M. Spinelli. 眼睑及眼周美容外科手术图谱[M]. 李建宁，马勇光，尤维涛，译. 北京：北京大学医学出版社，2005.

[5]　李赴朝，丁芷林. 脂肪抽吸与脂肪移植术[M]. 上海：第二军医大学出版社，2004.

[6]　陈丽娟. 美容皮肤科学[M]. 北京：人民卫生出版社，2014.

[7]　何黎，李利. 中国人面部皮肤分类与护肤指南[J]. 皮肤病与性病，2009，4(31)：14-15.

[8]　吴琰瑜，王学民. 敏感性皮肤的测试及其评定[J]. 中华医学美学美容杂志，2003，9(4)：249-251.

[9]　张书琴. 美容整形临床应用解剖学[M]. 北京：中国医药科技出版社，2011.

[10]　张立忠. 人体结构知识基础[M]. 北京：人民卫生出版社，2010.

[11]　于翠萍. 局部解剖学[M]. 长春：吉林大学出版社，2012.

[12]　刘树伟，李瑞锡. 局部解剖学[M]. 8版. 北京：人民卫生出版社，2013.

[13]　曾宪孔，王新华. 整形美容手术图谱[M]. 北京：军事医学科学出版社，2002.

[14]　窦肇华，吴建清. 人体解剖学与组织胚胎学[M]. 7版. 北京：人民卫生出版社，2014.

[15]　刘强，程跃英，熊蕊. 美容解剖与生理[M]. 上海：上海交通大学出版社，2014.

[16]　刘树伟 李瑞锡. 局部解剖学[M]. 8版. 北京：人民卫生出版社，2013.

[17]　刘林嶓. 美容外科学[M]. 2版. 北京：人民卫生出版社，2012.

[18]　丁芷林，朱显国. 现代女性美容外科学[M]. 北京：军事医学科学出版社，2010.

[19]　牟兆新，申社林. 人体解剖学与组织胚胎学[M]. 北京：高等教育出版社，2008.

[20]　王向义. 美容人体解剖学[M]. 北京：人民卫生出版社，2014.

[21]　柏树令，应大君. 系统解剖学[M]. 8版. 北京：人民卫生出版社，2013.

[22]　朱大年，王庭槐. 生理学[M]. 8版. 北京：人民卫生出版社，2013.

[23]　吴先国. 人体解剖学[M]. 4版. 北京：人民卫生出版社，2002.

[24]　常丽荣，李云生，张文波，等. 脑矢状层解剖学研究[J]. 中国局解手术学杂志，2002，11(1)：29-31.

[25]　钟世镇，徐达传，丁自海，等. 系统解剖学[M]. 北京：高等教育出版社，2003.

[26]　于景龙，姜哲. 解剖学应试参考[M]. 长春：吉林人民出版社，2004.

[27]　刘文庆. 人体解剖学[M]. 北京：人民卫生出版社，2004.

［28］ 迟焕芳.人体解剖学［M］.北京：高等教育出版社，2006.

［29］ 易西南.人体解剖学实践［M］.海口：海南出版社，2007.

［30］ 涂腊根.人体解剖学［M］.武汉：华中科技大学出版社，2010.

［31］ 江会勇.大体形态学实验教程［M］.北京：科学出版社，2011.

［32］ 王炜.整形外科学［M］.杭州：浙江科学技术出版社，2008.

［33］ 王海平.面部分区解剖图谱：手术原理与整形实践［M］.沈阳：辽宁科学技术出版社，2011.

［34］ 乔尔·E·佩萨.面部临床外形解剖学［M］.北京：人民卫生出版社，2016.

［35］ 徐国成，韩秋生，王志军，等.美容外科解剖图谱［M］.沈阳：辽宁科学技术出版社，2011.

［36］ 周宇，李森恺，李强.面部除皱术的外科进展［J］.中国美容整形外科杂志，2017，28（1）：53-56.

［37］ 赵自然，武燕.美容外科学概论［M］.武汉：华中科技大学出版社，2017.